TÉTONIANA

CURIOSITÉS

MÉDICALES, LITTÉRAIRES ET ARTISTIQUES

SUR

LES SEINS ET L'ALLAITEMENT

RECUEILLIES PAR

le docteur G.-J. WITKOWSKI

AVEC 150 FIGURES DANS LE TEXTE

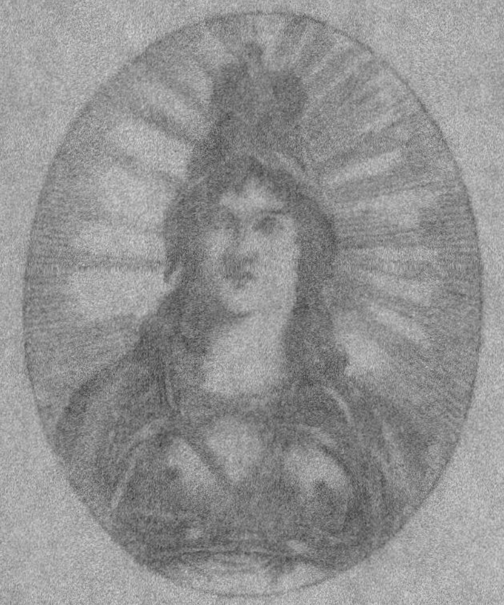

A PARIS

A. MALOINE, ÉDITEUR

23-25, RUE DE L'ÉCOLE-DE-MÉDECINE, 23-25

1898

CURIOSITÉS

MÉDICALES, LITTÉRAIRES ET ARTISTIQUES

SUR

LES SEINS ET L'ALLAITEMENT

IMPRIMERIE LEMALE ET Cie, HAVRE

TETONIANA

CURIOSITÉS

MÉDICALES, LITTÉRAIRES ET ARTISTIQUES

SUR

LES SEINS ET L'ALLAITEMENT

RECUEILLIES PAR

Le Docteur G.-J. WITKOWSKI

AVEC 180 FIGURES DANS LE TEXTE

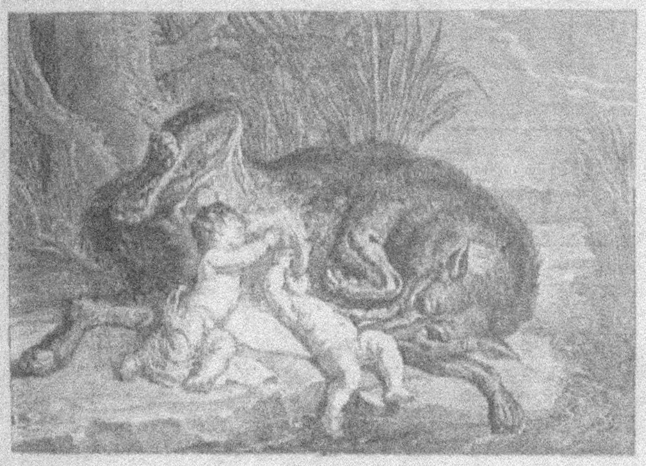

PARIS

A. MALOINE, ÉDITEUR

23-25, RUE DE L'ÉCOLE-DE-MÉDECINE, 23-25

1898

AVERTISSEMENT

Ce volume complète, avec les *Anecdotes historiques
et religieuses sur les Seins*, l'histoire anecdotique, littéraire et artistique de ces organes et de leurs fonctions.

Nous ne reviendrons pas sur ce qui a été dit dans
notre premier Avertissement; nous nous contenterons
de rappeler les principales matières traitées dans le
précédent ouvrage :

I. — *Anecdotes historiques sur les seins et l'allaitement.*

II. — *Anecdotes et singularités religieuses sur les
seins et l'allaitement.*

III. — *Histoire anecdotique du décolletage.*

IV. — *Histoire anecdotique, littéraire et artistique
du corset.*

V. — *Mots de la fin.*

N. B. — Pour ces *Curiosités*, comme pour les *Anecdotes*, nous
avons utilisé les documents que notre confrère et ami, le docteur
Félix Brémond a bien voulu nous communiquer; nous lui en expri-
mons, à nouveau, tous nos remerciements.

CURIOSITÉS

MÉDICALES, LITTÉRAIRES ET ARTISTIQUES

SUR

LES SEINS ET L'ALLAITEMENT

LIVRE PREMIER

CURIOSITÉS MÉDICALES

CHAPITRE PREMIER

Curiosités anatomiques, pathologiques et tératologiques.

Usages des seins (1). — Mahomet avait raison de dire : « Le sein de la femme nourrira l'enfant et réjouira le père. » En effet, les mamelles sont une application frappante du *miscuit utile dulci* des anciens. Elles sont utiles au nouveau-né, en lui fournissant son premier aliment, dont il est très friand ; agréables à l'adulte, en concourant, avec les autres charmes féminins, à griser ses sens pour le porter à la reproduction de l'espèce. Écoutez ce galant madrigal d'un certain M. Manuel, *A sa femme qui nourrissait* (2) :

> Découvre donc, épouse et mère,
> Ce sein que nous nous disputons.
> La Nature y mit deux boutons :
> L'un est au fils, l'autre est au père.

(1) V. leur description anatomique dans notre *Génération humaine*.
(2) *Les Étrennes d'Apollon*, de 1787.

Les seins ne sont-ils pas un des principaux attributs de la beauté? C'est peut-être la plus troublante des « trente beautés » de la femme, et J.-J. Rousseau a eu raison de dire qu'une femme sans gorge est un garçon manqué.

Seuls, les philosophes et les anatomistes, gens sérieux, s'accordent à voir dans les mamelles plutôt l'utilité que l'agrément. Amyot pense que:

Nature a fait descendre à bas, sous le ventre, les tettes de tous autres animaux; mais à la femme, elle les a attachées à la poitrine, en assiette propre, pour pouvoir baiser, embrasser et caresser son enfant, en l'allaitant.

C'est aussi l'avis de Dionis. Pour André du Laurens:

Les mamelles servent au cœur, viscère très noble, autant qu'elles le défendent des injures externes, et le cœur rend la pareille aux mamelles, aidant, par sa chaleur, leur action qui est la génération en lait.

Laissons ces explications d'antan et rappelons le rôle varié des seins, en dehors de leur fonction physiologique, l'allaitement, étudiée dans tous les traités didactiques.

Aux couturières, ils offrent une pelote naturelle par la saillie qu'ils donnent au corsage, surtout du côté gauche.

Quelques libertins sadiques, tel le piqueur Michel B... (1), se plaisent à enfoncer les épingles directement dans les seins à nu.

Le vide qui sépare les seins et que les pensionnaires de couvent appellent « le bénitier » — est-ce parce qu'il attire les doigts? — fait office de porte-bouquet pour les femmes décolletées et un peu fortes. Nous savons que, sous le Directoire, les robes collantes ne comportant pas de poche, le creux intermammaire recevait la bourse en cuir. De nos jours, les femmes y mettent leur montre, retenue par une chaînette à boule, et, comme à l'époque de Turpilius (2), il leur sert de cachette et de boîte aux lettres. Louis XIII, nous l'avons vu, saisissait avec des pincettes le billet dissimulé dans le corset de Mlle de Haute-

---

(1) V. *Anecd. hist.*, p. 19.
(2) V. *Anecd. hist.*, p. 254. — *Turpil.*, ap. *Non.* XIV, et Lucien, *Dial. mer.* 12.

fort et Louis XVIII, moins pudibond, prenait les seins de la Cayla pour une tabatière.

Julie, fille d'Auguste, fit de sa poitrine une couveuse : étant enceinte de Tibère, elle désirait ardemment un fils ; pour savoir si ses vœux seraient accomplis, elle plaça un œuf dans son sein : lorsqu'elle était obligée de le quitter, elle le confiait à une nourrice. L'augure fut heureux ; elle eut un coq de son œuf et un enfant mâle de son mari.

D'après M. Melegari, ancien ministre des affaires étrangères en Italie, les seins ont eu parfois une mission industrielle qui rappelle la pratique de l'impératrice romaine :

On sait que les œufs de vers à soie n'éclosent que six jours après avoir été soumis à l'incubation, laquelle commence à une température de 15° Réaumur. A cet effet, on les place, les premiers jours de leur naissance, dans une chambre dont la température est d'abord de 20° Réaumur, le second jour de 19°, puis de 18.

Mais, dans les magnaneries primitives du midi de l'Italie, on n'a pas toujours le local nécessaire à cette opération et l'on y supplée en mettant les œufs dans des sachets que les femmes placent entre leurs seins.

Au bout de cinq et six jours, elles sentent de petits picotements qui indiquent que l'opération est terminée. Encore une œuvre maternelle remplie par ces nobles organes féminins.

Une *Énigme* sous forme de sonnet, de Straparole, a trait à cet usage :

> Dessus le tendre sein d'une jeune pucelle,
> Et entre ses tetins qui s'enflent doucement,
> Je pren ma nourriture et mon accroissement,
> Me paissant à souhait des douceurs de la belle ;
>
> Et pour ne demeurer trop ingrat envers elle,
> Sans la recompenser de son bon traitement,
> Je luy donne mes biens, le cher esbatement
> De sa songeuse main qui tousjours m'apastelle.
>
> Mais les cieux trop jaloux de mon aise et repos
> Me pressent de si près, que, contraint, je m'enclos
> Dedans un petit nid, où je vy solitaire.
>
> Finablement, moy-mesme ayant de moy pitié,
> Je sors de ce cachot avecques ma moitié,
> Et pour vivre je cours à la mort volontaire.

De bien peu, ains de pas un de la compagnie fut entendu le docte enigme proposé par du Moulin, qui, les voyant tous perplex et sans parole, leur dict: « La vraye intelligence de mon enigme est telle : Au moys de may, la jeune fille mect en son sein les œufs du ver qui file la soye, lesquels finablement s'y couvent, le ver y prenant vie ; lequel, en récompense d'un tel bénéfice, luy donne la soye qu'il file, s'enfermant dans le ploton, duquel estant après sorty, se conjoinct avecques sa femelle, qui faict les œufs, puis court volontairement à la mort. »

Oribase envisage l'utilité des mamelles, celles des truies en particulier, au point de vue culinaire :

Les glandes des mamelles offrent, quand elles contiennent du lait, quelque chose de la douceur de ce liquide ; et c'est précisément pour cela que ces glandes, lorsqu'elles sont pleines de lait, surtout celles des truies, constituent un mets très recherché des gourmets (1).

La peau des seins, nous l'avons déjà vu, a été quelquefois utilisée après la mort pour la reliure ou pour la confection de tambours patriotiques, comme celui de Jean Ziska (2).

Anomalies. — 1° **Absence des mamelles.** — La « poitrine plate » est assez commune dans le sexe féminin, mais plus rare est l'absence complète des seins. Le D' E. Gilly en a cité un exemple chez une femme mère, âgée de 33 ans.

Les femmes peu passionnées ont, paraît-il, des mamelles rudimentaires ; c'est du moins la remarque qu'une professionnelle faisait au chef de la police, M. Claude :

Les femmes qui ont la taille carrée, dit la Farcy, et qui n'ont pas d'estomac sont généralement des femmes honnêtes. Aussi, je n'en veux pas dans mon établissement ; elles me ruineraient.

Celles qui ont l'aspect hommasse manquent souvent de mamelles. Tel était, sans doute, le cas de la virago espagnole dont parle J.-M. de Hérédia (3), et c'est par pure coquetterie qu'elle attribue la disparition des seins à l'usage d'un emplâtre fondant hypothétique. Voici ce passage :

(1) Trad. Bussemaker et Daremberg, II, 32.
(2) *Anecd. hist. et réd.* (fig. 32).
(3) *Revue des Deux Mondes*, 1er mars 1894.

Dõna Catalina de Erauso, connue sous le nom la *Monja alferez* (la Nonne enseigne, porte-drapeau), qui passa toute sa vie dans les camps, en habits d'homme, sans jamais être reconnue pour femme, disait avoir usé d'un procédé particulier pour atrophier ses seins, qui l'auraient trahie. Le voyageur Pietro della Valle, qui la vit à Rome en 1626, parle d'elle en ces termes dans une de ses lettres: « Grande et forte de taille, d'apparence plutôt masculine, elle n'a pas plus de gorge qu'une fillette. Elle me dit avoir fait je ne sais quel remède pour se la faire passer. Ce fut, je crois, un emplâtre fourni par un Italien. L'effet en fut douloureux, mais fort à souhait.

Les bossues (Bouvier) et les crétines (Baillarger) ont les seins petits, flasques, et les mamelons rudimentaires.

Conséquence de l'éducation à haute pression : arrêt dans le développement des seins et par suite fréquence plus grande de la stérilité et incapacité à la fonction de l'allaitement (1). Le D' Moore (2) reconnaît ces inconvénients dans le Royaume-Uni :

De l'âge de huit à seize ans, nos filles passent la plupart de leur temps dans l'air malsain de la salle d'étude, le corps penché sur des livres, quand elles devraient multiplier les récréations et les promenades. Comme con-

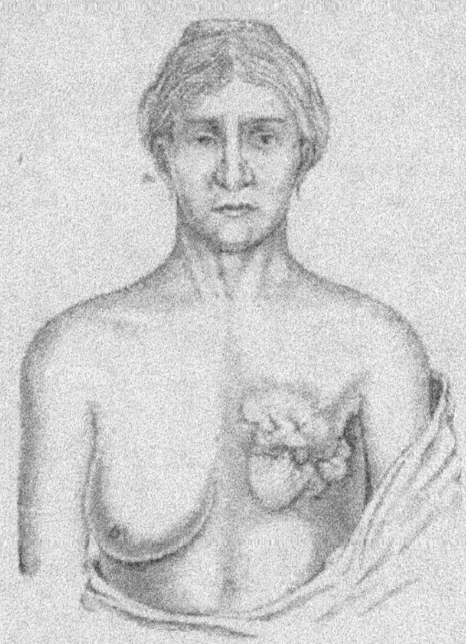

Fig. 1. — Tirée de *Deutsche Chirurgie.*

séquence immédiate, toute l'habileté de nos couturières et de nos modistes semble avoir pour but de dissimuler l'absence de ces organes si nécessaires à la fois à la beauté et à la maternité, et la jeune fille d'aujourd'hui devient la femme stérile ou maladive de demain.

Certaines affections graves des seins, comme le squirrhe atrophique (fig. 1), ratatinent ces organes au point de les faire

<hr>

(1) D' Cullerre, Rochard, Herbert, Spencer.
(2) *British Medical.*

disparaître en entier. Quand cette maladie est prise au début, — comme d'ailleurs dans les autres affections cancéreuses, — c'est le chirurgien qui procède à l'ablation du sein malade, soit

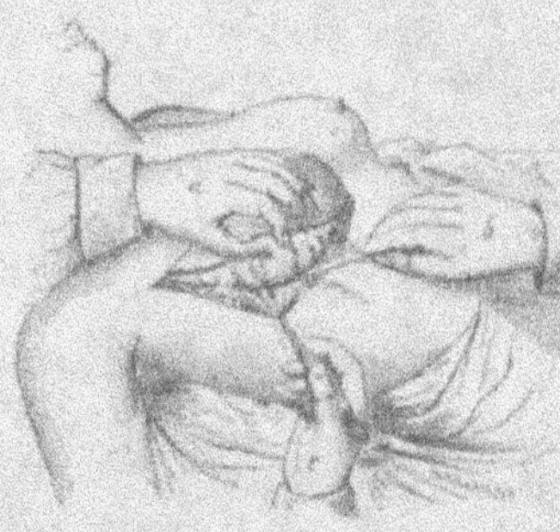

FIG. 2. — Tirée de la *Chirurgie* de A. Guérin.

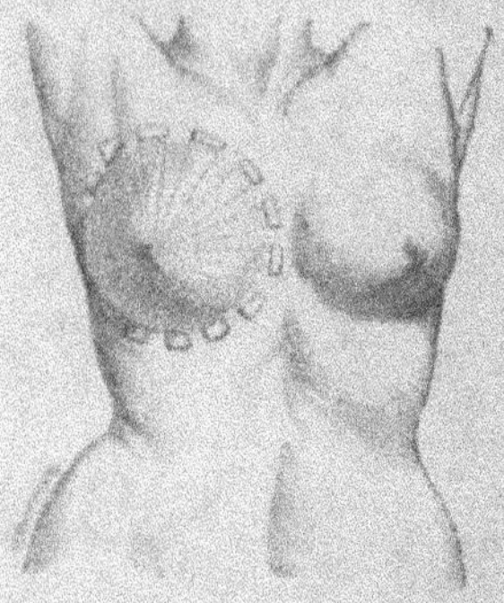

FIG. 3. — Tirée de la *Chirurgie* de A. Guérin.

avec le bistouri (fig. 2), soit à l'aide de flèches caustiques, composées de chlorure de zinc et de froment (fig. 3).

Extirpation des mamelles. Amazones. — Cette opération a été aussi pratiquée en dehors des cas chirurgicaux. La barbare Amestris fit, par jalousie, couper les mamelles à la princesse Artaynte, femme de Masistès (1).

Nous avons déjà parlé (2) de l'extirpation des seins dans les supplices et de la mutilation volontaire de ces organes chez les Skopky. La peuplade fabuleuse des Amazones, qui habitaient les rives du Thermodon, en Cappadoce, est plus connue.

On lit dans toutes les histoires que les Amazones scythes s'atrophiaient le sein droit, soit en le comprimant, soit en le brûlant, pour pouvoir plus aisément tirer de l'arc. On croyait même que leur nom (*A* privatif ; *mazos*, mamelle) tirait de cette particularité son étymologie (3). Depuis, le fait a été contesté et l'étymologie reconnue

(1) PEYRILHE. *Histoire de la Chirurgie.*
(2) V. *Anecd. hist.*, p. 26.
(3) Peu de noms ont plus exercé la sagacité des étymologistes ; les uns font dériver amazone de ἄμα (*virgo* ou *mulier*) et ζώνη, cinctura, prise ici pour l'habillement tout entier ; les autres, comme Otrokoski, lui donnent pour origine *am' azon*, qui

fausse. Cependant Hippocrate l'a mentionné, tenant la chose pour véritable ; mais les raisons de cette pratique auraient été, suivant lui, autres que celles qu'on en donne généralement. « Dès l'enfance, dit-il, les mères brûlaient la mamelle droite à leurs filles au moyen d'un fer rouge fabriqué tout exprès pour cet usage, afin que toute la vigueur refluât dans l'épaule et dans le bras droits ; *ut omne sic robur ad humerum dextrum et brachium advocaretur.* » (Hippocrate, *De Aere et Locis.*) C'est donc à tort que Littré, dans son *Dictionnaire*, affirme que ce passage du père de la médecine a trait, non aux jeunes filles, mais aux jeunes garçons, que les femmes scythes estropiaient dès leur naissance (1).

Peintres et sculpteurs ne tiennent aucun compte de ces étymologies contradictoires et représentent les Amazones avec le sein droit normal, mais découvert, pour donner plus de liberté aux mouvements du bras correspondant ; tel le bronze trouvé dans les ruines de Pompéi (fig. 4).

Mlle de Sévigné, qui parut en Amazone dans un ballet donné à Vincennes, bénéficia de l'origine douteuse de ce mot, et, peu respectueuse de la tradition, elle ne crut pas devoir sacrifier une de ses mamelles. Benserade lui en fit la remarque dans ce quatrain :

> Belle et jeune guerrière, une preuve assez bonne
> Qu'on sait d'une Amazone et la règle et les vœux,
> C'est qu'on n'a qu'un téton.. Je crois, Dieu me pardonne,
> Que vous en avez déjà deux

signifie « femme robuste » dans quelques dialectes slavons. D'après un passage d'un philosophe grec, Paléphate, contemporain d'Alexandre le Grand, cité par l'*Intermédiaire des chercheurs*, ce serait un terme de mépris adressé à des guerriers sans mamelles :

« On dit des Amazones que ce n'étaient pas des femmes, mais bien des hommes qui portaient de longues robes à la mode des femmes de Thrace ; qui avaient leurs cheveux retenus dans une coiffure (mitre), et qui se rasaient la barbe. A cause de cela, à la guerre, leurs ennemis les insultaient, en les traitant de femmes, par terme de mépris ; les Amazones n'en étaient pas moins de vaillants guerriers. »

M. Ch. Torben trouve l'équivalent d'Amazone dans *amazere* qui, dans les contrées pontiques, signifie tuer ; en italien, *ammazzare* a le même sens ; ce sont des équivalents du mot *aiorpata*, c'est-à-dire *tueur d'hommes*, par lequel les Scythes désignaient les Amazones.

Mais voici qui vaut mieux : a étant privatif ou augmentatif (a, prive, augmente, admire), Amazone pourrait signifier une femme aux mamelles volumineuses ! Il paraît que le nom d'*amazon* était donné à Artémis d'Éphèse, dont le torse est couvert de mamelles, ainsi qu'à ses prêtresses. Le Père Ménestrier croit, de son côté, que les nombreuses mamelles de cette divinité rappelaient celles qui lui étaient consacrées par les Amazones.

(1) Cf. WITKOWIL. *Commentatio de Castratis*, p. 28.

2° Absence du mamelon. — Le mamelon est plus ou moins saillant; chez les nourrices, il doit atteindre les dimensions d'un dé à coudre de moyenne grandeur (Stoltz). Souvent, à la suite de crevasses ou d'abcès, le mamelon rentre dans le sein, à la

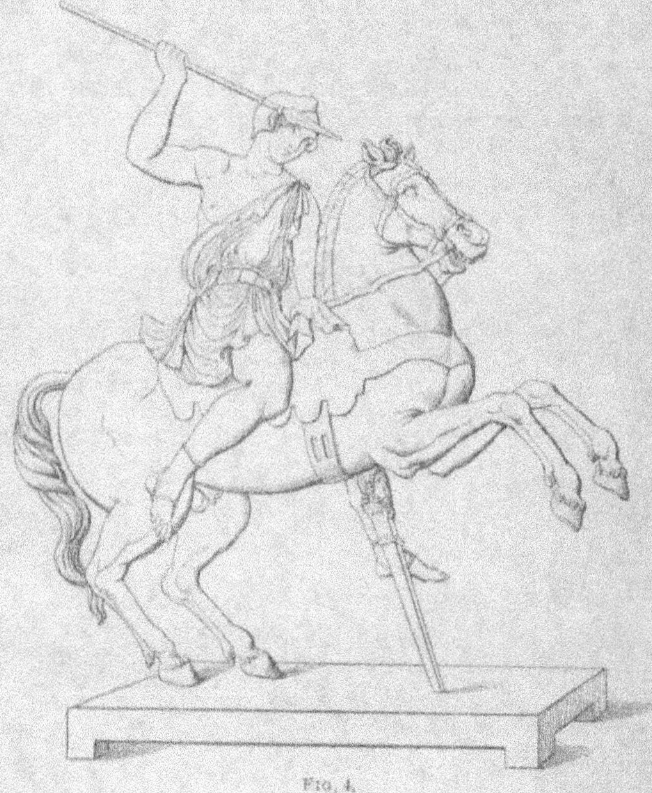

Fig. 4.

façon d'un doigt de gant retourné, et prend la forme du nombril; de là son nom de mamelon ombilique. Cette anomalie rappelle un des épisodes célèbres des *Confessions*, l'aventure du pauvre Jean-Jacques, à Venise, avec la Zulietta, qui se trouvait avoir un « téton borgne ».

J'entrai dans la chambre d'une courtisane comme dans le sanctuaire de l'amour et de la beauté; j'en crus voir la divinité dans sa personne. Je n'aurais jamais cru que, sans respect et sans estime, on pût sentir rien de pareil à ce qu'elle me fit éprouver. À peine eus-je connu, dans les premières familiarités, le prix de ses charmes et de ses caresses, que de peur d'en perdre le fruit d'avance, je voulus me hâter de le cueillir... Mais au moment où j'étais prêt à me pâmer sur cette gorge qui semblait pour la première fois souffrir la bouche et la main d'un homme, je m'aperçus qu'elle avait un téton borgne. Je me frappe, j'examine; je crois voir que ce téton n'est pas conforme comme l'autre. Me voilà cherchant dans ma tête comment on peut avoir un téton borgne, et, persuadé que cela tenait à quelque notable vice naturel, à force de tourner et retourner cette idée, je vis clair comme le jour que dans la plus charmante personne dont je pusse me former l'image, je ne tenais dans mes bras qu'une espèce de monstre, le rebut de la nature, des hommes et de l'amour. Je poussai la stupidité jusqu'à lui parler de ce téton borgne. Elle prit d'abord la chose en plaisantant, et, dans son humeur folâtre, dit et fit des choses à me faire mourir d'amour; mais, gardant un fonds d'inquiétude que je ne pus lui cacher, je la vis enfin rougir, se rajuster, se redresser, et, sans dire un seul mot, s'aller mettre à la fenêtre. Je voulus m'y mettre à côté d'elle; elle s'en ôta, fut s'asseoir sur un lit de repos, se leva le moment d'après, et, se promenant par la chambre en s'éventant, me dit d'un ton froid et dédaigneux : *Zanetto, lascia le donne, e studia la matematica* (1).

On nous a souvent demandé l'explication de ce passage. Qu'est-ce qu'un téton borgne ? Est-ce un sein moins développé que l'autre, ou un sein dont le mamelon n'est pas sorti ? Le récit de J.-J. Rousseau est pourtant bien clair : « Ce téton borgne, dit-il, n'est pas conforme comme l'autre; » il y avait donc deux seins, mais l'un normal et l'autre atteint d'une difformité légère et assez commune. Il ne fallait rien moins que l'imagination maladive de Rousseau pour faire d'une simple anomalie une monstruosité repoussante.

Mamelons postiches. — Les bouts de sein artificiels rentrent dans la catégorie des postiches utiles; ils remplacent les mamelons de longueur insuffisante pour l'allaitement ou

(1) Zanetto, laisse-là les femmes et applique-toi aux mathématiques.

préservent nourrices et nourrissons du contage syphilitique.

Lanfranc, le premier, au XVI° siècle, propose l'emploi d'une simple cupule de gland, garnie de poix, pour allonger le mamelon en le tiraillant — petit supplice renouvelé de l'Inquisition. Plus tard, Amatus Lusitanus, tout aussi simpliste, mais plus humain, conseille de faire le vide sur l'extrémité du sein à l'aide d'une fiole, préalablement rincée à l'eau chaude ; puis vinrent les téteroles, pipettes, pompes à sein, téterelles, tire-lait, etc.

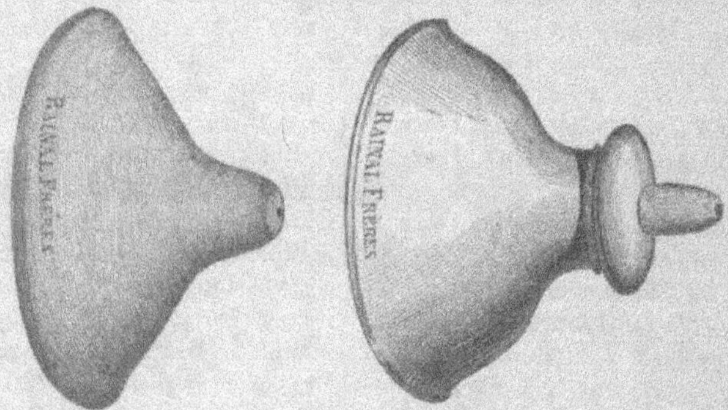

FIG. 5. — Bout de sein, mamelon de caoutchouc. — Bout de sein, plaque en bois et tétine en liège.

Pour la confection des bouts de sein, les trois règnes ont été mis à contribution :

L'argent, le plomb, l'étain, le fer, l'albâtre, plusieurs pierres précieuses, différentes espèces de terres, le verre, la cire, l'ivoire, l'écaille, la corne, différents coquillages, le parchemin, les peaux chamoisées, la tétine de vache, de chèvre, l'ébène, le buis, le tilleul, le liège, la coque ligneuse de la noix commune, celle de la noix muscade, du gland, la cupule de ce dernier, la gomme élastique, la carotte, le navet, la pomme, le linge, etc., etc., sont autant de substances dont on s'est servi.

Deneux, l'accoucheur de la duchesse de Berry, auquel nous empruntons ces détails (1), possédait un bout de sein en argent, recouvert de belles ciselures : on y voyait une louve allaitant

(1) *Mémoire sur les bouts de seins, ou mamelons artificiels, et les biberons*, 1835.

Rémus et Romulus ; un enfant tétant une chèvre ; enfin un péli-
can, symbole de l'amour maternel.

3° **Mamelons surnuméraires**. — Parfois le même sein a plu-

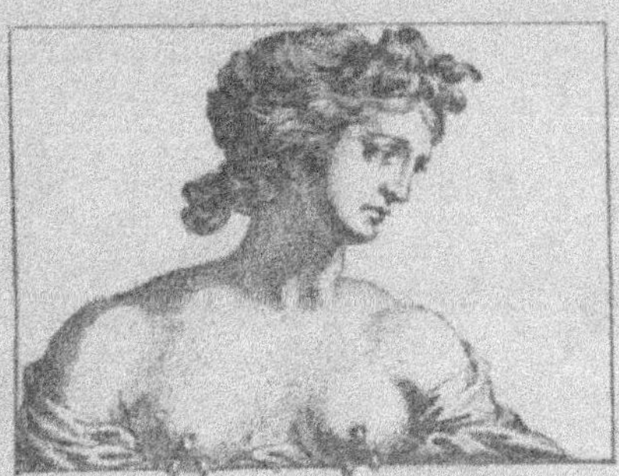

Fig. 6. — Tres papillae triangulares in utraque mamma. (*Ephemeridum academie
naturæ curiosorum*, 1687.)

sieurs mamelons (polythélie) qui, pendant l'allaitement, fournissent
du lait comme les mamelons normaux (fig. 6). Tarnier a fait mou-

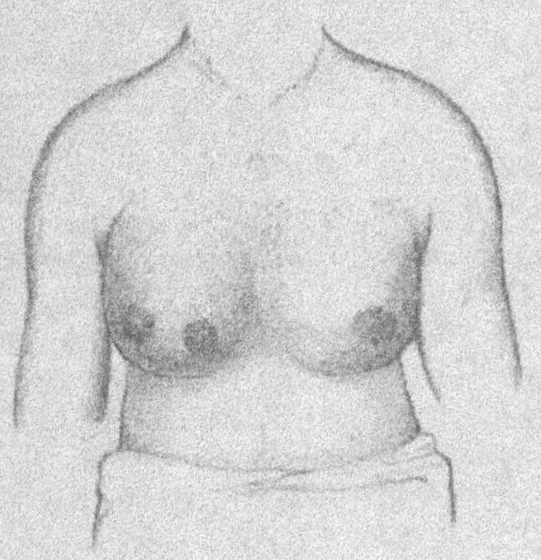

Fig. 7.

ler une anomalie de ce genre pour le musée de la Clinique d'accouchement.

Les fig. 7 et 8 représentent deux variétés de mamelons surnuméraires. Ces cas ont été rapportés par Isidore Geoffroy Saint-Hilaire, dans le *Dictionnaire des Sciences médicales*; le premier a été observé sur Thérèse Ventre, de Marseille, qui avait trois mamelles : deux à la poitrine et une à la cuisse gauche (1). Le second cas est cité par Georges Hannæus, en 1675.

La *Revue chirurgicale*, des Lucas-Championnière, mentionne,

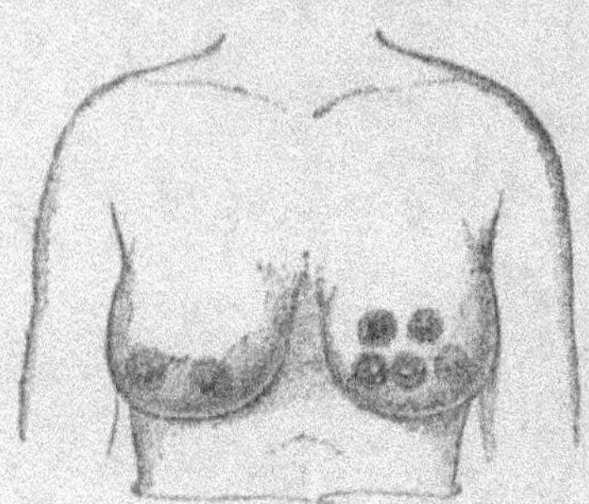

Fig. 8.

d'après M. Marie, un mamelon surnuméraire héréditaire sur le sein gauche d'une jeune fille :

L'arrière-grand'mère paternelle portait deux mamelons, la grand'-mère, le père et les cinq frères de celui-ci (sur 16 enfants) en avaient également. Elle-même et onze frères et sœurs, tous ont eu le mamelon supplémentaire à gauche, sauf une sœur, qui le porte à droite.

Le fait curieux ici, indépendamment de cette transmission héréditaire, est que, dans cette famille, les grossesses gémellaires sont extraordinairement fréquentes, de telle sorte que, étant donné que chez les mammifères le nombre des mamelles est en rapport avec le nombre ordinaire des petits, on peut se demander s'il n'y a pas là formation d'une variété humaine polymaste. Ce fait montre, en outre, que la facilité des procréations gémellaires peut résider non seulement chez la femme, mais chez l'homme, car dans ce cas, le père de cette malade et un frère de celui-ci, tous deux d'origine gémellaire, ont eu chacun deux paires de jumeaux.

Quand le mamelon supplémentaire est trop rapproché du mame-

(1) V, page 19.

lon normal et gêne la succion, on est autorisé à en pratiquer l'ablation, comme le fit le Dr de Montméja.

4° Hypertrophie des seins. — A. — Chez la femme. — Au point de vue plastique, est-il préférable pour la femme d'avoir peu ou beaucoup de gorge? C'est une question fort controversée. Anacréon dit que, pour être beau, le sein ne doit pas être plus gros que deux œufs de tourterelles. C'est peu. Pour l'auteur des *Idées de Madame Aubray*, « quand on aime une femme, plus il y en a et mieux cela vaut ». Dumas en demande peut-être trop; nous préférons le juste milieu de Ninon de Lenclos : « Une femme, disait-elle, en a toujours assez, quand elle a de quoi remplir la main d'un honnête homme. » Réflexion consignée par A. Masson dans une strophe des *Litanies des seins* :

> Pourvu que nous trouvions en somme
> Ce que les mains d'un honnête homme
> En leurs dix doigts peuvent saisir,
> Il nous suffit, et n'ayez cure
> D'outrepasser cette mesure
> Qui convient à notre désir.

A chacun suivant son goût !

Nous ne nous occuperons que des seins trop volumineux. Quelquefois ces organes prennent de très bonne heure un développement exagéré. C'est ainsi que l'*Ethnologie* de Bastian et Hartmann(1) signale le cas extraordinaire (fig. 9) de la jeune Anna S...., de Saint-Louis (Amérique du Nord) : dès l'âge de 4 ans et 9 mois, elle portait des seins aussi volumineux que ceux d'une femme de vingt ans et plus. Mandelslöh parle, dans une lettre à Olearius, d'une enfant de 2 ans dont les seins étaient aussi volumineux que ceux de bien des femmes. Le docteur Morand a cité une enfant de neuf mois qui était réglée et avait le pubis ombragé de poils et des seins bien conformés. De même M. Crivelli (de Melbourne) a pris la photographie d'une petite fille de dix-huit mois, réglée depuis trois mois et présentant les seins d'une jeune fille de seize ans.

Enfin M. Kaisar-Montanaris, de Mitylène, a eu l'occasion d'observer une fillette, née le 21 août 1892, qui fut menstruée

(1) Tome VIII, 1876.

pour la première fois à six mois, le 16 février 1893; des seins ne tardèrent pas à s'arrondir sur sa poitrine (fig. 10).

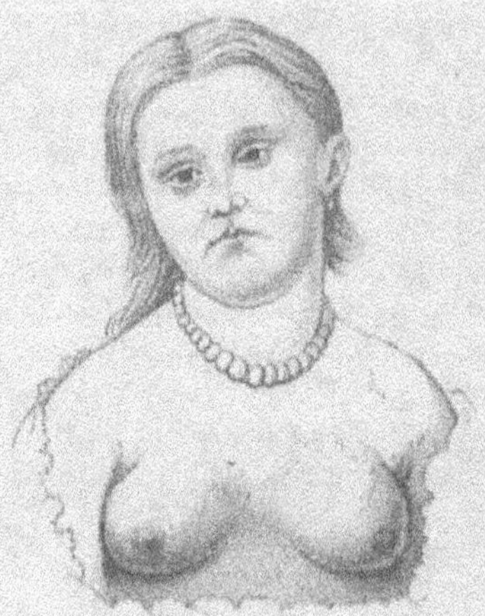

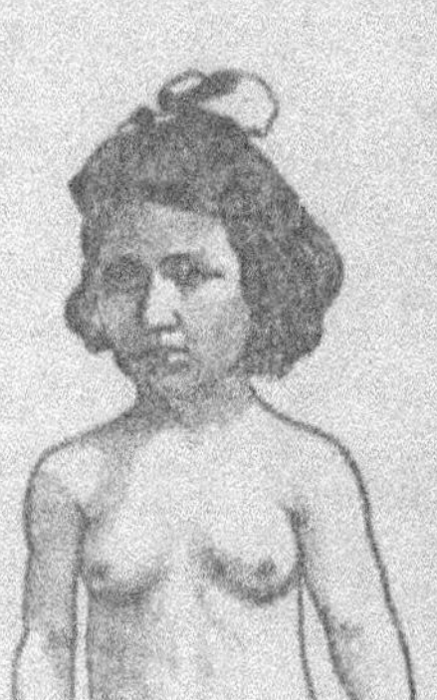

Fig. 9.   Fig. 10 (1).

Parfois, sans cause apparente, les seins acquièrent un développement excessif: c'est l'*hypertrophie mammaire*. Au moment de la puberté, le sein devient saillant, la jeune fille *prend de la gorge*, « on croirait, dit Velpeau, de prime abord avoir sous les yeux un de ces magnifiques hémisphères si souvent rêvés, si souvent figurés par les artistes ou par les poètes de l'antiquité ». La gêne qui résulte de cette difformité (2) et le préjudice qu'elle cause à la santé nécessitent, pour y remédier, l'intervention chirurgicale.

Cependant, en 1877, les docteurs Benoît et Monteils (3)

----

(1) Figure tirée du *Iatriki Proodos* et de l'*Indépendance médicale*.

(2) Jardina a signalé un cas d'avortement à la suite de compression prolongée de l'abdomen par des seins hypertrophiés.

(3) Voici les mesures des seins prises par le D⟨r⟩ Monteils :

Circonférence du sein droit prise dans le sens horizontal, vers le milieu et au niveau des mamelons	0m,57
La même pour le sein gauche	0 53
Circonférence en sens vertical : sein droit	0 33
— — sein gauche	0 40
Circonférence du pédicule droit	0 32
— gauche	0 34

ont publié l'observation d'une jeune fille de 16 ans, qui, malgré une hypertrophie extraordinaire des mamelles, ou en raison de cette anomalie, trouva un mari. Mais, après son mariage, les seins perdirent progressivement de leur volume; elle eut quatre enfants, qu'elle ne put nourrir, ses énormes mamelles restant improductives; « elle ne présente plus, à trente-deux ans, quand elle est habillée, que l'apparence d'une forte femme aux puissantes mamelles ». Cette observation nous enseigne que la nature, qui a fait le mal, peut quelquefois guérir une pareille infirmité.

Le 4 avril 1883, le chirurgien Després présenta à l'Académie de médecine un tableau d'Horace Vernet, le portrait d'une malade opérée, avec succès, par M. Mauer, en 1850, d'une hypertrophie des mamelles, dont l'une pesait 16 livres, l'autre 15. La jeune fille, âgée de 17 ans, s'est mariée depuis et a eu quatre enfants.

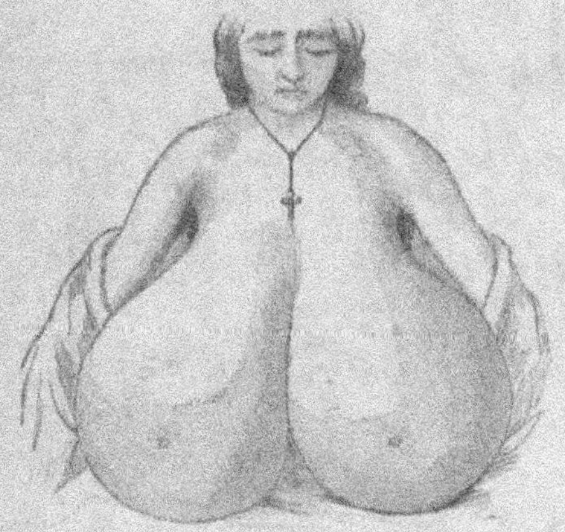

Fig. 11.

Un autre cas non moins curieux est celui que nous avons vu à l'hôpital Saint-Louis, dans le service du Dr Parak (salle Paul Dubois); une femme, affectée d'hypertrophie mammaire (fig. 11), présentait, en outre, sous le sein gauche (fig. 12), une mamelle supplémentaire qui donnait du lait : abondance de seins, comme de biens, nuit parfois.

On trouvera dans la thèse du Dr Puech, *les Mamelles et leurs anomalies*, de nombreux cas analogues.

En réalité, le terme d'*hypertrophie* est impropre, puisque l'élément glandulaire subit une altération profonde aux dépens du développement morbide du tissu fibreux ; on a donc affaire à de

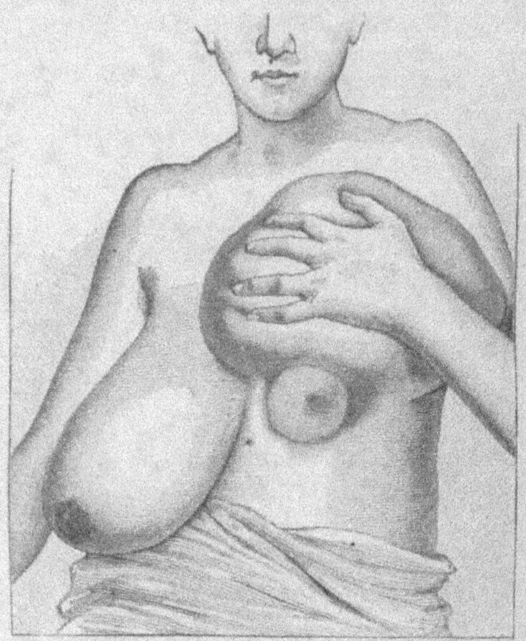

FIG. 12.

véritables fibromes diffus. D'autres néoplasies peuvent se développer dans la mamelle, en donnant lieu à l'hypertrophie mammaire ; tels sont les lipomes, les tumeurs kystiques et les cysto-sarcomes (fig. 13).

B. — **Hypertrophie mammaire chez l'homme. Gynécomastie.** — L'hypertrophie mammaire s'observe aussi dans le sexe masculin, et l'on donne le nom de *gynécomastie* (de γυνή, femme, μαστός, mamelle) aux individus atteints de cette difformité.

C'est le seul cas, dit Villeneuve, où les hommes puissent porter sans honte le corset, dont quelques efféminés, de nos jours, font un usage grandement ridicule, pour ne pas dire plus.

Le *Dictionnaire des sciences médicales* parle d'un Parisien, haut de cinq pieds trois pouces, dont les mamelles prirent, à partir de dix-huit ans, un accroissement considérable. Lorsqu'il

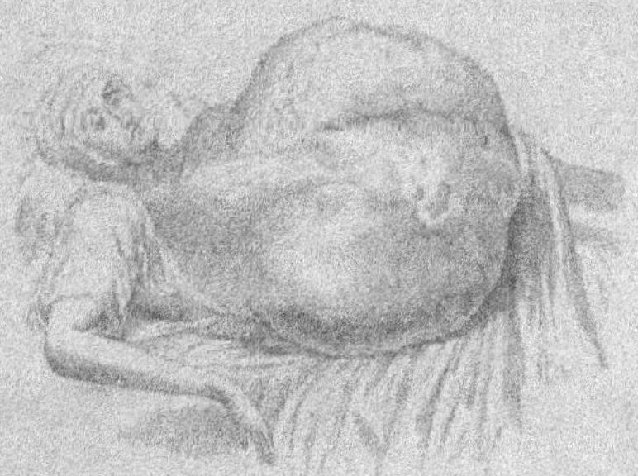

Fig. 13. — Cysto-sarcome mammaire (d'après Th. Billroth).

montait à cheval, pour éviter leurs secousses, qui l'incommodaient beaucoup, il les soutenait avec une plaque de liège fixée sur la poitrine. Il avait un goût prononcé pour les plaisirs de l'amour, mais il manifestait une vive répugnance à toucher le sein des femmes.

A Pavie, Pétrequin a vu un homme dont une mamelle, longue de 48 centimètres, fut extirpée avec succès. Le Dr E. Laurent, dans sa curieuse étude sur les *Bisexués* (1), rapporte de nombreux exemples d'hypertrophie masculine.

Cette difformité rend impropre au service militaire, ainsi que l'indique une instruction ministérielle du 3 avril 1873, n° 78 :

L'hypertrophie de la glande mammaire, ainsi que toute difformité et toute tumeur pouvant gêner d'une manière notable le port du sac ou de toute autre partie de l'équipement ou de l'armement.

Les gynécomastes sont, en général, efféminés; ils ont la peau

(1) Georges Carré, édit.

fine, le caractère doux (G. Cloquet) et sont stériles ; les organes
génitaux externes et particulièrement les testicules subissent un
arrêt de développement, ce qui concorde avec la remarque de
Gœthe :

Une somme, dépensée dans le budget de la nature en faveur de la
mamelle, exige de l'économie dans l'organe de la génération.

Cependant les enfants portés à la masturbation ont le sein
douloureux, par suite d'une mammite plus ou moins localisée
(Lacassagne, E. Laurent).

5° **Mamelles surnuméraires, dans les deux sexes.** — La
présence de mamelles surnuméraires (*polymastie*, *pléiomastie*),
est la plus commune des anomalies de cet organe, tout en restant un phénomène exceptionnel. Le Dr Puech (1), jusqu'en 1876,
a relevé, dans les annales de la science, soixante-dix-sept cas
comprenant (2) cent dix mamelles supplémentaires.

Leur siège a été soixante-dix-sept fois au-dessous de la normale,
vingt-six fois à l'aisselle, quatre fois à l'épigastre, deux fois à
l'épaule (3) et une fois au haut de la cuisse. Partant, dans quatre-vingt-
deux cas, elle était au-dessous de la normale, alors que, dans vingt-
huit, elle était au-dessus. Il est à noter que, dans la première catégorie, elle est exceptionnellement dépourvue de mamelon, alors que,
dans la seconde, douze seulement en étaient pourvues. Enfin, quand
l'anomalie est unilatérale, elle siège de préférence à *gauche* : sur
trente cas donnant cette indication, vingt-deux fois elle était de ce
côté.

Dans tous les cas, sauf un seul observé par Tarnier, le
volume est inférieur à celui des mamelles normales.

Darwin et ses partisans voient dans ces anomalies un témoignage de l'origine animale de l'homme. Toutefois, dans la *Descendance de l'homme*, il est moins affirmatif. Pour Tarnier, ce
sont de simples prolongements de la glande principale.

En dehors des exemples historiques de Junia Mammea et d'Anne

---

(1) *Loc. cit.*
(2) Godfrin, en 1877, en signale dix nouveaux exemples, dans son *Essai sur les
mamelles surnuméraires*.
(3) Leur existence a été contestée par Godfrin.

de Boleyn, qui avait non seulement trois mamelles, mais six doigts
à la main droite, nous allons rappeler les cas les plus curieux
de ces caprices de la nature.

Le Dr Robert, de Marseille, a observé une femme qui portait une mamelle fort bien conformée sur la cuisse gauche (fig. 14) :

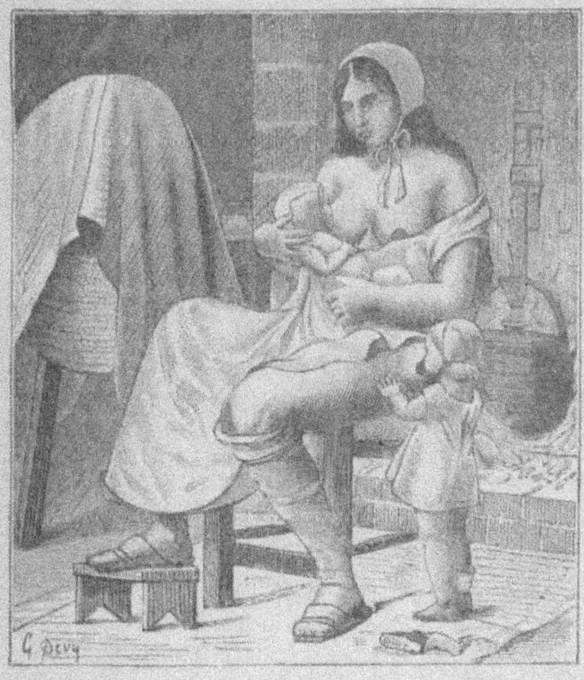

Fig. 14. — Tirée de l'*Histoire des accouchements chez tous les peuples*.

son enfant a tété cette mamelle pendant vingt-trois mois, alors
qu'un nourrisson s'allaitait aux autres.

Voici l'observation complète, rapportée par Magendie, dans
le *Journal de médecine* :

La femme Ventre, âgée de 50 ans, demeurant à Marseille, rue
Saint-Laurent, est fille d'une mère qui avait trois mamelles, deux à

droite et une à gauche ; elle porte elle-même, à la partie externe de la cuisse gauche, à 4 pouces au-dessous du grand trochanter, vis-à-vis l'extrémité supérieure de la partie externe du triceps, un petit corps arrondi qui a toujours été le siège de douleurs et de démangeaisons, comme les seins, même aux époques de ses règles. Cette femme étant devenue enceinte, vit le corps qu'elle avait toujours pris pour une envie, se gonfler et acquérir le volume de la moitié d'un citron. A l'époque où la sécrétion laiteuse s'établit après son accouchement, le même phénomène qui se remarquait dans les mamelles, la sortie d'un fluide laiteux, se remarqua aussi à ce corps ; elle le fit téter à son enfant, qu'elle allaita jusqu'à l'âge de 9 mois par les deux mamelles thoraciques et par cette mamelle surnuméraire. Quatre nourrissons qu'elle prit successivement furent aussi allaités par ces trois mamelles pendant six années ; son propre enfant a tété la mamelle de la cuisse pendant 23 mois.

M. Robert a examiné cette femme en 1815 et en avril 1824 ; il atteste, comme témoin oculaire, toutes les circonstances que nous venons de rapporter ; la mamelle surnuméraire est maintenant affaissée et flétrie comme les autres ; mais le mamelon a toujours joui et jouit encore de la même sensibilité que celui des autres mamelles, dont son organisation n'est pas différente.

Dionis, dans son *Anatomie de l'homme*, décrit un cas analogue, rarement cité par les auteurs qui se sont occupés de la question :

En l'année 1684, la Cour passant par Cambrai, j'y visitai M. Bourdon, célèbre médecin qui a écrit et fait graver des planches d'anatomie fort grandes et fort belles. Il me dit qu'il y avoit à Valenciennes une fille qui jettoit par une de ses cuisses beaucoup de lait, que ce fait étant particulier, il me conseilloit de la voir. Le lendemain, y étant arrivé, je sçûs que c'étoit M. Bien, le plus ancien des médecins de la ville, qui voyoit et traitoit cette fille. A ma prière, il la fit venir chez lui, accompagnée de sa mère. Je l'examinai et trouvai qu'elle avoit la cuisse, par où sortoit ce lait, un peu plus grosse que l'autre ; qu'elle en jettoit environ une pinte chaque jour ; qu'il avoit commencé à en sortir dès l'âge de huit ans, ce qui avoit toujours continué, quoique ses ordinaires lui eussent pris au terme accoutumé ; qu'à chaque porosité par où il sortoit, il y avoit une petite dureté semblable à une glande gonflée, et que ce lait n'étoit point différent de celui des mamelles. J'en vis sortir environ un demi-septier, que j'emportai pour l'examiner avec plus de loisir.

Adrien de Jussieu parle d'une femme qui avait dans l'aine une mamelle supplémentaire servant d'ordinaire à l'allaitement. Isidore Geoffroy Saint-Hilaire cite plusieurs exemples semblables.

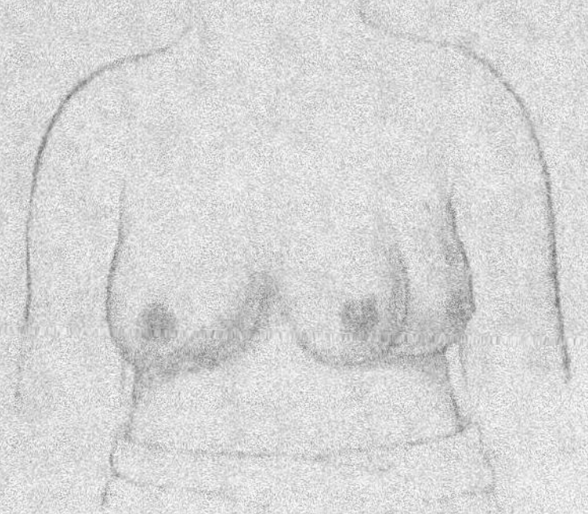

Fig. 15.

Une femme, observée par Georges Hannons, avait trois mamelles d'une très belle forme, donnant toutes trois du lait et disposées sur la même ligne, deux à gauche et une à droite (fig. 15).

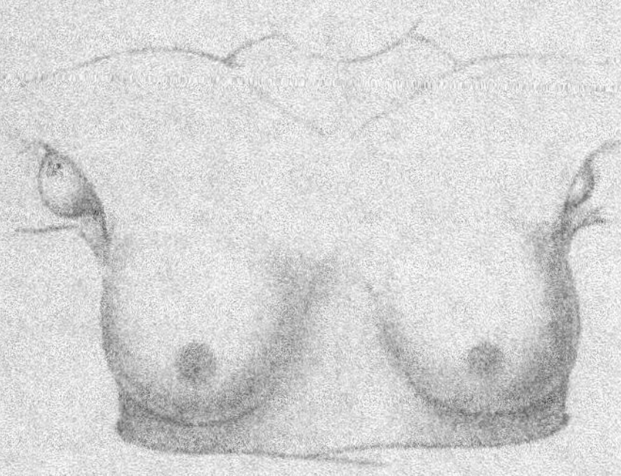

Fig. 16.

Marotte, couturière, âgée de 17 ans, avait depuis l'âge de 12 ans des sortes de tumeurs dans les aisselles, grosses, à droite, comme un œuf de poule (fig. 16), à gauche, comme un œuf de

pigeon. Toutes deux présentaient à la partie supérieure deux
ouvertures d'où sortait un liquide ayant tous les caractères du lait.

En 1869, pendant notre externat dans le service de Lorain,
à Saint-Antoine, nous avons accouché la femme d'un croque-
mort qui était *tétramare* (fig. 17) ; les deux mamelles surnuméraires occupaient, suivant la
règle, la cavité axillaire et
donnaient du lait après l'accouchement.

Voltaire, dans le *Dictionnaire philosophique*, dit avoir
vu à la foire une femme qui
avait quatre mamelles et une
queue de vache à la poitrine :
« Elle était monstre quand elle
laissait voir sa gorge et femme
de mise quand elle la cachait. »

Les exemples de trois ma-
melles supplémentaires sont
très rares ; on ne connaît guère
que le cas d'une vivandière
valaque, rapporté par Percy :

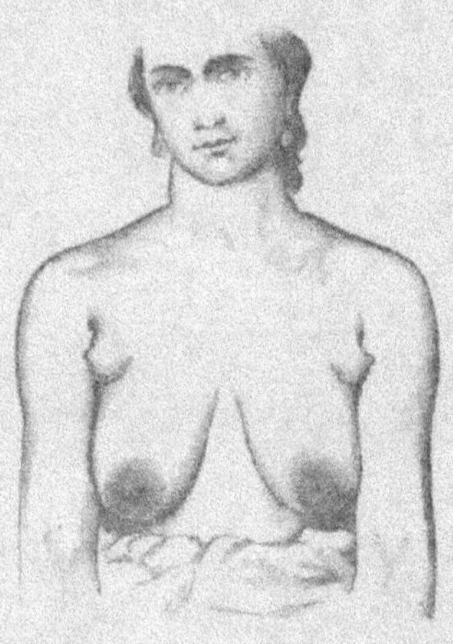

Fig. 17.

En l'an VIII, parmi les prisonniers que fit l'armée du Rhin, à
Gremsmunster (Autriche), se trouva une femme valaque, vivandière, suivant l'armée, avec deux enfants de l'un desquels elle était
accouchée, il y avait vingt jours : elle est morte de froid le lendemain,
malgré tout ce qu'on fit pour la réchauffer.

Elle avait cinq mamelles, dont quatre très saillantes, pleines de lait,
rangées sur deux lignes, un peu moins brunes que le reste du corps,
et ayant chacune un bout très gros, fort allongé et entouré d'un cercle
extrêmement noir.

La cinquième n'était pas plus grosse que celle d'une fille impubère,
elle était placée au-dessous et au milieu de la rangée inférieure, cinq
pouces plus haut que l'ombilic, qui par son volume et sa proémi-
nence, effet d'une hernie exomphalienne, ressemblait lui-même à une
sixième mamelle.

Enfin Gadner a cité une mulâtresse du Cap, porteuse de six
mamelles et qui avait quatre et cinq enfants à la fois ; elle eût

pu personnifier la nature, si souvent symbolisée sous les traits d'une femme aux multiples mamelles.

Existe-t-il une relation entre le nombre des mamelles et la fécondité? Chez les mammifères le nombre des petits, dans la même portée, est en proportion du nombre des mamelles; mais chez la femme multimammée observe-t-on des couches multiples? Non; malgré l'exemple de la mulâtresse du Cap, des multimammées n'ont qu'un enfant et des femmes à deux mamelles ont

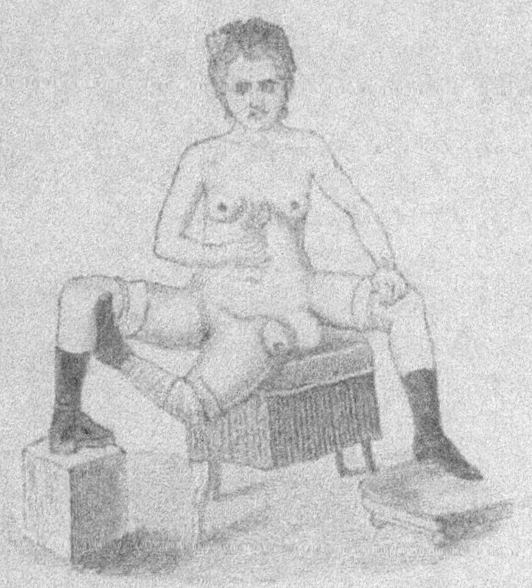

Fig. 18.

des jumeaux. On a cité une jeune femme qui, ayant quatre mamelles et craignant des couches multiples, ne voulut se marier qu'après avoir consulté plusieurs médecins : elle n'eut que des couches simples.

Bizarrerie de la nature : c'est dans le sexe masculin, où les mamelles n'ont aucune utilité, que la polymastie est la plus fréquente. D'après Bruce, la proportion des mamelles et mamelons supplémentaires serait, chez l'homme, de 9,11 p. 100; chez la femme, de 4,7 p. 100. Karl Bardeleben, dans un conseil de revision, a trouvé un polymaste sur sept jeunes gens.

Le *Bulletin d'anthropologie* (1) cite le cas d'un conscrit de la classe de 1883, canton de Saint-Germain-en-Laye, porteur de six mamelles. M. Petrequin (2) a connu un homme trimamme qui transmit cette anomalie à tous ses enfants.

Terminons par des cas tératologiques exceptionnels. Von Velito (*Virch. Arch.*) a trouvé un sein normal dans un kyste de l'ovaire :

A la face interne, on remarquait un organe ressemblant fort à une

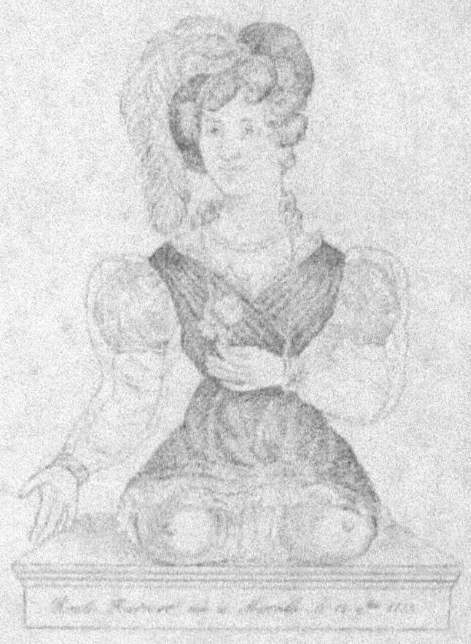

Fig. 19.

glande mammaire. Elle était hémisphérique, de la grosseur d'un poing d'enfant. Il s'en émergeait un petit mamelon qui, à la pression, laissait écouler deux ou trois gouttes d'un liquide laiteux.

Blanche Dumas, née en 1860, à Segry, dans l'Indre, avait une jambe gauche et deux droites, dont l'une présentait un pied légèrement déformé. A côté de la jambe surnuméraire, existait

(1) Année 1883, p. 408.
(2) *Anatomie chirurgicale*, cas rapporté par E. Labarraque.

le rudiment d'une quatrième jambe avec une mamelle en avant (fig. 18).

En mars 1818, on montrait à Paris une petite fille (fig. 19), nommée Rosalie Fournier, née à Marseille, le 12 novembre 1813, par conséquent âgée de quatre ans et deux mois et demi. Venue au monde sans jambes ni cuisses, le bout du tronçon de chaque partie représentait une mamelle ; elle n'avait à la main droite que quatre doigts, dont deux unis l'un à l'autre, et la main gauche

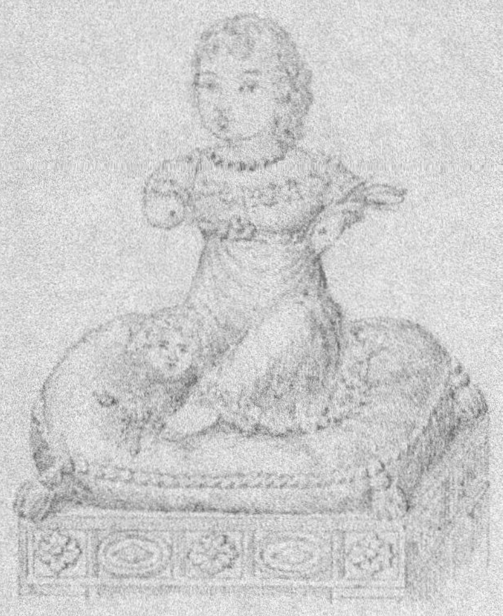

Fig. 20.

était composée de six os formant six doigts avec des ongles bien marqués. Cette enfant jouissait d'une parfaite santé, et avait une très jolie figure ; les bras et le tronc étaient bien conformés.

Nous avons découvert une curieuse gravure (fig. 20), accompagnée du boniment suivant :

Le sieur Cheuel a l'honneur d'exposer à la curiosité des amateurs son jeune enfant âgé de vingt-six mois. Ce bel enfant est né à Falaise, il a été présenté à la Faculté de médecine de Caen, dont les savants professeurs l'ont reconnu pour phénomène unique des plus intéressants et pour avoir une tête digne de servir de modèle d'académie, par sa belle expression. Il porte au bras gauche la tête d'un petit lapin très bien formée ; à son bras droit, le *sein d'une femme*. Chose plus extraordinaire ! il porte au genou droit la tête d'un enfant. Il n'a qu'une jambe dont le pied a quatre doigts : deux doigts de pied et deux doigts de main. Il est rayonnant de santé, quoique d'une extrême difficulté à nourrir : il consomme deux peintes (sic) de lait d'ânesse tous les jours.

Il a eu l'honneur d'être présenté à S. A. R. Madame la Dauphine, à Falaise, dont il a fixé l'attention et a reçu des marques de bienveillance et une gratification.

Cette grande et extraordinaire bizarrerie de la nature a été présentée à M. le baron Dupuitrein (sic), chirurgien du Roi, ainsi qu'à M. Geoffroi de Saint-Hilaire. Ce phénomène est vivant, il a obtenu un certificat de rareté à Paris.

Le bureau sera ouvert tous les jours, depuis 10 heures du matin jusqu'à 10 heures du soir.

On transportera le phénomène chez les personnes qui le feront demander.

Variétés de forme. — Au point de vue esthétique, on peut, comme Clément Marot, diviser les seins en deux variétés : les beaux et les laids. Les beaux seins sont hémisphériques ou piriformes ; ronds comme une pomme ou coniques comme une poire. Zahroh, aimée de Gisch, âgée de 18 ans, offre le type des mamelles pommiformes (fig. 21), et le torse d'une jeune Chinxopo (fig. 22) est un beau spécimen des piriformes.

En 1891, le *Courrier français* a eu l'idée, tout comme le régime impérial, de faire un plébiscite, mais où la politique — ballottages à part — n'avait rien à voir. Il a posé à ses lecteurs cette question indiscrète : « Les préférez-vous en pomme ou en poire? » Et voici quelques-unes des réponses qui lui furent faites :

Jusqu'à vingt ans, j'aime mieux les nichons en poire. Passé cet âge, je préfère ceux en pomme. A tort ou à raison, je crois ces derniers plus résistants et ayant moins de tendance à tourner au cuir à rasoir.

X.

Je les préfère en poire pour le toucher et en pomme pour la vue.

B.

En pomme, oui, c'est là ce qu'il y a de plus charmant : c'est comme une éternelle parure de virginité, comme deux fruits toujours verts qui conservent la fraîcheur de l'arbre qui les porte.

En poire? Il me semble voir une nourrice des Tuileries ou... l'étalage d'un saucissonnier.   R. DE P.

Un affamé ne regarde pas si son omelette est aux truffes ou aux

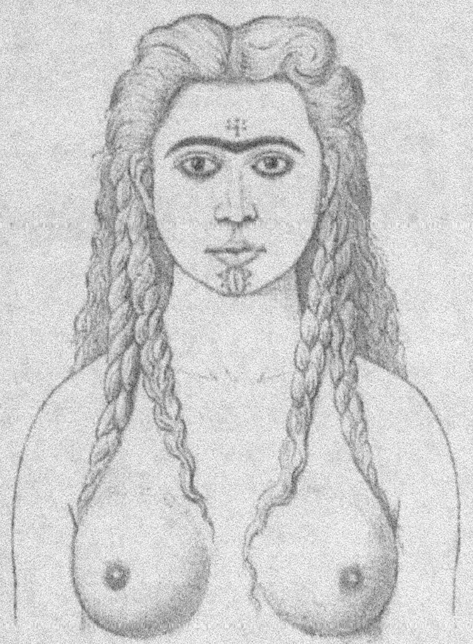

Fig. 21. — D'après une peinture de H. Lefébure (1).

pointes d'asperges. J'habite un trou de village où je suis au vert, et je m'en passe le plus souvent. J'ai faim, voilà tout. Et puisque vous prenez vos allégories dans la botanique (botanique de fruitier à la vérité), je vous dirai que ce soir je ne regarderai pas s'ils sont en poire ou en pomme et que je me contenterai fort bien d'en tenir une paire, en forme de vulgaires citrouilles, bien débordants et bien pendants, Et j'en serai encore plus heureux que vous, malgré tout ce que vous pouvez avoir de mieux.   Z.

(1) Ethnologie de Bastian et Hartmann.

Au dîner que j'offrais hier soir aux amis de mon mari, j'ai fait mon petit plébiscite, pour répondre au vôtre.

Le vieil académicien qui est l'ornement de ma table, a bafouillé :

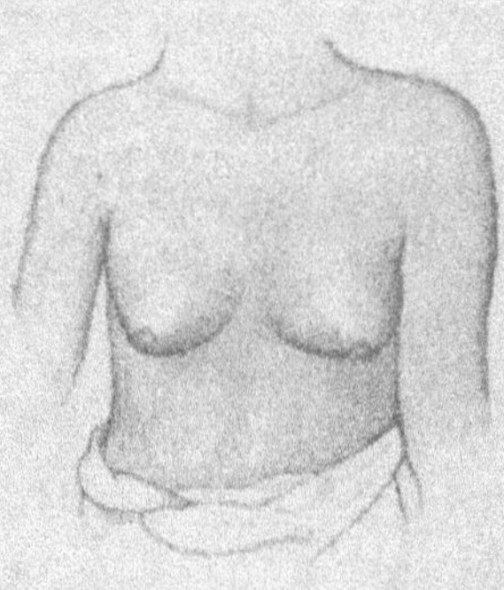

FIG. 22.

« Quand j'étais jeune, mon estomac ne craignant pas les fruits *acidres*, je les aimais en pomme ; maintenant, je les préfère en poire, c'est plus sein ! »　　　　G. L.

Mon cousin le cuirassier (non ! pas ce que vous pourriez croire : je n'admets que les gourmets *pour ça*, et Georges est un gourmand, comme vous l'allez voir) a tonné : « Moi, je trouve les poires plus « fondantes à la bouche que les pommes ! »

L'électricien a laissé tomber gravement cet axiome : « Les pommes gardent leur fluide neutre par leur forme ronde ; les poires dégagent de l'électricité par leur pointe. » — Comprends pas !

Mon mari m'a dit dans le tuyau de l'oreille : « Je te charge de répondre pour moi que je préfère les pommes, ce qui te permettra de faire ta poire ! — Mon mari m'aime beaucoup, ce qui vous laisse deviner...　　　　J. W.

Seins en pomme

Fini du grand travail de celui qui se ruait ;
Doux et anéanti, moitié d'eunuque, l'homme
Sur la peau blanche et fauve alors il reposait
　　　Sur les deux seins en pomme.

Oreillers irritants, par la lueur indéci ;
L'ombre claire marquant leur idéale forme,
Sur le sommet sacré comme un Grâal surpris
　　　La fleur des seins en pomme.

Seins de poire pendus aux bonnes viragos,
Qui dans le grand dus font la partie de l'homme ;
Côte à côte ainsi que la nuit deux ergots
　　　R'huppant des seins en pomme.

Aimons les cheveux blonds ; les pommiers sont fleuris
Roses et blancs, Vénus ! Sous eux faisons un somme,
Saoûls d'amour de soleil ! Ils sont moins beaux les fruits
　　　Que les deux seins en pomme.

En poire ou en pomme.

MERCURE

Son portrait ? Elle est brune avec de grands yeux bleus ;
Elle a des cils charmants, de superbes cheveux,
L'œil humide, la peau d'une finesse extrême,
Le front haut ayant l'air d'attendre un diadème ;
Des lèvres de corail, trente-deux blanches dents
Dont la plus vieille à peine a pu compter vingt ans

MOI

Assez, mon cher, assez, je sens que j'en raffole.

MERCURE

Les pieds d'une Chinoise et des mains de créole ;
Ajoutez à cela les plus jolis tétons
Qu'on puisse imaginer, légèrement oblongs,
On peut les comparer à deux poires.

MOI

                    Mercure,
L'ensemble du portrait me convient, je l'assure,
Mais les tétons en poire ont pour moi peu d'attraits,
J'aime mieux ceux en pomme, et j'ai de grands regrets
Qu'ils ne soient pas ainsi faits chez cette brunette.

MERCURE

Pourtant la forme en poire est beaucoup plus parfaite,
A mon avis du moins.

MOI

                    Mercure, c'est un tort !
Connais-tu le latin ?

MERCURE

                    Je ne suis pas très fort !

MOI

Poire se dit *pirum*, mon cher, cela veut dire
Qu'en forme de tétons, celle en poire est la pire.
Hein ! es-tu convaincu ? Vois-tu bien clairement
Que l'étymologie est contre toi.

MERCURE

                    Vraiment !

———————

En pomme, en poire ils sont parfaits,
S'ils sont marmoréens et jeunes.
Ils commettent mille méfaits ;
En pomme, en poire ils sont parfaits.
Ils produisent beaucoup d'effets
En vous consolant de longs jeûnes.
En pomme, en poire ils sont parfaits
S'ils sont marmoréens et jeunes.

Pour les œuvres de Jorjonet,
Ce monsieur antilittéraire,
Je n'irais pas jusqu'au jaunet,
Pour les œuvres de Jorjonet.
Mais pour un sein, même jeunet,
Qui voudrait un brin me distraire,
Je négligerais Jorjonet,
Ce monsieur antilittéraire.

O sein nivescent et solide
Avec une rose au sommet,
Sein charmant, délicat bolide ;
O sein nivescent et solide !
Tu séduis plus d'un invalide
Qui tient moins qu'il ne te promet,
O sein nivescent et solide
Avec une rose au sommet.

Doux oreiller pétri d'aurore
Et de la chair blanche des lis,
En pomme, en poire je l'implore,
Doux oreiller pétri d'aurore !
Que je vous baise encore, encore,
Sein de Vierge, sein de Philis ;
Doux oreiller pétri d'aurore
Et de la chair blanche des lis.

On a dit que le premier homme,
Damné par l'Esprit folichon,
Dut sa défaite à une pomme.

Effrayé de ce fait notoire,
J'opterai donc pour un nichon
Ferme et blanc, mais taillé en poire.

Conclusion. — Plus de trois cents lecteurs se sont prononcés pour les seins en pomme, et une trentaine à peine pour les seins en poire. Mais s'il y a dissidence quant à la forme, il est permis de supposer qu'il existe un accord parfait sur le fond et que tous les préfèrent en... *paumes* de leurs mains.

C'était aussi l'avis d'un écrivain du XV° siècle, Firenzuola, qui, dans son *Discours de la beauté des Dames*, s'étend longuement sur les qualités de la gorge :

La belle gorge sera *ronde*, droite, blanche, sans tache aucune, et fera, se tournant oùs çà, oùs là, certains plis qui montrent tantôt l'un, puis l'autre des deux filets qui enserrent en soy les canaux de notre vie, avec une joye à qui les regarde et difficile à ceux qui entreprennent de le dire. La gorge davantage plaist si elle a la peau fort délicate, un peu plus longuette que courte et au commencement du sein elle découvre une fontaine pleine de neige.

De même Jean Liebaut, un autre vieil auteur, veut les mamelles en pomme :

La poitrine est estimée belle, qui est large, pleine de chair, sans apparence aucune des os ; de blanche couleur teincte de vermeille ; accompagnée de deux belles *pommes* rondes, petites, fermes et solides, qui ne sont pas trop attachées, mais qui vont et viennent comme de petites ondes.

Aux yeux de Dionis, les seins ne sont beaux qu'à certaines conditions :

Les mammelles bien proportionnées sont un des principaux ornements des femmes, particulièrement lorsqu'elles sont accompagnées d'une gorge bien taillée et recouverte d'une peau fine ; il faut aussi qu'elles soient blanches, *rondes* et médiocrement séparées dans leur milieu ; qu'elles aient un mammelon vermeil et point trop gros ; qu'elles ne soient point placées ni trop haut, ni trop proche les aisselles, et enfin qu'elles ne soient ni trop grosses, ni pendantes : voilà les conditions qu'elles doivent avoir pour estre belles, et pour estre propres à inspirer de l'amour ; mais ce ne sont pas les meilleures ni les plus capables de contenir le lait.

En effet, pour la lactation, les meilleurs seraient, d'après les physiologistes, les seins piriformes.

On prétend, dit Buffon, que les femmes dont les mamelles ne sont pas bien rondes, mais en forme de poire, sont les meilleures nourrices, parce que les enfants peuvent alors prendre dans leur bouche non seulement le mamelon, mais encore une partie même de l'extrémité de la mamelle.

Pour l'agrément, la forme préférée des connaisseurs semble donc, nous venons de le voir, les seins en pomme. Mais à bien considérer, la nature s'est appliquée à concilier tous les goûts, en donnant aux mêmes seins des formes différentes suivant l'âge : à seize ans, ils ont des contours piriformes ; au moment de leur complet épanouissement, vers la trentaine, ils s'arrondissent en pomme ; à leur déclin, ils deviennent flasques et pendants. Comme les fruits, auxquels on les compare, ils verdissent, mûrissent et blétissent :

> Le sein de vingt ans, blanc et rose, fait au tour,
> Fraîche pomme d'api, ferme pomme d'amour,
> Se vide à cinquante ans et devient par la suite
> Vieille et jaune rainette ou flasque pomme cuite.

Ce sont les trois âges du sein (fig. 57), qui répondent aux tétinettes, tétins et tétasses des auteurs du siècle dernier.

L'interne de Sainte-Périne, dont il est question dans le *Journal* des Goncourt (1880), nous semble un peu trop poétiser les seins hors d'âge et d'usage :

Un interne de Sainte-Périne parlait devant moi du corps de la vieille femme, mais de la vieille femme qui n'a pas eu d'enfant. Il disait que la vieillesse de ce corps était surtout indiquée par les cordes d'un cou, n'ayant plus la rondeur d'une colonne. Quant aux seins, ils demeurent des seins de jeune fille, avec le rose de leurs boutons, avec leurs délicats orbes, un rien ridés, comme un fruit à la fin de l'hiver.

Ce n'est pas précisément sous cette apparence flatteuse que les dépeignent les artistes (fig. 24, 77) et les littérateurs. Maynard décrit ainsi les seins d'une vieille décrépite :

> Vos tétons dont la peau craquette
> Comme fourier qu'au feu l'on jette,
> A toucher ne sont point plus doux
> Que le dessus d'un vieux registre,
> Et comme un bissac de bélistre
> Ils vous tombent sur les genoux.

Urbain Chevreau fait une description non moins réaliste de la gorge d'une « vieille amoureuse » :

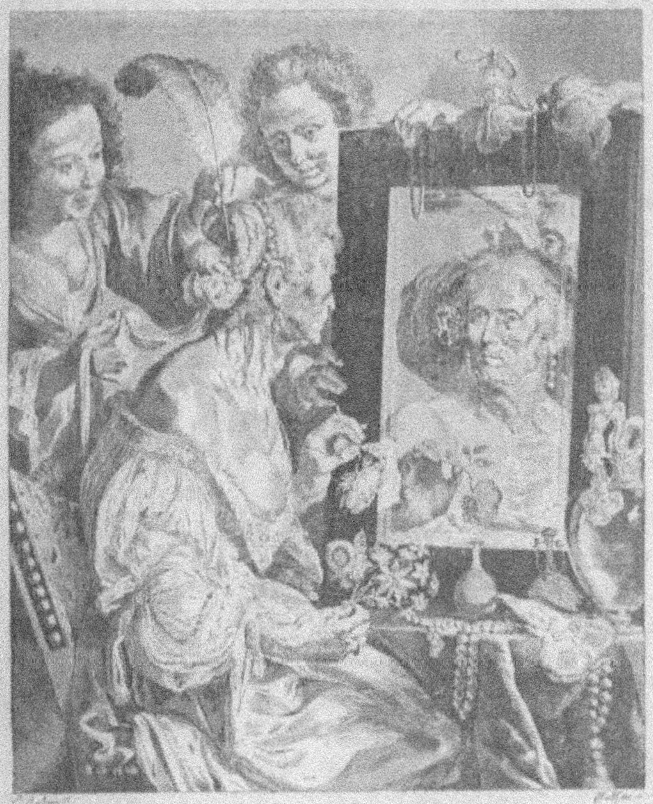

FIG. 21. — Une vieille à sa toilette (1).

> Cependant, vous vous ajustez,
> Et votre gorge aux libertés

(1) Ce portrait est celui de la belle-mère de Rubens, peint par lui et gravé par Matham. Le portrait a été détruit par le peintre et la gravure est des plus rares.

> Semble encor faire des menaces ;
> Mais chaque jour nous regrettons
> Qu'il n'en reste plus que les traces,
> Et que vous ayez des besaces
> Où vous avez eu des tétons.

Les seins, comme tout ici-bas, ont leur grandeur et leur décadence.

Variétés de consistance. — Dans un journal bien pensant, qui ne dédaigne pas le mot pour rire, nous venons de lire la nouvelle à la main que voici :

Mme Cardinal observe sa fille, qu'un vieillard d'une grande distinction serre de près derrière un portant. A un moment, le vieillard d'une grande distinction s'oublie jusqu'à plonger une main indiscrète dans le corsage saillant de la jeune artiste.

Mme Cardinal, accourant, sévère :

— Comment, Pauline !

Le monsieur embarrassé :

— Ne grondez pas cette enfant, madame, c'est moi seul qui...

Mme Cardinal, sur un ton d'orgueil maternel :

— J'aime à croire, monsieur, que vous avez rencontré de la résistance !

Cette observation de mère d'actrice, femme d'expérience, comme toutes ses semblables, prouve que la fermeté des seins est appréciée par les amateurs de flirt. Mais cette fermeté est ordinairement de peu de durée, aussi bien chez les petites cabotines que chez les grandes dames. Écoutons à ce propos le plus grand admirateur des charmes féminins, Mercier, de Compiègne, l'auteur de l'*Éloge du sein des femmes*, à qui nous avons fait de nombreux emprunts. Mercier se crut obligé de faire cette déclaration catégorique :

Les tétons sont la dernière beauté qui vient au sexe, et la première qui est confisquée ; il est peu de ces femmes privilégiées qui les conservent comme Ninon. C'est pour cela qu'elles en ont un soin tout particulier et qu'elles confient leurs enfants au sein mercenaire des nourrices.

Un médecin ne dirait pas mieux. En effet, fermes et rebondies à l'heure où la jeune vierge devient apte à la maternité, les mamelles diminuent de consistance aussitôt cette fonction accomplie. Une dureté relative se maintient chez les femmes stériles, mais gare à la débauche : les « tripatouillages » répétés rendent les seins de plus en plus flasques.

Chez les prostituées, dit Becquerel, les seins se développent presque toujours en même temps qu'ils se ramollissent.

Résultat qui fait le sel de ce quatrain :

> Lise, à quinze ans, avait un sein superbe ;
> La pauvre Lise, à vingt ans, n'en a plus.
> Pourquoi, dit-on ?   — C'est qu'aux chemins battus
> On ne vit jamais croître l'herbe.

Mercier, de Compiègne, déjà nommé, exprime la même idée sous une forme dithyrambique qui aurait pâmé d'aise les précieuses du siècle dernier :

La fleur des champs que le papillon se plaît à baiser, s'effeuille enfin sous l'aile de l'insecte brillant : ainsi la fleur d'un beau sein finit par se faner sous les caresses d'un indiscret amour. La rose de la volupté ressemble à Titon dans les bras de l'Aurore : chaque baiser la vieillit d'un lustre, et le bouton du matin, le soir n'est plus qu'une épine.

Trop de fleurs, dirons-nous avec Calchas.

Dionis y met moins de délicatesse de touche quand il constate que :

Plus une femme vieillit, plus elle a les mamelles molles et flasques, n'y restant plus à la fin que des peaux.

En effet, à part quelques rares exceptions (1), le temps amollit les charmes les plus fermes et les petits « coquins » deviennent tous de « grands pendards ». Le mot est de Voltaire (2).

C'est en vain que les seins décrépits s'adresseront aux prétendues recettes virginales, pommades, laits mamillaires ou autres sèves fallacieuses, pour réparer des ans l'irréparable outrage ; ils sont condamnés à un ramollissement fatal ; la res-

---

(1) Les femmes de la Géorgie, de la Mingrélie et de la Circassie ont toujours, même dans l'hiver de leur âge, les tétons aussi fermes que les Européennes dans les plus beaux jours de leur printemps (Antoine Le Camus).
(2) V. Ascard, Ibid., p. 80.

tauration des gorges est aussi illusoire que celle des traits du
visage.

On a comparé prosaïquement la consistance des seins fermes
à celle des fesses dodues d'un enfant à la mamelle; il paraît
qu'au toucher, et en fermant les yeux, l'illusion est complète.
Dans certains états morbides, comme les indurations consécu-
tives à la mammite et aux kystes sanguins, on constate, à la
pression, une dureté calcaire qui rappelle le refrain populaire :

> C'est pas d'la chair,
> Ça, c'est du marbre !

Aussi a-t-on donné à cette affection le nom de *pierre de la
mamelle*.

Mais les plus belles choses ont le pire destin, dit le poète, et
les seins trop consistants ont un inconvénient, signalé depuis
longtemps par A. Paré et Rabelais : ils écrasent le nez des
enfants. Toutefois, l'aplatissement du nez des nègres a une
tout autre cause : Buffon l'attribue à l'habitude qu'ont leurs
mères de les porter sur le dos.

La consistance de la mamelle est encore modifiée accidentellement par la présence de corps étrangers. Souvent des aiguilles
s'égarent dans les mamelles, surtout dans la gauche, nombre
d'ouvrières ayant l'habitude de les piquer de ce côté de leur
corsage.

Nous connaissons l'histoire de l'aiguille trouvée dans le sein
d'Augustine Brohan par Ricord et la repartie spirituelle de ce
chirurgien (1).

D'autres corps étrangers se rencontrent dans la mamelle : le
docteur Després, en ouvrant un abcès mammaire chez une jeune
fille, trouva dans le foyer un fragment d'étoffe et deux petits
corps durs qui étaient des bouts d'allumettes d'un centimètre de
long. Rien chez elle ne faisait soupçonner la présence de pareils
objets. La malade disait bien qu'elle avait reçu un coup sur le
sein, qu'elle était tombée et que le sein avait porté sur le sol, mais
c'était tout. La mémoire lui revint seulement quand M. Després
eut extrait de l'abcès un fragment de bois; elle se souvint qu'en
tombant, elle avait à la main trois ou quatre allumettes.

(1) V. *Anecd. hist.*, p. 89.

Le D⁺ Barré a raconté un fait plus bizarre encore :

Une jeune femme ayant avalé, par mégarde, une aiguille à coudre, n'y pensa bientôt plus, ne ressentant aucune douleur. Quelque temps après, elle mit au monde un gros garçon, qu'elle confia à une nourrice. Au bout de trois mois, cette dernière remarqua, sur une fesse du nourrisson, une sorte de tuméfaction. Un docteur consulté s'empressa de faire une incision et retira... vous devinez quoi! l'aiguille avalée par la mère! Ce morceau d'acier avait quitté les entrailles maternelles pour aller se loger dans les parties basses du bébé.

Niez donc, après cela, l'influence de l'hérédité maternelle.

Enfin M. Guermonprez, de Lille, a publié un fait unique dans la science : la découverte et l'extirpation d'un cysticerque niché dans le sein gauche d'une femme de 29 ans. Ces helminthes sont réellement sans gêne.

Variétés ethniques. — En Suisse, les seins des femmes passent pour être fermes et bien modelés.

.·.

Toutes les Hollandaises ont la taille un peu longue et plate : signe de fidélité, assurerait un moraliste.

Leurs voisines les Flamandes présentent les formes plantureuses que le vigoureux pinceau de Rubens a si souvent fixées sur la toile.

.·.

L'Italie, artiste en tout, tient le record de la pureté des contours; voyez surtout les Siciliennes, les Florentines et les Vénitiennes. Les Romaines, qui ont servi de type aux œuvres du Corrège, de l'Albane, du Titien, se distinguent par la beauté des épaules.

Théophile Gautier s'est cependant inscrit en faux contre cet optimisme trop généralisé.

Malgré la dénomination générale de beau sexe, dit-il, en Italie, comme ailleurs, les laides sont en majorité : de grandes têtes droites un peu trop fortes pour le corps, un coloris mat et sans transparence, la *gorge mal faite* et la taille épaisse.

En se rapprochant du Nord, les mamelles deviennent plus massives et moins séduisantes. Les Allemandes, les Autrichiennes et les Hongroises, en général, ont des formes lourdes, disposées à l'embonpoint et propres à la maternité.

En Russie, l'abus des bains de vapeur ou la chaleur de l'atmosphère ramollissent de bonne heure les mamelles des femmes ; mais, d'après Robelin, dans le bas peuple, les seins des femmes seraient bien conformés. Le développement commence vers l'âge de la puberté, souvent il ne tarde pas à s'arrêter ; d'autres fois, il continue, et l'on voit alors des mamelles saillantes, avec une aréole et un mamelon bien développé. Il en serait de même chez les Brésiliennes.

*
* *

En France, les Méridionales, surtout les Marseillaises et la plupart des Languedociennes, ont les seins plus fermes, moins développés, et les contours plus fins que les femmes du Nord. Les Normandes passaient autrefois pour avoir des poitrines trop opulentes, « grandes tétasses avalées », dont parle Brantôme. Voici ce qu'en dit un poète du XVe siècle avec son franc parler de l'époque :

> Qui veult belle femme querre,
> Preune visage d'Angleterre,
> Qui n'aye mammelles normandes,
> Mais bien un beau culz de Flandres
> Enté sur un cul de Paris,
> Il aura femme à son devis.

Une chose qui, comme le budget, dit Alexandre Weill, a triplé en France depuis trente ans, c'est la corpulence pectorale de nos jeunes femmes... Un journal anglais assure qu'on ne trouverait pas dans toute l'Angleterre autant de femmes mamelues que sur les boulevards de Paris ; ce journal attribue cette accumulation de chair à la diminution d'esprit et en dernier lieu aux mœurs malthusiennes du ménage français.

Le journal anglais se trompe. La fécondité de la femme n'empêche pas l'embonpoint. Si les Françaises du dix-neuvième siècle sont grasses outre mesure, et cela saute aux yeux, c'est qu'elles se gavent, c'est que la médecine, plus sotte, plus ignorante, plus « charlatane » que jamais, ne voyant, aveugle qu'elle est, que de l'anémie partout, bourre les jeunes femmes de viandes et de vins, les empiffre de farces et de sauces, sauf à employer toute sorte de drogues pour les désengraisser ensuite. Ce que la Française mange et boit, et cela devant tout le monde, c'est inimaginable. Mais la médecine n'est pas la seule cause. Il y a une erreur spirituelle à toute horreur matérielle.

La boutade est finement ciselée, bien que sévère et injuste à l'égard du corps médical, mais est-elle bien exacte pour nos compatriotes ?

.•.

Quant aux Anglaises, les documents sont contradictoires : les uns leur donnent de la gorge, d'autres leur contestent ce charme. Ainsi, tandis qu'on chante aux cafés-concerts :

> Elles ont la sécheresse d'une planche,
> Elles ont aussi son rudeur.

Le *Pays* écrivait de Londres à l'un de ses amis :

Ce que nous avons vu de plus qu'à Paris, ç'a été un grand nombre de fort belles femmes, qui sont toutes copieusement partagées de tétons. Comme c'est une marchandise qui est ici à grand marché, et assez précieuse en France, nous avions résolu d'en acheter un bon nombre, et de vous les envoyer tous dans une barque, attachés deux à deux avec du ruban couleur de feu, qui est ici, comme vous savez, très beau et en très grande abondance. Nous étions persuadés que cette marchandise vous plairait, et que vous seriez bien aise d'en fournir à quantité de vos amies, qui en ont bon besoin, et qui les achèteroient volontiers. Mais comme les commis des Traites foraines ne laissent rien passer sans le visiter, nous avons changé de dessein, sachant fort bien que c'est une marchandise qui se gâte, pour peu qu'on la visite, et qu'ainsi elle auroit bientôt perdu toute sa beauté et tout son éclat quand elle seroit entre vos mains.

Dans une autre lettre, qu'il écrit de la même ville, à une dame, il lui donne cette commission :

Dites à Mme de la L. G. que si elle étoit en Angleterre, elle ne seroit pas la reine des tétons, comme elle l'est à..., puisque les dames de ce royaume en ont qui ne le cèdent point aux siens. La différence qu'il y a, c'est qu'on patine les tétons d'Angleterre dès la première connoissance, et sans grande cérémonie ; que pour elle, elle ne laisse pas seulement voir les siens après six mois de soins et de services.

Les Goncourt racontent ce qui suit, dans leur *Journal* (année 1878) :

Un sculpteur, qui a passé des années en Angleterre, disait que là il avait trouvé les plus belles poitrines, les plus charmants torses de femmes, mais que ces femmes n'avaient point la colonne vertébrale mobile, qu'il était impossible d'obtenir de ces corps ce que vous donnait le premier modèle français venu, un hanchement, une torsion, un contournement, un mouvement de grâce féminine, le penchement d'une Hébé tendant la coupe à Jupiter.

Ces remarques s'appliquent aux courtisanes et aux modèles, c'est-à-dire à des types spéciaux, à des professionnelles qui vivent de leurs charmes ; mais les Anglaises étant, en grande majorité, maigres et laides, nous pensons qu'en somme la chanson est dans le vrai et nous pouvons répéter sur un air connu :

> Elles n'en ont pas en Angleterre ! (1)

**

Les Portugaises passent pour avoir beaucoup de gorge, tandis que les Castillanes en sont presque dépourvues et n'en veulent point avoir, au dire de la comtesse d'Aulnoy :

C'est une beauté pour les dames espagnoles de n'avoir point de gorge, et elles prennent de bonne heure des précautions pour l'empêcher de venir. Lorsque le sein commence à paraître, elles mettent dessus de petites plaques de plomb, et se bandent comme les enfants que l'on emmaillote. Il est vrai qu'il s'en faut peu qu'elles n'ayent la gorge aussi unie qu'une feuille de papier, à la réserve des trous que la maigreur y creuse, et ils sont toujours en grand nombre.

**

Dans la race jaune, les reliefs (seins, hanches, cuisses, mollets) qui ornent les profils de la race caucasique sont peu accentués.

Les Chinoises, les femmes du Tonkin, de la Cochinchine, voire les

(1) La même remarque termine les strophes que Maurice Donnay adresse à sa gorge :

> Et lorsque sur sa gorge en feu
> Ma soif d'aimer se désaltère,
> Je songe, en remerciant Dieu,
> Qu'ils n'en ont pas en Angleterre.

Cambodgiennes, ont les seins hémisphériques et réguliers. Les seins piriformes sont plus rares en ces contrées qu'en France, sauf chez la Cambodgienne, et chose assez remarquable, sur laquelle M. le D' Mondière a appelé l'attention, c'est le plus souvent chez les femmes qui ont la peau la plus blanche qu'on rencontre ces derniers.

Après un premier allaitement, il est rare que le sein reprenne sa conformation première, comme nous le voyons chez nos femmes d'Europe. La peau semble avoir perdu son élasticité, ainsi que le tissu conjonctif de la glande, au point que le sein s'affaisse et devient presque disgracieux.

On sait que chez toutes les femmes, le tissu adipeux donne au sein son volume plus que la glande elle-même; chez les Chinoises, ce tissu augmente considérablement vers l'âge de 25 à 28 ans, tandis que chez la femme métisse il reste en petite quantité, et le sein de ces femmes se rapproche de la forme de celui des Annamites.

Mais chez elles l'écartement des mamelons est considérable, bien que le thorax soit étroit; il l'est au contraire fort peu chez les Cambodgiennes (1).

Les négresses d'Afrique ont, en général, les seins fermes et peu volumineux (fig. 22, 27, 28).

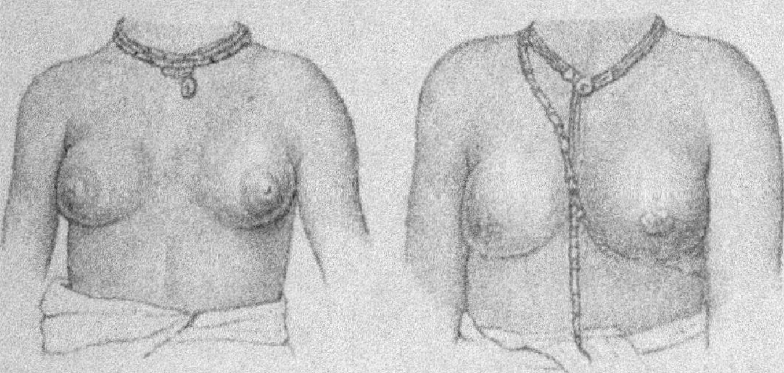

Fig. 27. — Chinxopo (2).   Fig. 28. — Zoulou (2).

En Égypte, dit Sylvain Maréchal, les mères qui allaitent leurs enfants offrent un spectacle qu'on n'est pas tenté de voir deux fois.

(1) Dr Verrier.
(2) D'après l'*Ethnologie* de Bastian et Hartmann.

42

Ce qui fait le principal attrait de la beauté, le sein, ne présente pas, sur les bords du Nil, ces formes heureuses qui enchantent, qui enivrent à Samos et dans Cypre et sur lesquelles on ne peut arrêter impunément ses regards. On éprouve ici un sentiment contraire. Enfin, faut-il le dire, la vache Io répugne moins.

De ce côté, les Égyptiennes modernes ne semblent pas dégé-

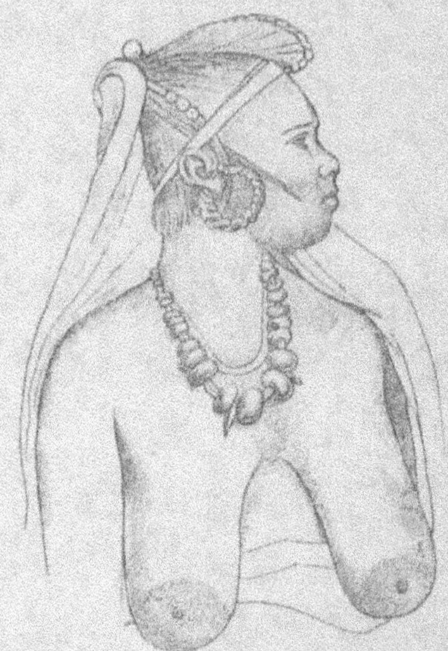

Fig. 29. — Mariana, 21 ans, Musulmane Peuhle Timbo (Fouta d'Jallon).

nérées, car, si l'on en croit Juvénal, l'hypertrophie mammaire leur était autrefois particulière:

In Meroe crasso majorem infante papillam.

(Qui n'a vu à Méroé un sein plus fort qu'un gras enfant.) De nos jours, en Orient, les seins volumineux sont considérés comme un agrément; les charmes de la femme sont estimés au poids. En Abyssinie (fig. 29), chez les Wakambas (fig. 30), l'idéal des jeunes filles est d'avoir les seins longs et pendants (Bordier). Il en est de même dans l'Oukérékouë :

Arrivées à un certain âge, dit H. Stanley, les femmes se distinguent par la longueur démesurée de leurs mamelles qui, tombant comme des sacs jusqu'au nombril, sont retenues par des cordes passées autour du corps.

Dans la race hottentote, chez les Boschimans (fig. 31), l'allon-

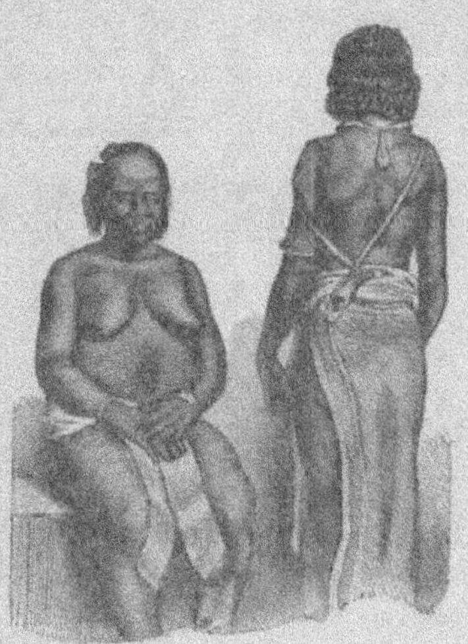

FIG. 30. — Femmes Wakambas.

gement des seins se produit par les seuls effets de la nature (1), ou par suite de tractions particulières. Cet allongement, noté par Diónis chez les Siamoises, par Buffon chez les Groenlandaises, et par d'autres chez les femmes des Azanaghis, aux environs de

(1) Cette forme étalée, pendante, du sein n'est pas spéciale aux races nègres, on la retrouve chez quelques Européennes. J'ai fourni pour ma part à une famille de Paris une nourrice d'origine beauceronne, qui rejetait ses seins sur ses épaules et allaitait son nourrisson sur son dos. Il est juste de dire que cette fille, amateur de plaisirs bruyants, ne put mener l'allaitement jusqu'au bout. Mais elle n'y renonça qu'à cause de son caractère et de ses mœurs, car, deux ans après son accouchement et huit mois après le sevrage du bébé, cette femme avait encore un lait assez abondant pour donner à penser qu'elle aurait pu reprendre un nouveau nourrisson. (Dr Verrier.)

la côte d'Arguin, est assez prononcé pour permettre d'allaiter l'enfant sur le dos de sa mère (fig. 32).

Les mamelons de la négresse Mozambique occupent une situation particulière : ils sont placés soit à la partie moyenne du sein (fig. 33), soit à la partie interne (fig. 34).

Signalons enfin, sans y attacher plus d'importance, l'anomalie

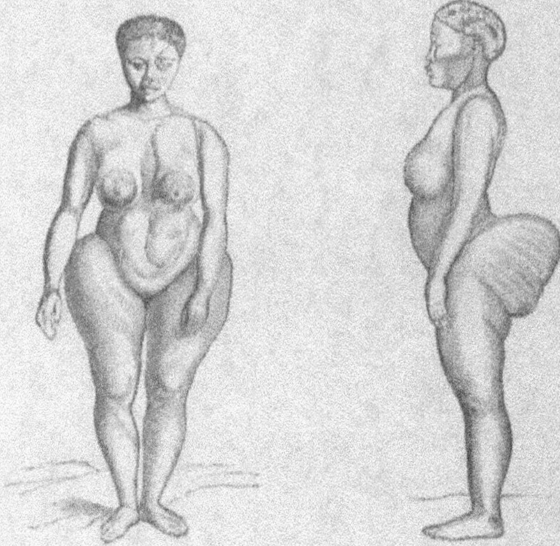

Fig. 31. — Femme boschimane.

mammaire de certaines races africaines qui, d'après Pline l'Ancien, avaient une mamelle femelle et une mâle, comme Brahma.

Mœurs et coutumes relatives aux seins (1). — L'idéal d'une jeune fille, en Abyssinie, est d'avoir les mamelons allongés en forme de doigts, ou en baguettes de tambour, comme les négresses du Loango (fig. 35). Pour donner à leurs mamelons la longueur

(1) V. *Hist. du décolletage*, p. 201.

enviée, les jeunes élégantes n'hésitent pas à se soumettre à une
opération assez douloureuse. Elles font saisir cet appendice par

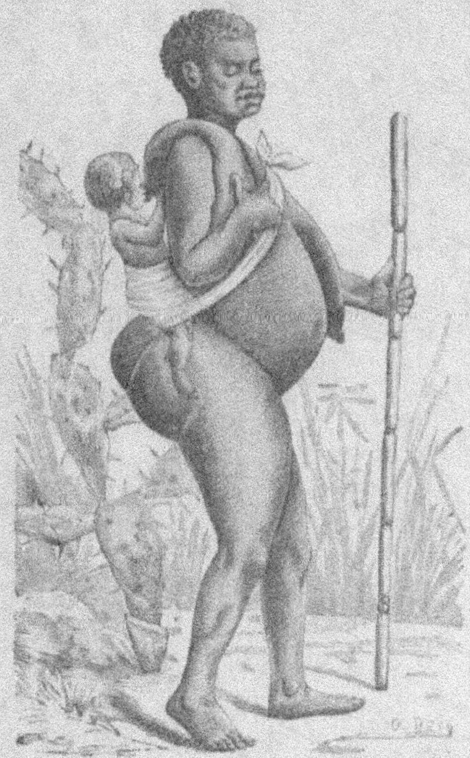

FIG. 32.

la pince d'un insecte, le fourmilion, et, sous l'influence de cette
excitation, le mamelon ne tarde pas à grossir et à s'allonger
d'une façon tout à fait démesurée (1).

A la turgescence du sein, comme signe de grossesse, les

(1) Dr Bordier.

négresses ajoutent le brunissement de l'aréole, qui devient plus
noire encore qu'à l'état normal.

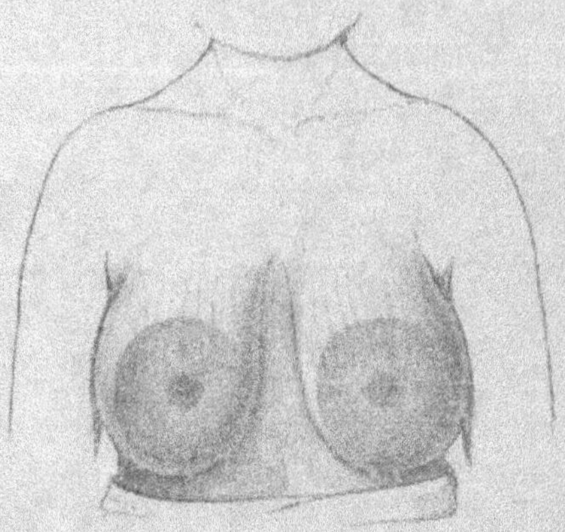

FIG. 33.

Aussi, dit le D¹ Verrier, les nègres du Soudan occidental et du

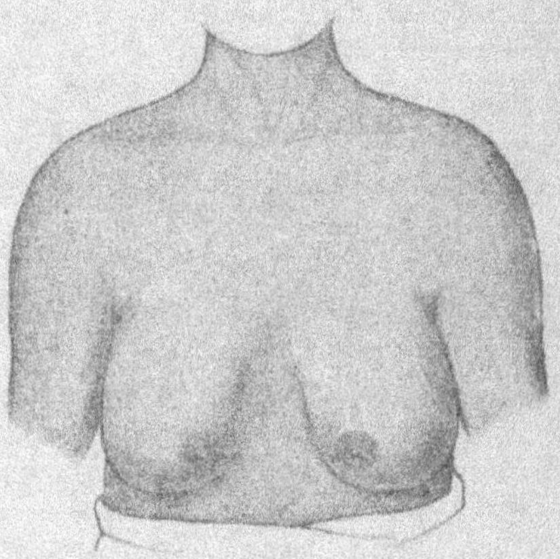

FIG. 34.

centre de l'Afrique se sont toujours opposés à ce que leurs femmes et
leurs filles missent des robes qui leur cachussent le sein, car dans

ce cas ils ne pourraient se rendre compte, par la vue, du commencement d'une grossesse, et, d'après Archibald Hervan, il paraîtrait qu'ils
apprécient l'utilité de ce diagnostic.

* *

Nous savons qu'au Congo et dans l'Oukérékoué, les femmes
portent, en guise de corset, un lien
qui serre fortement la base de leurs
seins (1) et les empêche de ballotter.

D'après Racinet, la femme de l'île
Mowi, une des Sandwich, marque
le contour des seins par une suite
de petites chèvres tatouées qui gravissent ces éminences.

On n'obtient pas une parure aussi
pénible pour le corps, écrit-il, avec
l'intention de la soustraire à la vue, et
c'est ce que montre de Freycinet, en
parlant de sa visite à la reine Keohoua :
« Cette femme colossale, surchargée
d'obésité, étalait à nu, sans façon, ses robustes appas à nos regards stupéfaits, »

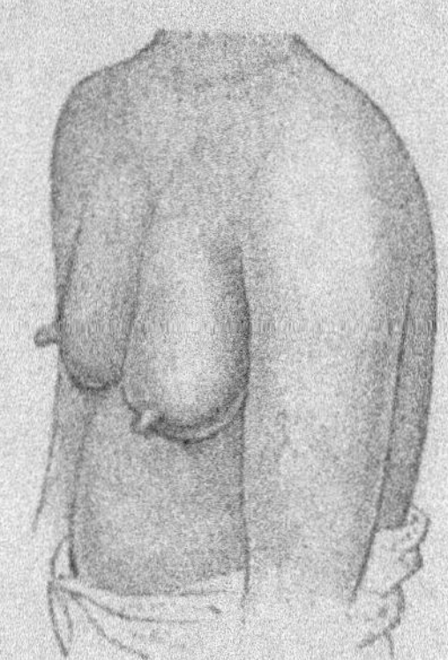

Fig. 35.

*

* *

Pour développer ou raffermir la gorge, les Égyptiennes emploient
de la mie de pain, façonnée au contour de la forme que l'on
désire et appliquée encore chaude sur le sein. L'*Ami des femmes*
assure qu'à l'aide de cette recette, la marquise de Pompadour
acquit un attrait qui manquait à ses charmes.

Erreurs et préjugés sur les seins. — D'après Hippocrate,
si la femme est enceinte d'un garçon, c'est la mamelle droite qui
est la plus ferme et la plus développée ; pour Mahomet, c'est
au contraire la mamelle gauche. Les Arabes déterminent encore
le sexe pendant la gestation par la couleur du mamelon. Rhazes
dit : « Il faut regarder le mamelon : s'il incline à la rougeur, ce

(1) V. *Anced. hist.*, fig. 203.

sera un garçon ; s'il tourne au noir, c'est une fille. » Il recommande aussi de confectionner une pastille avec du lait et de la farine, et de la faire dessécher auprès du feu ; si la pastille se durcit et reste compacte, ce sera un garçon ; si elle se fendille, ce sera une fille.

***

Sous le siècle d'Auguste, toute femme à qui l'on donnait des louanges ou qui se laissait aller à un mouvement d'orgueil devait dire, par humilité : « *Præfiscine !* » (Dieu nous en préserve) ; puis elle baissait trois fois la tête et trois fois elle crachait sur son sein pour apaiser la déesse Némésis. Tibulle (1) parle de cette pratique superstitieuse :

> Despuit in molles et sibi quisque sinus.

(Chacun crache sur ses tendres seins.) Théophraste la mentionne aussi dans le portrait des superstitieux.

« On dit que c'est pour cette raison, écrit Bœttiger (2), que Némésis est représentée avec la main sur son sein, comme si elle voulait en écarter son vêtement. C'est peut-être aussi par cet usage que l'on doit expliquer le passage de l'hymne adressée à cette déesse (3, que Herder rend par *regarder en cachette* et que Kœppen croit devoir signifier les sérieuses réflexions de la déesse sur le destin des hommes. Il semble cependant que cet usage superstitieux avait plusieurs motifs. On se crachait soi-même sur le sein ; c'était un acte d'humilité devant la divinité ; mais on attribuait aussi à la salive la propriété de guérir et de chasser toute espèce de mal. Qu'on pense seulement aux *salivæ lustrales* de Perse. Cette action de cracher était en même temps une espèce d'amulette, φυλακτήριον. Les commentateurs ont donné à l'envi des explications de cet usage, qui s'est conservé pendant longtemps. Broekhuys (*sur Tibulle*) et Burmann Secundus (*sur Properce*) fournissent beaucoup de citations relatives à ce sujet. »

De nos jours encore, en Italie, pour se préserver du *mal'occhio* et éviter le regard du *jettatore*, la femme entr'ouvre sa chemi-

(1) Liv. I, élég. 2.
(2) *Sabine ou matinée d'une dame romaine à sa toilette.*
(3) *Analect.*, t. II, p. 293.

sette et crache sur ses mamelles en disant : « *Ppou !* » Le Calabrais saisit furtivement ses organes génitaux (1).

On lit dans les *Ephémérides* d'Allemagne, « recueil intéressant d'observations des plus savants médecins, dit un auteur crédule », que pour ranimer un enfant nouveau-né, il faut sucer sa mamelle *gauche* (2).

La dame qui porte un grain de beauté entre les deux seins ne sera pas riche, à moins que ce sein ne soit orné de poils frisés. Il faut se garder, en ce cas, de couper ces poils, car ils sont un présage de fortune (3).

Veut-on connaître les plus secrètes pensées d'une femme ? Il suffit de lui placer sur la mamelle *gauche* et pendant son sommeil le cœur d'un crapaud, assure Mizauld (4), ou bien celui d'un hibou, d'après Cornelius Agrippa (5).

Ouvrons l'avenir avec la *Clef des songes* : « Veoir des mamelles pleines de laict signifie proufit ; veoir un moine c'est malheur, certifie Jean Thibault (1520). » — Si une femme songe avoir plusieurs mamelles, c'est le nombre d'autant d'adultères, prétend Wuljon de la Colombière.

Les recettes pour diminuer ou raffermir les seins sont innombrables ; nous n'en citerons que quelques-unes qui donneront une haute idée de la bêtise humaine.

Dioscoride fait saupoudrer les *fascia* mamillaires avec de la

(1) COBRE. *Loc. cit.*
(2) VERDIER-HEURTIN. *Loc. cit.*
(3) HALBERT, d'Angers. *L'art de prédire le sort des dames.*
(4) *Centur.* 2, n. 61.
(5) *Philosophie occulte.*

poudre de pierre de Naxos, Mathiole croit qu'il s'agit ici de la
pierre à aiguiser, et Pline semble lui donner raison, en conseillant
d'appliquer de la boue de rémouleur pour empêcher le trop grand
développement du sein chez les filles. Ce naturaliste gobeur
attribue la même propriété à la chair d'ange, poisson de mer.

Un médecin du III° siècle avant J.-C., Serenus Sammonicus,
acquit à Rome une grande réputation, en vendant un topique qui
ramenait les tailles trop grosses à des proportions raisonnables.
Voici sa recette :

Les femmes qui tiennent à avoir le sein proportionné, devront s'en-
tourer les mamelles de guirlandes de lierre qu'elles jetteront ensuite
au feu, après les avoir retirées; puis elles les frotteront, le soir, soit
avec de la graisse d'oie mêlée à du lait tiède, soit avec un œuf de
perdrix, cet oiseau au brillant caquetage.

Sennert conseille des applications d'une décoction de myrte ou
de menthe bouillie dans du vin ou du vinaigre.

Autres préparations non moins anodines, mais plus compli-
quées :

Pour faire devenir les tétins joliz, petis et durs, prenez de la téré-
benthine, de consolida major, gresse de chapon, moelle de piedz de
veau, autant de l'un comme de l'autre. Le tout incorporé ensemble en
soit fait oingnement, duquel mettés sur deux drapeaux et une pièce
de cuyr, en y laissant ung pertuis au droit du bout. Si tiens ledict
oingnement dessus par deux ou troys moys, la grosseur s'en yra et
deviendront petis, délectables à toucher (1).

Pour empêcher les rides des mamelles, faites fondre de la meilleure
cire, blanche, ajoutez-y égale partie de blanc de baleine, que vous
incorporez bien avec la cire. Ajoutez un peu d'esprit de vin. Trempez-y
des linges et appliquez ; mais faites un trou au milieu pour passer
les bouts afin qu'ils ne soient pas comprimés (2).

Au quinzième siècle, Thomas Sonnet, sieur de Courval, méde-
cin-poëte, vendait un onguent pour « amoindrir et ßudurcir les
seins ». Mais il ne jugea pas à propos de révéler le secret de sa
préparation, et c'est grand dommage pour les âmes naïves,

(1) ANDRÉ LE FOURNIER, Docteur-Régent de l'Université de Paris, *La Décora-
tion d'humaine nature*, 1530.
(2) ANT. LE CAMUS, *Abdeker ou l'art de conserver la beauté*, 1756. — Recettes
citées par la *Revue de littérature médicale* du D° Félix Brémond.

Les thérapeutes modernes conseillent aux *mammosæ*, et
sans plus de succès, les préparations iodurées *intus et extra* (1),
la faradisation, le massage avec ou sans instrument spécial,
et la compression. Récamier, appelé souvent dans les couvents,
y fit l'observation suivante :

Les religieuses, dans le but de réprimer l'envahissement mondain
d'une gorge trop volumineuse, compriment les glandes mammaires
avec des rondelles d'amadou. Les seins, par le fait de la compression
et de l'iode qui se trouve naturellement dans l'amadou, s'atrophient ;
mais ce que les religieuses de nos jours n'ont pas prévu, c'est que,
en raison de la solidarité dont nous nous entretenons, l'appareil
reproducteur profite du retrait des glandes mammaires. Or, comme
le bassin est l'expression de l'état anatomique et physiologique de la
matrice, il en résulte que les hanches et les muscles fessiers des
femmes soumises à cette opération acquièrent un énorme développement. Il me reste à savoir si un surcroît de nourriture et de développement de l'appareil générateur n'est pas un obstacle de plus à la
chasteté ; et si ces intéressantes recluses n'en ressentent pas plus
vivement les aiguillons de la chair, que la religion leur défend
d'écouter (2).

On applique encore aux novices, paraît-il, des sacs de sable
destinés à faire tomber leurs charmes inutiles.

Tous les genres de sports pratiqués avec exagération empêchent l'accroissement des seins : « Le sein de Diane, observe
Paul de Saint-Victor, rétréci par l'exercice des jeux héroïques,

(1) M. Kisch fait enduire les seins avec la pommade suivante :

 Rec. Iodoforme pur désodorisé . . . . 1 partie
  Vaseline pure . . . . 15 —
  Essence de menthe poivrée . . . . 11 gouttes
 M.

Les seins sont ensuite enveloppés dans des linges chauds imbibés de cette solu-
tion :

 Rec. Alun . . . . 1 partie
  Acétate de plomb . . . . 5 —
  Eau distillée . . . . 100 —
 M.

Par-dessus les linges, on applique un papier imperméable et on laisse le tout en
place pendant douze heures. Les onctions et les enveloppements sont répétés matin
et soir. Le traitement doit être continué pendant plusieurs semaines. En même
temps il est recommandé aux femmes de se frictionner la poitrine avec un alcoo-
lat aromatisé, pour raffermir la peau et empêcher qu'elle ne prenne un aspect
flétri. Enfin elles devront porter un bandage qui relève fortement les seins.

(2) Le Menteur, de Compiègne, *loc. cit.*

à la verdeur de la puberté. » Les femmes gymnasiarques ont peu de poitrine. Cependant, si un bras travaille plus que l'autre, la mamelle correspondante augmente sensiblement de volume : c'est pourquoi les nourrices et les blanchisseuses, portant les enfants ou les paniers de linge à gauche, ont la mamelle correspondante plus développée.

Nous venons d'indiquer des recettes pour faire fondre les seins, mais en a-t-on trouvé pour donner de la gorge aux filles ? Les anciens préconisaient sérieusement le sang de chauves-souris, et les modernes offrent, sans garantie, les laits mammiphiles. On a encore la ressource, combien précaire, d'appliquer des hémisphères en bois léger et creux ou en gomme élastique, percés en leur milieu d'un orifice auquel aboutit un tube qui sert à faire des succions énergiques et répétées. L'application d'une grande ventouse remplirait le même office ; mais le résultat sera plus expéditif en recourant au gavage et s'il échoue, aux postiches (1).

(1) *Anecd. hist.*, p. 24.

CHAPITRE II

Curiosités physiologiques.

I. — SUR LE LAIT

Substances trouvées dans le lait de femme. — MM. Cohn et Neumann ont démontré que, contrairement aux idées admises jusqu'à ce jour, le lait de la femme, en dehors de toute maladie, peut contenir des bactéries qui pénétreraient du dehors dans la glande mammaire. A qui se fier maintenant ? Faudra-t-il donc aussi stériliser le lait de femme avant de l'administrer au nourrisson ?

De nombreuses substances médicamenteuses absorbées par la mère se retrouvent dans son lait : toutes les liliacées, les cruciferes, les solanées, les ombellifères passent par la mamelle ; il en est de même du salicylate de soude, de l'iode et surtout de l'arsenic. On sait que le véhicule le plus commode pour administrer aux enfants en bas âge des iodures alcalins, est le lait d'une nourrice — femme, vache, chèvre ou ânesse — soumise à l'usage de ce médicament. Il n'est donc pas étonnant qu'on ait constaté des cas d'empoisonnement par le lait de chèvres ayant brouté du colchique. Dans l'Amérique du Nord, certains pâturages rendent le lait des bestiaux très vénéneux, sans que ceux-ci deviennent malades. L'affection qui résulte de l'emploi de ce lait est connue sous les noms de *milksiekmess* ou *trembles* (2).

Les faits d'intoxication par le lait de la nourrice ne sont pas rares et ils ont assez souvent nécessité l'intervention des médecins légistes. MM. Brouardel et Pouchet ont été appelés à résoudre la question suivante devant le tribunal : *Dire si un*

(1) *Revue gén. de clin. et de thér.*
(2) *Paris médical.*

enfant de deux mois a pu mourir empoisonné, en absorbant le lait de sa mère, qui n'a pas succombé, et à laquelle on administrait de l'arsenic, alors qu'elle donnait le sein à cet enfant. Les experts conclurent par l'affirmative. Pour la même raison, il est prudent d'exclure le sublimé des pansements appliqués aux femmes qui allaitent.

Certaines substances aromatiques communiquent leur odeur au lait et le rendent agréable au goût, comme l'anis, ou désagréable, comme l'ail ; l'odeur des asperges se retrouve dans l'urine de l'enfant à la mamelle. Avec l'artichaut et l'absinthe, le lait devient amer.

Procédé d'examen rapide du lait de femme. — Ce procédé est du Dr Helot ; il consiste à comparer au compte-gouttes, pour un même volume, la quantité des gouttes d'eau distillée à 15°. Dans le bon lait, qui donne à l'enfant une augmentation de poids de 25 grammes par jour, il y a 35 gouttes contre 30 dans l'eau distillée.

Les gouttes peuvent d'ailleurs varier, monter à 36, 37, 38 ; le lait est alors de qualité supérieure. Si, au contraire, il descend à 33 gouttes et au-dessous, il est insuffisant.

La seringue de Pravaz permet de faire exactement la comparaison, en se rappelant le rapport de 5 à 6 entre le bon lait ordinaire et l'eau distillée (1). On mesure d'abord le nombre de gouttes émises par la seringue (sans son aiguille) remplie d'eau distillée à 15° ; suivant que le lait sera bon ou mauvais, le nombre des gouttes de lait sera supérieur ou inférieur à celui des gouttes d'eau.

La *Santé* donne un moyen encore plus expéditif pour reconnaître si le lait est pur ou non ; on prend une aiguille d'acier bien nettoyée ; on la plonge dans le lait et on la relève verticalement. Si le lait est pur, il en restera une goutte à la pointe. N'en reste-t-il pas du tout ? Il y a gros à parier que le lait a été « allongé », et dans des conditions frauduleuses.

Usages du lait de femme. — Longtemps, mais à tort, le lait de femme a été considéré comme un agent thérapeutique

(1) *Union médicale de la Seine-Inférieure.*

des plus actifs. Hippocrate conseillait, contre la stérilité de la femme, des injections vaginales avec le lait de la nourrice d'un garçon, auquel on devait mélanger le suc des graines de la grenade pilée et de la poudre du périnée d'une tortue de mer calcinée.

Jean Ardern, chirurgien anglais du XVIe siècle, guérissait la blennorrhagie par l'injection d'un mélange d'eau de rose avec le lait d'une femme nourrissant un enfant mâle.

Contre la migraine, Jean Goeurot, médecin de François Ier, conseille de faire « traire sur les cheveux tondus laict de nourrisse qui allaicte une fille ».

J. de Monteux, médecin de Henri II, assure « que pour apaiser douleur des yeux, est fort propice le laict d'une jeune femme bien tempérée ». A. Paré mélange ce lait à l'eau de rose « pour les ulcérations qui surviennent aux yeux dans la variole ». De nos jours encore, les nourrices giglent de leur lait dans les yeux des enfants atteints d'ophtalmie. Le même traitement lacté est appliqué aux maladies des oreilles ; mais le lait fermenté peut donner lieu à des écoulements purulents, comme le Dr Marth en a observé chez des enfants qui, pendant le sommeil, avaient gardé dans l'oreille une certaine quantité de lait régurgité, et alors le remède serait pire que le mal.

Le lait humain possédait jadis des propriétés remarquables pour activer l'accouchement :

Il y en a, dit Jacques Duval, qui appliquent sur le ventre, pour tirer et mettre l'enfant hors du corps, de l'armoise battue et lait de femme, avec fort bon succez.

A. du Pinet, en 1622, certifie que « le laict de femme sucé des mamelles est bon pour les thisiques ». Mais ce traitement a ses dangers : Rivière (1635) a constaté une tuberculose mortelle chez une jeune femme qui avait donné le sein à un abbé poitrinaire (1).

C'était aussi le remède par excellence des maladies de consomption (2). Tissot, à l'exemple de Cornelius Agrippa, Marsile

<hr>

(1) Dr MEUNIER (de Pontoise). *Notes pour servir à l'histoire de la contagion de la phtisie.*
(2) Nicolas Lemery, 1759.

Ficin, etc., l'ordonnent aux hommes affaiblis et insistent pour qu'on le prenne directement au sein, comme le firent le duc d'Albe (1) et le célèbre dominicain Barthélemy de Las Casas, le protecteur des Indiens contre la domination espagnole (2).

N'est-il pas à craindre, observe Sue à ce sujet, que le vase n'excite des désirs que l'on cherche à amortir, et ne s'exposerait-on pas à voir renouveler l'aventure du prince dont Capivaccio nous a conservé l'histoire? On lui avait donné deux nourrices : leur lait produisit en lui un si bon effet qu'il les mit en état, au bout de neuf mois, de lui en fournir de plus frais.

Nous avons guéri un octogénaire atteint de dyspepsie vomitante rebelle, en lui faisant prendre — avec les lèvres s'entend — alternativement, pendant trois mois, le sein de deux nourrices.

Il paraît que le jeûneur Merlatti, après sa gageure, récupéra ses forces assez rapidement en tétant une bonne nourrice.

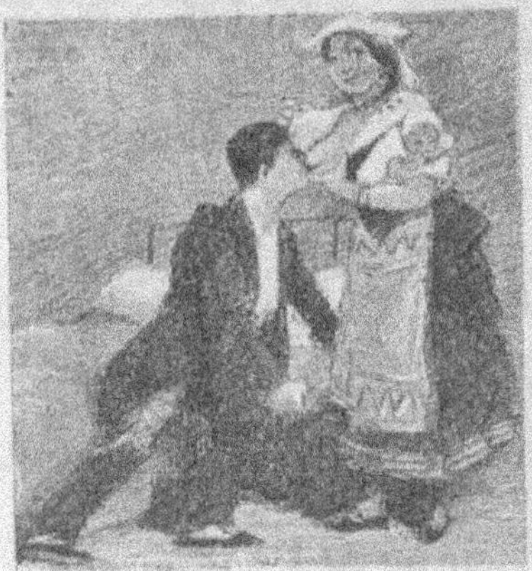

Fig. 37. — Le secret de Succi.

Un dessin de J. Faverot (fig. 37), du *Courrier français*, explique, à sa manière, comment Succi a pu résister à trente

(1) *Anecd. hist.*, p. 58.
(2) *Ibid.*, fig. 33.

jours de jeûne, grâce à la complaisance d'une Milanaise chargée
de faire son lit.

Mais l'exemple le plus célèbre de ce genre d'alimentation est

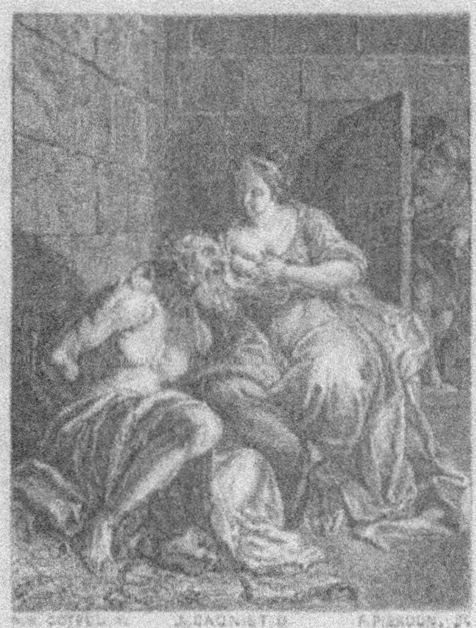

Fig. 40. — La Piété filiale.

celui du grec Cimon, nourri par sa propre fille, dans sa prison.

Il nous reste à signaler une curieuse propriété du lait : versé
sur le pétrole enflammé, il agirait, d'après la *Revue Encyclopédique*, comme le sable, et l'éteindrait aussitôt.

Différentes espèces de lait. — Comme succédanés du lait
de femme, on a préconisé diverses préparations industrielles,
dont les plus connues sont, en Allemagne, l'*extrait lacté* de
Liebig et, en Angleterre, le *lactina* de Bowick. Ricord a fait
justice du premier dans ce quatrain bien connu :

> De son lait, Liebig veut nourrir notre enfance,
> Et prétend réussir chez ses jeunes Teutons;
> Mais Depaul nous apprend que nos enfants de France
> Se trouvent beaucoup mieux du bon lait des tétons.

Quant à la valeur nutritive de la mixture anglaise, des expériences entreprises à Grignon par le directeur, M. Detertre, ont démontré qu'elle était inférieure au lait maternel : un dirthley, nourri par la lactine, est arrivé au poids de 15 kilogrammes ; son frère jumeau, nourri par sa mère, a atteint dans le même temps 31 kil. 270, plus du double. Les résultats sont meilleurs avec le lait de vache, transformé en lait *maternisé* et *stérilisé*, suivant le procédé du Dr Gaertner, de Vienne.

En étendant le lait d'eau (125 p. 1000), on obtient de l'*hydrogale*, dont l'usage remonte à la plus haute antiquité. Rien n'est changé de nos jours : les laitiers nous confectionnent la même boisson en baptisant leur lait, sous l'œil bienveillant de la police ; celle-ci tolère, au pèse-lait, un litre d'eau par dix litres de lait, soit 100 pour 1000, comme l'hydrogale.

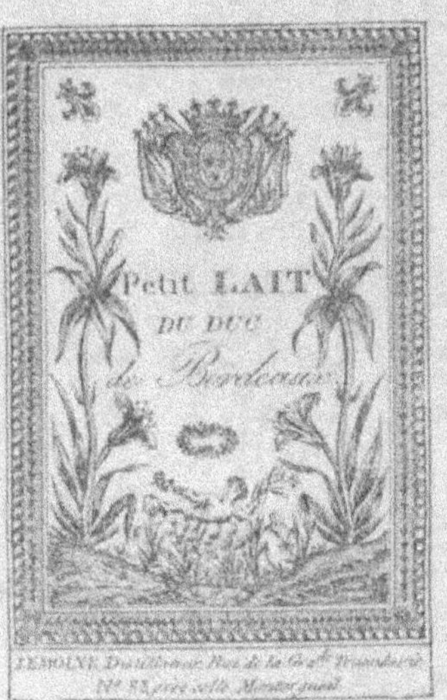

Fig. 11.

On a donné le nom de *lait* à des substances naturelles ou artificielles qui n'ont de commun avec ce liquide que leur couleur lactescente.

Dans l'Amérique tropicale, plusieurs arbres fournissent le *lait végétal* ; ce sont le palo de vaca du Venezuela, l'hya-hya de la Guyane anglaise et le masaranduba du Brésil.

Jadis, les sauvages de la Louisiane appelaient l'eau-de-vie, l'eau de feu ou le *lait des Français*.

Je me souviens, écrit Bossa, dans la relation de ses voyages en Amérique, que lorsque les sauvages venaient voir M. de Macarty, notre commandant, chez les Illinois, ces Indiens disaient : « Nous allons voir notre père et téter un peu de son lait. »

A la naissance du duc de Bordeaux (1), un distillateur ima-

(1) V. nos *Accouchements à la cour*.

gina une liqueur à laquelle il donna le nom de *Petit lait du Duc de Bordeaux* : nous reproduisons l'étiquette, à titre de curiosité (fig. 41).

Les *laits* des parfumeurs sont des cosmétiques liquides, de couleur lactée : *lait d'iris, lait d'amandes, lait antéphélique, lait de lys de Kachemir, Oriza lacté, lait dermatique, lait d'Hébé*, etc., etc.

Quant au *lait de poule*, on sait qu'il consiste en une émulsion de jaune d'œuf dans de l'eau chaude et sucrée.

Le lait rouge. Menstruation mammaire. — Le lait de la femme, comme celui de la vache, peut être plus ou moins rosé. Chez les animaux, on obtient expérimentalement cette coloration en leur faisant absorber une décoction de garance. Mais le véritable lait rouge est dû au sang d'une hémorragie mammaire, produite par des tractions trop violentes sur le pis des animaux, ou par la déviation des règles, chez la femme (1).

On a vu, dit d'Ettmüller (2), plusieurs femmes qui n'ayant point leurs ordinaires jetoient le sang les unes par la bouche, les autres par les mamelles et les autres par le coin de l'œil.

Dans Vander-Wiel, on lit qu'une femme, agitée d'un violent transport de fureur pendant ses règles, vit le sang jaillir de ses mamelons (3).

La *Lancet* rapporte un cas de ce genre chez une femme, âgée de quarante-huit ans, mariée depuis plusieurs années, stérile et normalement menstruée. Le sang coulait des mamelons pendant trois ou quatre jours à époques régulières. De fortes douleurs dans les seins accompagnaient l'écoulement (4).

Pendant l'hiver de 1846-1847, le Dr Rouxeau (5) donna ses soins à une jeune fille de 17 ans, des environs de Saint-Étienne, qui n'avait jamais perdu une goutte de sang par les voies naturelles ; mais depuis quelques mois, elle était réglée à jour fixe, pendant trois ou quatre jours, par le mamelon gauche.

(1) Dr Lazelor.
(2) *Thérap.*, ch. V.
(3) Dr F. J. Martin.
(4) *Maryland Med. Journ.*, 1883.
(5) *Gazette médicale de Nantes*, janv. 1884.

La plus célèbre de nos tragédiennes fut souvent atteinte d'hémoptysie, par déviation des règles, et longtemps, à cause de sa maigreur proverbiale, on la crut phtisique; mais les seins étaient indemnes.

Une femme affligée d'hémorragies mammaires pourrait donc réaliser, en apparence, la charmante fiction de E. Michel,

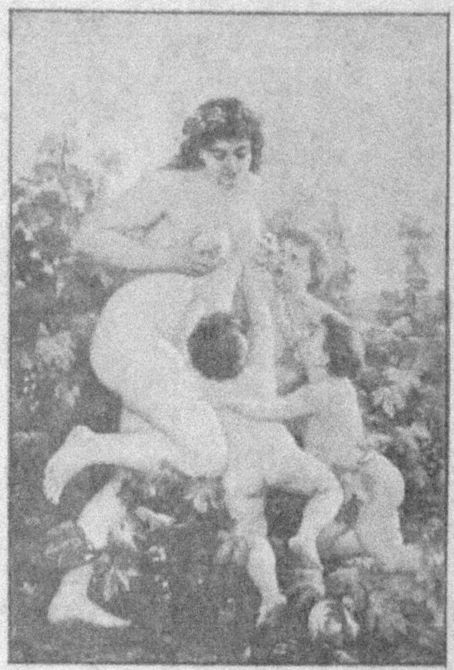

Fig. 42. — Cliché de MM. Braun, Clément et Cie.

qui exposa au Salon de 1895 la *Vigne régénérée* (fig. 42), sous les traits d'une bacchante faisant jaillir du vin rouge de ses mamelles. Et même, si l'on en croit l'observation LXXV des *Éphémérides des curieux de la nature*, cette singulière transformation fut observée en 1696 (1).

(1) Cerevisiam e mamma excretam in quadam Matrona puerpera se observasse ait

Un sein qui rougit. — Le sein qui fait rougir Tartuffe rougit lui-même sous certaines influences physiques ou morales. On conçoit, par exemple, qu'une main ou une lèvre trop empressée détermine une rougeur plus ou moins vive de l'organe. Gombauld le constate dans ce sixain :

> Baisant mon sein, dit Isabeau,
> Tu fais qu'il en paroist moins beau.
> Il rougit, si-tost qu'on le touche.
> Ce n'est pas comme il faut agir.
> Colin, baise plustost ma bouche,
> Elle ne sçauroit trop rougir.

Plus rares sont les rougeurs mammaires d'origine psychique ; Zimmerman, dans l'*Expérience*, en rapporte un curieux exemple :

La pudeur, espèce de crainte modérée, arrête le sang dans les extrémités capillaires de la face et de la poitrine, et, comme M. de Haller le présume, par tout le corps. Il dit avoir vu une demoiselle dont la pudeur faisait rougir totalement le sein dans certaines circonstances... J'ai également remarqué cette rougeur subite au sein des femmes qui ont la peau très blanche et très fine. Je me souviens d'avoir déjà fait cette observation à Paris sur la fameuse Dumesnil, à laquelle quelques mouvements passionnés, mais non pas la pudeur, firent monter le rouge d'abord au front, et paraître ensuite au sein ; ses joues étaient trop plâtrées pour l'apercevoir là.

Cette anomalie s'observe fréquemment chez les hystériques. Féré examinait les seins d'une dame de 45 ans devenue hystérique, lors de la ménopause, à l'occasion de chagrins de famille.

Au début de son examen, écrit-il, les seins étaient parfaitement symétriques, sans aucune altération de couleur de la peau ; mais la personne qui accompagnait la malade fit une observation tout au plus désobligeante pour elle ; sous cette influence, en même temps que la face rougissait, le sein *gauche*, qui était le siège du mal, se marbra de petites plaques rouges, d'une sorte de *rash scarlatini-forme*, dont les taches se confondirent bientôt pour former une

D. Salomon Braunius in miscellan. Curos. (decur. I. Ann. 4 et 5, observ. 13). Ego vero in nutrice quadam honesta Ferrariensi, Annum 26, vidi rimam nigram since-rum suam proprium colorem et saporem habens, excretum è mamma dextra tantum-modo, à sinistra autem mamma lac solummodo, nec sibi quidem exiguam quanti-tatem excretam ; quod non parum admirationis attulit Discipulis meis, et nutricis prædictæ domesticis.

rougeur *uniforme* qui dépassait un peu de tous côtés la mamelle sans s'étendre dans la direction des nerfs. En même temps que cette rougeur apparaissait, le sein se gonflait en masse, et le mamelon s'érigeait. Toute la région était devenue le siège d'une sensation de cuisson avec picotements de la peau et élancements dans la glande mammaire, qui devint lourde. Il n'avait pas fallu une minute pour que tous ces phénomènes arrivassent à leur apogée.

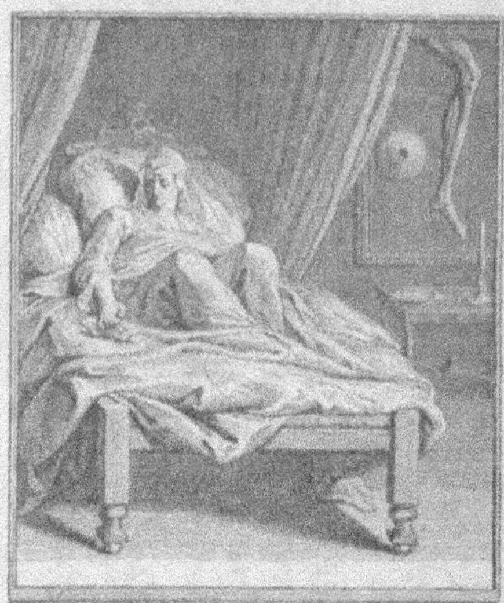

Fig. 18. — La demoiselle Coirin (1)

Tels sont les symptômes principaux du *sein hystérique*. Parfois s'ajoute un œdème localisé, blanc, bleuâtre ou violet ; s'il est accom-

(1) Légende qui accompagne cette gravure de Picard : « *Rongée par un cancer au sein du côté gauche, qui depuis 12 ans luy avoit fait tomber le bout de la mamelle, et percluse par une paralisie sur tout ce même côté qui depuis le même temps avoit entièrement retiré et desséché les muscles de sa cuisse et de sa jambe, appliquée avec foy le 12 aoust 1731 sur ces maux incurables de la terre prise auprès du tombeau de M. de Paris.*

Une autre gravure représente la demoiselle Coirin à sa toilette : « *Ressuscitée, avant la nuit du 12 au 13 aoust de sa paralisie et de son cancer, elle se leve et s'habille. Sa servante qui luy apporte un bouillon est si étonnée de la voir levée et droite dans son fauteuil, qu'elle ne peut croire que ce soit elle, et qu'elle va la chercher dans son lit quoy qu'elle soit devant ses yeux.* »

pagné d'ulcération du mamelon, il simule le cancer, comme dans les cas des demoiselles Coirin (fig. 43) et Anne Augier, guéris autour du tombeau du diacre Paris. Une malade de Frédéric Hoffmann, avec le gonflement douloureux des mamelles et des attaques d'hystérie, avait en même temps des sueurs de sang.

II. — SUR LA LACTATION

Agents modificateurs de la sécrétion du lait. — Certaines substances ont usurpé la réputation de tarir ou d'augmenter la sécrétion lactée; on donne aux premières le nom de *lactifuges* (canne de Provence, pervenche, antipyrine, solutions nitrées, petit lait de Weiss, ditana digitifolia, ligustrum vulgare, iodure de potassium, etc.), aux autres celui de *galactagogues* ou *galactogènes* (jaborandi, pilocarpine, cataplasmes de persil ou de feuilles de ricin, chlorate de potasse, galéga, somatose, polygala dite herbe à lait ou laitier, etc.). De galactogènes proprement dits, il n'en existe pas : l'alimentation féculente (1) et la faradisation (pôle négatif, sous le sein et pôle positif armé d'une boule sur le mamelon) sont les seuls agents qui semblent augmenter la sécrétion lactée. Quant aux lactifuges certains, nous ne connaissons que les substances qui tarissent, à haute dose, toutes les sécrétions de l'économie : la belladone, l'iodoforme, l'opium, l'eucalyptol, etc.

En dehors des maladies générales qui diminuent ou suppriment la sécrétion mammaire, une femme sera bonne ou mauvaise nourrice, sans cause définie : l'une sera atteinte d'agalactie, une

---

(1) Ainsi s'explique la vieille réputation de la ferrade, déjà consignée dans un opuscule de 1652 la *Ville de Paris*, en vers burlesques, par le sieur Berthod :

Car l'autre jour, le médecin
En regardant dans le bassin
Du petit qui fut à la selle,
Reconnut bien que la mamelle
De la nourrice n'allait pas ;
Il ordonna qu'à son repas
On en ferait de la purée,
Disant comme chose avérée
Que la ferraille assurément
Fait venir le lait doublement.

autre de galactorrhée et devra faire usage de bouteilles spéciales pour recevoir le trop plein de son lait.

Borelli a connu une nourrice qui avait une si grande quantité de lait qu'elle allaitait deux enfants et en donnait à un apothicaire, dont il retirait du beurre pour les phtisiques.

La femme de Ridley, lui-même le raconte, nourrissait deux de ses enfants et plusieurs petits chiens, et perdait en outre une telle quantité de lait, qu'en vingt-quatre heures on en recueillait assez pour faire une livre et demie de beurre (1).

Le système nerveux ne semble exercer aucune action directe sur la sécrétion lactée : on a coupé les nerfs de la mamelle chez des femelles d'animaux sans modifier cette fonction. Et cependant les influences morales, un peu vives, comme la contrariété, la colère, la joie, déterminent momentanément dans le lait de la nourrice des troubles qui peuvent être funestes à l'enfant. Le *Journal de médecine et de chirurgie pratiques* en a cité un exemple intéressant, observé par le Dr Mordret, attaché, en 1807, à l'armée française de Silésie. Ce médecin était logé chez une dame qui nourrissait un enfant de cinq mois. Depuis longtemps cette dame n'avait point reçu de nouvelles de son mari, officier au service du roi de Prusse. Elle était toujours triste et rêveuse, et son enfant, suçant un lait altéré, avait souvent des convulsions, des vomissements, de la diarrhée ; on attribuait ces accidents à la dentition. Puis un jour, pendant qu'elle donnait le sein, elle reçut une lettre de son mari qui annonçait son prochain retour ; dans l'excès de sa joie, elle ouvrit cette lettre, sans songer à son enfant qu'elle tenait au sein et qui bientôt fut pris de convulsions et mourut. Mais voici un enfant dont parlent les *Éphémérides des curieux de la nature*, en 1685, qui avait des attaques convulsives quand il tétait le sein gauche de sa mère : comment expliquer ce phénomène étrange ?

L'excitation génésique semble activer la sécrétion lactée. Le *Dictionnaire des sciences médicales* rapporte l'exemple d'une dame dont le lait jaillissait avec force et abondance quand elle recevait les caresses de son mari. De même, pour obtenir une plus grande quantité de lait, au moment de la traite, les Scythes,

_____
(1) *Dict. des sciences méd.*

d'après Hérodote, enfonçaient un bâton dans les organes de la vache. Aujourd'hui encore, les habitants des Pyrénées y introduisent leur bras et les Hottentots y soufflent avec force.

La grossesse passe pour diminuer la quantité du lait et altérer sa qualité. Est-ce toujours bien exact ? Que d'exemples du contraire ! Van Swieten cite une nourrice qui, au milieu des douleurs de l'accouchement, caressait son nourrisson et l'avertissait en riant de céder la mamelle à son successeur. La *Collection Académique* (1) parle d'une Italienne qui, « grosse à pleine ceinture », allaitait son enfant.

La femme de ce monde que je chéris le plus, écrit Laurent Joubert, a nourri tous mes enfants tant qu'elle a eu du lait, et je n'ai pas laissé pour cela de coucher avec elle, et luy faire l'amour comme un bon mary doit à sa bonne moitié suivant la conjonction du mariage, et Dieu mercy, nos enfants ont été bien nourris et sont bien avenus. Je ne donne point conseil aux autres que je ne prenne pour moy.

Pagès a observé une modification qualitative appréciable du lait de la jument qui a porté un mulet : ce liquide est intermédiaire, par l'analyse chimique, au lait d'ânesse et de la jument. Ce changement de composition serait dû à la loi de l'imprégnation qui transmet l'empreinte du premier mari aux portées successives de la bête. (Dr F. Regnault. *Revue Encyclopédique*, 4 avril 1896.)

Anomalies de la lactation. Anomalies de siège. — En dehors des mamelles supplémentaires, on a vu le lait sortir par différentes parties du corps, telles que le nombril. (*Ephémérides des curieux de la nature*, de 1689.)

Le Dr Bourdon, de Cambrai, a observé :

Une fille de 20 ans qui rendait une aussi grande quantité de lait par des petites pustules qui lui viennent à la partie supérieure de la cuisse gauche, qu'une nourrice en pourroit rendre de ses mamelles.

Cette fille rendoit une si grande quantité de lait par ces pustules que, dans l'espace d'un *Miserere*, on en amassoit aisément une chopine... La production du lait estoit si abondante qu'outre ce qu'elle en jettoit par la cuisse, elle en fournissoit encore par les mamelles

(1) Tome XVI.

plus qu'il n'en falloit pour souler deux petits chiens qu'elle a nourris longtemps : cependant elle est hors de tout soupçon d'impureté.

Autrefois, on admettait sans conteste les déviations du lait. Les *Éphémérides des curieux* assurent qu'on a trouvé du lait sous une ventouse appliquée à la cuisse d'une femme qui venait d'accoucher. Mais le lait et le fromage que l'on croyait rencontrer dans le bassin des nouvelles accouchées, mortes de fièvre puerpérale, n'était que du pus plus ou moins épais.

On a cité des cas d'urines laiteuses, même en dehors de la parturition. Voici l'observation d'une déviation laiteuse publiée par M. H. Marchelli, de Gênes (1) :

Anne de Choudens fut vivement émue, trois jours après avoir accouché, par une dispute qui eut lieu dans sa chambre. Son lait disparut aussitôt ; neuf jours après, elle se plaignit d'une sensation douloureuse à la malléole externe de la jambe droite, et il s'y développa une tumeur qui augmenta successivement de volume. Au dix-neuvième jour depuis la disparition du lait, il se forma une tumeur semblable à la malléole interne de la même jambe. Bientôt on sentit de la fluctuation dans les deux tumeurs ; on les ouvrit l'une et l'autre ; il en sortit une humeur qui, non seulement pour la couleur, l'odeur, le goût et la consistance, était parfaitement semblable au lait de femme, mais qui, soumise à une analyse comparative très exacte, se trouva n'être absolument autre chose que du lait.

Lactation prolongée. — Dans certains cas, la sécrétion lactée se prolonge au point de devenir permanente. Entre autres exemples, Cazeau cite une femme qui, pendant quarante-sept années, après la naissance de son premier enfant, eut une sécrétion de lait tellement abondante qu'elle put nourrir six enfants lui appartenant et huit étrangers. Elle fut toujours régulièrement menstruée pendant l'allaitement, et, à quatre-vingt-un ans, les seins donnaient encore une petite quantité de lait.

On sait que l'allaitement supprimé peut être repris avec succès au bout de plusieurs mois.

Mastomanie. — Certaines nourrices, les hystériques par exemple, éprouvant une jouissance spéciale dans les titillations

(1) *Memor. della Soc. med. d'emulazione di Genova*, tome II, p. 71.

du mamelon (1), prolongent la lactation outre mesure. Le Dr José de Letamendi (2) a signalé ce vice, non encore enregistré dans les annales de la concupiscence, et lui a donné le nom de *mastomanie* ou *allaitement sensuel*.

Lactation à venue anormale. — 1° **A la naissance.** — Nous voulons parler de l'apparition du lait en dehors de la grossesse. On a constaté des exemples de cette anomalie à toutes les époques de la vie.

Chez 435 enfants nouveau-nés, le professeur Gübler a presque toujours trouvé du lait dans leur sein :

A partir du quatrième jour, le liquide augmente en abondance, et du neuvième au douzième jour, sur 65 enfants, un seul n'avait pas de lait. Jusqu'au vingtième jour, cette sécrétion continue à s'effectuer, mais il est exceptionnel qu'elle dure encore à l'âge d'un mois (3).

Cependant le Dr Lesnewich l'a constatée chez un garçon de dix mois, et Baudelocque a vu une petite fille de huit ans allaiter un enfant de quelques mois, alors que sa mère ne pouvait plus le faire :

Elle fit rayer de son lait, dit-il, chez moi, plus d'une cuillerée en présence de soixante élèves. Le lait sort par gouttes ou par jet sous l'influence d'une pression exercée sur la glande mammaire.

Les garde-couches, d'après A. Puech (4), sont coutumières de cette pratique ; c'est ce qu'elles appellent *faire le sein*.

2° **Sécrétion au moment de la puberté et dans la vieillesse.** — Baudelocque (5) a vu une jeune vierge allaiter un enfant : pourquoi dès lors ne pas accepter comme vraisemblable le cas suivant, que Richer a consigné dans ses *Causes célèbres* ? (6).

(1) Le mamelon des hystériques est ordinairement le siège de la sensibilité la plus vive (V. p. 108, Lutaud. *Médecine légale*), tandis que les titillations du clitoris ne déterminent souvent qu'un éternuement pénible. Chez l'homme aussi la sensibilité du mamelon est appréciable, même après la mort ; Ch. Robin a déterminé des mouvements sur un décapité, en grattant avec un scalpel la peau de l'aréole.

(2) *Quelques aphorismes de pédiatrie*.

(3) *Mémoires de la Société de biologie*, 2e série, t. II.

(4) *Les mamelles et leurs anomalies*.

(5) *Gazette médic.*, 1851.

(6) SUE. *Essais sur les accouchements*.

L'an 1670, Madame *Laperere*, fille de M. *d'Espérance*, Capitaine au Port de la Pointe du Sable, à Saint-Christophe, fut obligée de s'embarquer pour venir en France; elle emmena avec elle trois négresses, une vieille, la seconde âgée de trente ans, et la troisième de seize ou dix-huit ans, qu'elle avoit élevée chez elle depuis son bas âge, et de la sagesse de laquelle elle étoit intimement convaincue. Elle avoit en outre une petite fille de deux mois à la mamelle de sa nourrice, qu'elle croyoit s'être embarquée avec elle. Mais lorsqu'on eut mis à la voile, on s'aperçut trop tard que la nourrice étoit restée à terre; il fallut nourrir l'enfant avec du biscuit, du sucre et de l'eau dont on lui faisoit une soupe; mais il ne se contentoit pas de cet aliment, et faisoit des cris continuels, qui incommodoient beaucoup tout l'équipage, surtout la nuit. Pour tâcher de l'apaiser, on conseilla à la mère de faire amuser son enfant à la mamelle de la jeune négresse son esclave, ce qu'elle fit effectivement et si heureusement, que l'enfant n'eut pas plus tôt tété pendant deux jours, qu'il fit venir suffisamment du lait pour se nourrir; en sorte que pendant environ un an, il fut toujours nourri par le lait de la négresse vierge.

La même anomalie est fréquente chez les animaux. Buffon parle d'une chienne vierge qui nourrit de son lait plusieurs chiens nouveau-nés. M. Colin a vu une brebis de six mois, qui n'avait pas encore été couverte, donner une quantité fort notable de lait.

Il n'est pas rare de voir la lactation s'établir pendant une grossesse nerveuse. Le Dr Demange a rapporté, dans la *Revue médicale de l'Est*, l'observation d'une névropathe qui se croyait enceinte de 4 mois et demi, parce qu'elle sentait remuer et avait les seins gonflés de lait.

Une femme mariée peut pendant plusieurs années faire sourdre du lait de ses seins, sans avoir été en état de gestation. Ainsi le Dr Mascurel a communiqué à la Société de médecine légale l'exemple d'une jardinière de 35 ans, mariée depuis dix-huit ans, qui présentait cette particularité.

La sécrétion lactée est plus fréquente chez les femmes qui ont eu une ou plusieurs grossesses, à une époque éloignée du dernier accouchement, même après la ménopause, vers l'extrême vieillesse. « On peut faire venir du lait, dit déjà Aristote, à des femmes âgées en les tétant. » De nombreux exemples semblables sont consignés dans les annales de la science (1).

(1) Peren. *Loc. cit.*

Livingstone (1) a vu chez les Boërs plusieurs grand'mères allaitant leurs petits-enfants :

Masina de Kuruman n'avait jamais eu qu'une fille et n'avait plus de lait à l'époque où celle-ci, nommée Sina, avait été sevrée, à l'âge de 2 ou 3 ans ; Sina fut mariée à 17 ou 18 ans, et l'année d'après, elle accoucha de deux jumeaux ; sa mère, Masina, qui depuis quinze ans au moins n'avait pas donné à teter, s'empara de l'un de ses petits-fils, lui présenta le sein, et eut immédiatement assez de lait pour se charger toute seule de la nourriture du poupon ; elle avait alors une quarantaine d'années. Une femme du même âge, peut-être un peu plus jeune, car les femmes de cette contrée paraissent vieilles de très bonne heure, étant seule avec son petit-fils, et l'entendant pleurer, lui donna sa mamelle flétrie, d'où s'échappa bientôt du lait ; parfois il arrive que l'enfant est nourri simultanément par sa mère et par sa grand'mère, ainsi que Ma-Bogousig, la principale femme de Mabure, m'en a fourni l'exemple. J'ai été si souvent témoin de la production du lait par le seul fait de la succion de l'enfant, que je n'ai pas été surpris d'entendre dire par les Portugais de la côte orientale, qu'un docteur indigène ramenait la sécrétion laiteuse chez la femme, en lui appliquant sur la poitrine un cataplasme de larves de frelons, aidé en même temps des efforts de l'enfant qu'elle nourrit. »

M. Perrin, raconte Victor Meunier dans ses *Excentricités physiologiques*, a possédé une chatte qui mourut quelques semaines après avoir mis bas. Son petit, le seul qu'on lui eût laissé, fut adopté et allaité par la grand'mère qui n'avait pas mis bas depuis l'année précédente.

Hommes nourrices. — La sécrétion lactée n'est pas le privilège exclusif du sexe féminin ; il y a aussi des mâles lactifères. Nous savons déjà que la présence du lait dans les mamelles des nouveau-nés est indépendante du sexe. « Quelques hommes, dit Aristote, ont du lait qu'on peut sucer ou traire. »

Le même auteur raconte qu'à Lemnos un bouc fournissait du lait dont on faisait des fromages, et l'oracle consulté répondit qu'il annonçait un accroissement de fortune. Il paraît que la fille d'Isidore Geoffroy Saint-Hilaire fut élevée au Muséum par un

(1) *Explorations dans l'Afrique australe.*

bouc de même provenance et qui présentait cette particularité. P. Bert fit à la Société de biologie une communication sur un mulet du Mexique, dont les mamelles fournissaient de très bon lait.

Autre anomalie exotique. L'*American Naturalist* assure que le docteur Hayden captura, dans les Yellostone Mountains, quatre lièvres de l'espèce qu'il désigne sous le nom de *Lepus Biardii*, dont les mamelles étaient pleines de lait.

Thomas Bartholin parle d'un homme dont les mamelles fournissaient une si grande quantité de lait, qu'on le tira par curiosité pour en faire un fromage. De Humboldt raconte qu'un laboureur indien, Francisco Lozano, put, pendant une maladie de sa femme, allaiter son enfant : « dix témoins oculaires nous ont assuré que, pendant l'allaitement, le fils ne reçut aucune autre nourriture que le lait du père ». L'amiral Franklin a vu aussi un Esquimau faire, après la mort de sa femme, l'office de nourrice. C'est sans doute le *Chef Esprit*, âgé de 101 ans, dont parle le peintre anglais Paul Kane, dans les *Indiens de la baie d'Hudson*. Les voyageurs ont rapporté plusieurs exemples semblables plus ou moins authentiques.

Nous réservons comme mot de la fin cet entrefilet, que nous découpons dans le *Journal des sages-femmes* :

Il y a en Poméranie un médecin allemand — fort honnête homme, du reste, — qui fait une spécialité de créer *artificiellement* des nourrices, c'est-à-dire d'exciter la sécrétion lactée chez les femmes en dehors de l'état de grossesse, et, qui plus est, même chez les hommes. De telle sorte que, lorsqu'une famille lui demande une nourrice, le docteur pose le plus sérieusement du monde la question suivante : « Est-ce une nourrice mâle ou une nourrice femelle que vous voulez ? » Et, ce qu'il y a de plus curieux, c'est que certaines familles, désirant donner plus de vigueur à leurs rejetons et croyant y arriver par ce moyen, font allaiter leurs garçons par des hommes.

Certes les nourrices à barbe offriraient plus de garanties que les autres, surtout dans les villes de garnison, mais, même si cette industrie nouvelle existait réellement, nous croyons qu'elle aurait de la peine — malgré ses avantages — à s'introduire chez nous.

Mœurs et coutumes. — 1° **Sur le lait**. — On sait, par le témoignage de plusieurs historiens, que les Gètes mêlaient du sang au lait pour leur boisson :

> ..... Solitosque cruentum
> Lac potare Getas, ac pocula fingere venis (1).

∴

Chez les Kabiles de l'Aouress, raconte Th. Martin, après l'opération du trépan, on lave la plaie avec le lait de *femme propre*, c'est-à-dire ayant fait ses prières.

∴

Les Chinois estiment le lait de femme au delà de toute expression et le regardent comme un aliment réparateur de premier ordre.

A Shanghai, dit Monin, la demi-pinte de lait de femme coûte 20 centimes. Le Dr Makensie (de Ruigpo) prétend avoir vu souvent des femmes du pays en prendre dans de petits vases au milieu des rues de cette localité. Il serait donc facile de généraliser l'expérience de Paul Bert, qui fit du fromage avec du lait de femme et eut la fantaisie d'en offrir à ses invités (2).

Par contre, les mêmes fils du ciel ont une répulsion profonde pour le lait de vache qu'ils regardent comme du sang blanc. M. Husson, de Tool, explique, dans son *Alimentation animale*, qu'elle est entretenue dans le peuple, par les économistes, en vue d'éviter les famines épouvantables qui l'ont si souvent décimé : on réserve de cette façon le lait de vache pour l'allaitement des veaux. Dans le même but, les bœufs ne sont pas livrés à la consommation, mais servent exclusivement aux travaux des champs.

∴

La façon dont le Zoulou trait ses vaches pourra paraître étrange à nos laitières du pays de France :

Le Zoulou, dit l'*Industrie laitière*, ne garde jamais le silence en trayant sa vache : il ne cesse de faire le tapage le plus extraordinaire

(1) SIDOINE APOLLINAIRE. *Panegyr. ad ......*
(2) *Anecd. hist.*, p. 89.

que jamais oreilles humaines aient entendu : cris perçants, cris d'horreur, cris d'allégresse, sifflements et doux murmures d'admiration se succèdent les uns aux autres, selon que le lait abonde ou diminue.

Et cette pratique a le curieux résultat d'obliger tout fermier blanc qui achète du bétail zoulou, à se procurer un indigène pour traire les vaches, car elles ne restent tranquilles et donnent librement leur lait que si la traite est accompagnée du charivari habituel, dont jamais un Européen n'a été capable de reproduire une imitation même approximative.

*
* *

Vers 1840, à Londres, les laitières, les *milk-men* ou *milk-women*, traversaient les rues de grand matin, en portant sur leur tête un grand pot de fer blanc et en faisant entendre ce cri perçant : *Milk oh ! Milk oh !* (1). Elles prononçaient ces mots : mi-o ! mi-o ! et l'on croyait entendre le miaulement d'un chat. Joseph Mainzer (2) observe que ces honnêtes marchandes de lait voulaient dire apparemment *mi-eau ! mi-eau !* tout en déguisant la vérité sous une forme étrangère.

*
* *

Par les *Cris de Paris* nous savons ce que criait « la laitière au matin », vers le milieu du seizième siècle :

> Au matin, pour commencement,
> Je crie du lait pour les nourrices,
> Pour nourrir les petits enfants,
> Disant : *Ça tout, le pot, nourrices !*

2° **Sur l'allaitement.** — Plutarque nous apprend que, dans la famille de Caton (222-147 av. J. C.), les mères devaient nourrir leurs enfants, et cette règle était imposée dans la maison aux femmes des domestiques elles-mêmes.

*
* *

Une loi de Sparte obligeait toute personne qui rencontrerait une femme allaitant son enfant, de la saluer et de lui céder le pas. C'était aussi l'habitude de Louis XIV.

(1) Que l'on peut noter : ré sol, ré sol ; une croche et une noire.
(2) *Les Français peints par eux-mêmes.*

L'empereur Antonin le Pieux (138-161 av. J. C.) récompensait les femmes qui donnaient le sein à leur enfant, et Marc-Aurèle (161-180 ap. J. C.) engageait toutes les femmes à allaiter leur enfant, pour être mères tout entières et non à demi.

**

Les nourrices de l'antiquité, méprisées à l'origine, gagnent peu à peu dans l'estime publique ; elles finissent même par faire partie de la famille. Nous avons déjà parlé des honneurs qu'on leur rendait de leur vivant et après leur mort (1). On recherchait surtout les nourrices de Lacédémone, parce qu'elles étaient robustes et élevaient les enfants sans les emprisonner dans un maillot. En Grèce, les nourrices portaient, comme de nos jours, un grand manteau pour préserver l'enfant contre les intempéries des saisons.

Elles avaient déjà la mauvaise habitude de bercer les enfants, puisque Galien s'élève contre cette coutume :

Le bercement, dit-il, ressemble au roulis d'un vaisseau agité par les vagues ; si les hommes les plus robustes ne peuvent supporter ce roulis, comment voulez-vous qu'il soit avantageux à l'enfant ? Endormez-le par de douces chansons : c'est le moyen de lui inspirer une douce passion pour la mélodie.

Les nourrices paraissent avoir suivi trop à la lettre ce dernier conseil, car on les appelait Βρυλλάκαι, c'est-à-dire *aboyeuses* (2).

S'il faut en croire Plaute, à Rome, contrairement aux règles de l'hygiène, jour et nuit, les nourrices avaient à leur disposition une cruche de vin. Mais, suivant Apulée, le vin blanc leur était seul permis, par analogie, sans doute, avec la couleur blanche du lait.

**

Les Romains faisaient usage du biberon ou *guttus* pour élever les enfants en bas âge, et ils appelaient *assæ nutrices*, nourrices sèches, les femmes chargées de ce soin. On a trouvé de nombreux spécimens de ces biberons dans les fouilles de Pompéi et dans les

(1) *Arced. Mat.*, p. 57.
(2) Sue. *Loc. cit.*

sarcophages de tout jeunes enfants de l'époque gallo-romaine (fig. 43 *bis*). Ces guttus antiques étaient auprès d'enfants en bas âge, à l'exclusion de toute autre poterie. En 1854, on a trouvé, aux environs de Liège, une cinquantaine de biberons en terre ; sur

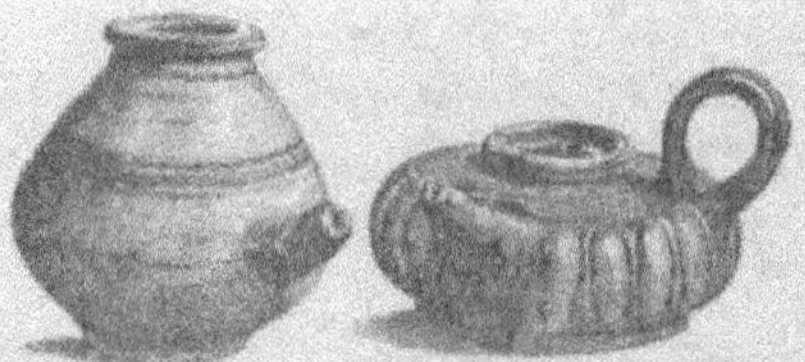

Fig. 43 bis (1).

chacun d'eux était gravé le mot *REPLE* (remplis) (fig. 44). A Paris, sur la rive gauche, on a découvert des cercueils d'enfants contenant une certaine quantité de vases en verre (fig. 45) ou en terre

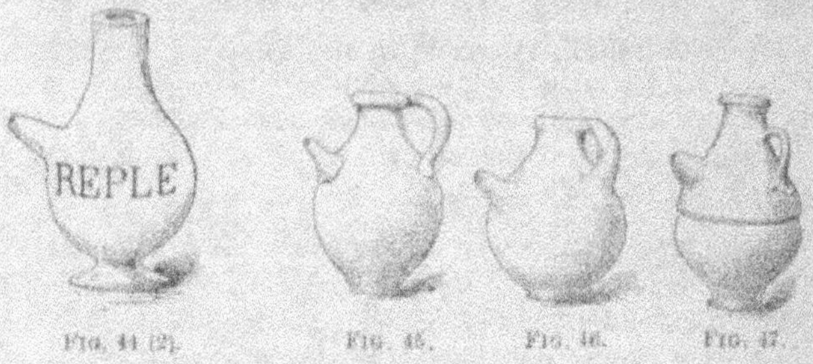

Fig. 44 (2).   Fig. 45.   Fig. 46.   Fig. 47.

rouge (fig. 46, 47), avec des pièces de monnaie à l'effigie de Constantin le Grand.

En France, d'après Viollet-le-Duc, il est question, pour la première fois, de biberons (3) dans *Li romans de Robert le Diable* (XIII° siècle). Enfant, ce futur héros donnait déjà du fil à tordre à son entourage :

(1) Proceedings of the Society of Antiquaries of Scotland, vol. IX, 1872.

(2) *Union médicale*, 1884.

(3) Ils étaient en forme de barillet émaillé, à pieds (fig. 48), avec un goulot et deux anses pour passer un cordon, ou bien en forme de gourde, tous avec un orifice très étroit ; il fallait nécessairement humer la liqueur qu'ils contenaient. Pleins, ils ne peuvent être vidés que si on les secoue fortement.

Et quant li malfés aletait
Sa noriche tous tans mordait ;
Tous tans hule (crie), tous tans resquinge (se révolte)
Sa n'est à aise s'il ne winge (Il n'est en peine que de mal faire)
Les noriches cel aversier
Redoutent tant à alaitier
C'un *cornet* li alaitièrent
C'onques puis ne l'alaitièrent

Avant l'établissement des chemins de fer, les enfants étaient emmenés en nourrice soit en voiture, soit à dos d'âne dans des bissacs ou des paniers, soit encore dans des hottes. Ce dernier mode de locomotion était réservé aux enfants trouvés ; les *Meneurs*, chargés de ce fardeau, devaient, en passant dans les villages, effrayer les autres enfants, et ce fut là sans doute

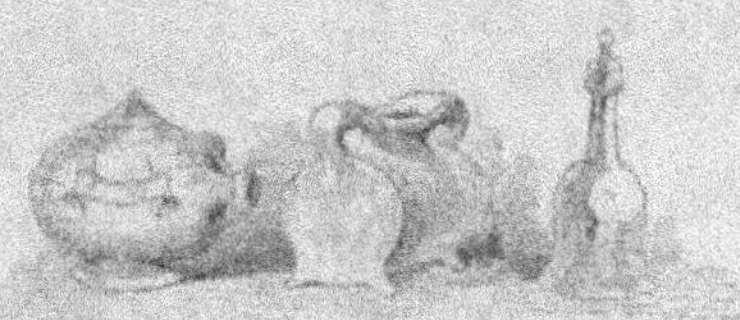

FIG. 48. — Les deux premiers biberons sont de la fin du XIVe siècle (Viollet-le-Duc); le dernier est un biberon normand du XVIe siècle (LÉON DASIS, *Autour d'un berceau*).

l'origine du père Croquemitaine. Une ordonnance de 1773 régla la forme et la construction des voitures : le plancher devait être garni suffisamment de paille neuve, les ridelles exactement closes et couvertes de toile d'un bout à l'autre ; défense aux voituriers de prendre d'autres ballots que les layettes des enfants. Mais cette ordonnance tomba peu à peu en désuétude.

Les voitures, dit le Dr Boys de Loury, étaient encombrées de ballots et de marchandises auxquels les nourrices faisaient place ; elles revenaient chez elles à pied, n'ayant plus à offrir à leur nourrisson qu'un lait échauffé par les fatigues du voyage. Par suite, un très grand nombre d'enfants étaient ramenés malades et leurs décès étaient hors de toute proportion.

Pour rendre les transports des nouveau-nés moins meurtriers, on décida que les enfants de bourgeois seraient placés dans une circonscription de vingt-cinq à trente lieues de Paris et que les arrondissements au delà de ce rayon seraient destinés au placement des enfants trouvés.

A son *Voyage en Espagne*, Théophile Gautier rencontre près d'Olmedo, dans une posada où il dînait :

Une grosse femme taillée en Cybèle se promenait de long en large, portant sous son bras un panier oblong recouvert d'une étoffe, d'où sortaient de petits gémissements plaintifs et flûtés, ressemblant assez à ceux d'un enfant en bas âge. Cela m'intriguait beaucoup, parce que la corbeille était si petite qu'elle ne pouvait assurément contenir qu'un enfant microscopique et phénoménal, un Lilliputien bon à montrer dans les foires. L'énigme ne tarda pas à s'expliquer ; la nourrice (c'en était une) tira du panier un jeune chien café au lait, s'assit dans un coin, et donna fort gravement à téter à ce nourrisson d'un nouveau genre. C'était une *pasiega* qui se rendait à Madrid pour être nourrice sur place, et qui craignait de voir son lait se tarir (1).

Au Prado de Madrid, il vit quelques *pasiegas* de Santander, avec leur costume national.

Ces *pasiegas*, écrit-il, sont réputées les meilleures nourrices d'Espagne, et l'affection qu'elles portent aux enfants est proverbiale, comme en France la probité des Auvergnats ; elles ont une jupe de drap rouge plissée à gros plis, bordée d'un large galon, un corset de velours noir également galonné d'or, et pour coiffure un madras bariolé de couleurs éclatantes, le tout avec accompagnement de bijoux d'argent et autres coquetteries sauvages. Ces femmes sont fort belles, elles ont un caractère de force et de grandeur très frappant. L'habitude de bercer les enfants sur les bras leur donne une attitude renversée et cambrée qui va bien avec le développement de leur poitrine. Avoir une *pasiega* en costume est une espèce de luxe, comme de faire monter un Klephte derrière sa voiture.

(1) Dans quelques villages du Midi de la France, surtout au bas des montagnes, à défaut de petit chien, les femmes se font dégorger le sein par un jeune agneau. Il paraît que la succion de cet animal est plus douce que celle des enfants. Mais les agneaux sont sujets à une affection des lèvres qui peut développer des tumeurs au voisinage du mamelon. Le Dr Mozeran, de Montpellier, en a publié un cas curieux observé chez une femme de Saint-Guilhem-le-Désert.

Le poète d'*Émaux et Camées* décrit encore, dans son *Voyage en Russie*, le costume pittoresque d'une nourrice russe, en ancien habit national :

Elle est coiffée du povoïnik, espèce de toque en forme de diadème, de velours rouge ou bleu, agrémenté de broderies d'or. Le povoïnik est ouvert ou fermé ; ouvert, il désigne une jeune fille ; fermé, une femme ; celui des nourrices a un fond, et leurs cheveux sortent de dessous cette toque, distribués en deux nattes qui pendent sur le dos. Vierges, elles réunissaient leur chevelure en une seule tresse. La robe de damas ouaté, avec une taille sous les bras et une jupe très courte, ressemble à une tunique et laisse voir une seconde jupe d'une étoffe moins riche. La tunique est rouge ou bleue comme le povoïnik ; un large galon d'or la borde. Ce costume, foncièrement russe, a du style et de la noblesse, porté par une belle femme. Le grand habit de gala, dans les fêtes de cour, est taillé sur ce patron ; et ruisselant d'or, constellé de diamants, il ne contribue pas peu à leur splendeur.

.·.

Les Indiennes des tribus canadiennes arrosent de leur lait la tombe de l'enfant qu'elles allaitent (fig. 49), jusqu'à ce que la sécrétion soit tarie ; elles pensent que le pauvre petit être boit encore ce lait avec avidité !

.·.

Au Vieux-Calabar, l'enfant est éloigné du sein pendant trois jours, et, durant ce temps, il ne prend que de l'eau.

L'abondance des boissons aqueuses, dit Hervan, administrées au nouveau-né, est une des particularités saillantes de son hygiène. Les mamelles de la mère regorgent de lait, qu'on n'en donne pas moins au nourrisson une bonne quantité d'eau, au moins une fois par jour. Chaque matin, quand on le lave, il est soumis à cette sorte de question contre laquelle il proteste par des contorsions et des cris. Le but avoué de cette pratique est d'augmenter le volume du ventre et de permettre ainsi à l'enfant d'ingurgiter par la suite des quantités plus considérables de lait.

.·.

A la Côte des Esclaves, quand la femme devient mère, on l'envoie pendant trois ans dans l'*arrosso* (les cultures), pour allaiter son enfant et lui enlever toute chance de cohabitation avec son mari.

Si elle approchait d'un homme, racontent Feris et A. Corre, le fétiche emporterait son lait et tuerait l'enfant. Le mari est autorisé à

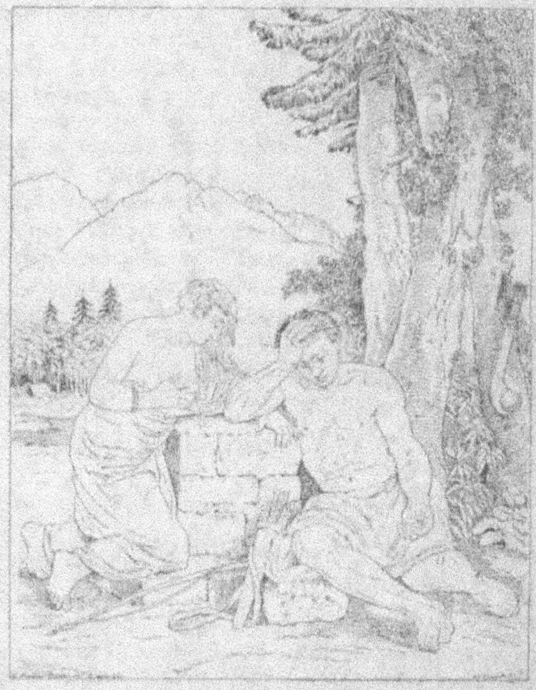

Fig. 49 (1).

prendre une remplaçante pour le temps de l'allaitement; au Rio-Nunez, les femmes choisissent elles-mêmes celles qui sont destinées à les suppléer.

*
**

Au « Pays rouge », c'est-à-dire à Madagascar, quand une

(1) Les figures 49 à 53 sont tirées de notre *Hist. des Acc. chez tous les peuples.*

Malgache vient d'accoucher, au dire de Jean Carol (1), les visiteurs n'arrivent jamais sans un peu d'argent ; cette menue offrande s'appelle : *Pour acheter des crevettes.*

J'avais oublié de dire, observe ce voyageur, que la nouvelle accouchée boit beaucoup de bouillon fait avec les petites crevettes qui vivent dans nos rizières, ce breuvage ayant la propriété de faire venir le lait.

* *

En dehors des femmes de la haute société, tout le monde fume à Cuba, même les nourrices :

On rencontre souvent sur les places, écrit Maignan, dans ce qu'on est convenu d'appeler les promenades, des groupes de nourrices allaitant leurs bambins, et tenant en même temps dans la bouche, moitié fumant, moitié chiquant, un des plus énormes et des plus sombres cigares qui puissent voir le jour à Cuba.

L. Forgues, dans *le Paraguay*, confirme cette coutume :

Il n'y a pas de Paraguayenne, dit-il, qui ne fume comme aucun grognard de chez nous ne pourrait le faire... Il n'y a que les enfants à la mamelle qui s'abstiennent de tabac, et encore je me souviens d'avoir vu une femme guaraine, son petit enfant à cheval sur la hanche, essayer d'apaiser les cris du petit être en lui mettant entre les lèvres, non pas le sein maternel, mais l'extrémité à demi mâchonnée de son ignoble cigare.

Les femmes Dariénites abusent aussi du tabac et ont la curieuse manie de fumer en tenant dans la bouche le bout allumé du cigare.

Ces dames prétendent, dit Armand Reclus (2), qu'il n'est que cette façon de trouver du goût au tabac. L'apprentissage commence de bonne heure ; j'ai vu des bambins jeter la cigarette pour prendre le sein de leurs mères.

* *

En Chine, on ne connaît ni les nourrices ni les biberons ; l'allaitement maternel est seul pratiqué, mais il dure trop longtemps, et l'enfant n'en retire que peu de bénéfice.

(1) *Vingt mois en Imerne.*
(2) *Exploration aux isthmes de Panama et de Darien.*

Chez les Annamites, d'après le docteur Mondière, ce n'est pas le lait de sa mère que prend l'enfant dans les deux premiers jours; les voisines viennent deux ou trois fois par jour exprimer de leur lait dans une petite tasse, ou bien on envoie une femme étrangère à la famille quémander çà et là du lait de femme, sous prétexte de lotionner les yeux d'un malade. Quant à donner le sein au nouveau-né, aucune étrangère n'y consentira si, au préalable, l'enfant n'a déjà tété sa mère; ce serait s'exposer à une foule de maladies.

Je n'ai jamais pu, ajoute le docteur Mondière, avoir la raison de cette croyance, qui du reste, n'empêche pas les femmes annamites d'élever volontiers au même sein que leur enfant un petit cochon né treizième d'une portée.

La mère commence à allaiter son enfant vers la fin du deuxième ou troisième jour.

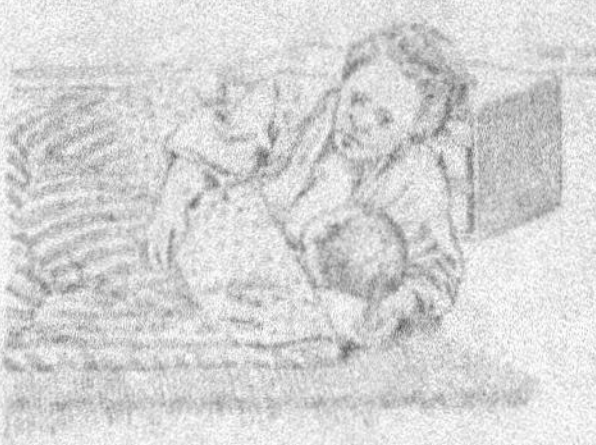

Fig. 50.

Les Japonaises (fig. 50) et les Siamoises (fig. 51), comme les Araucaniennes, se couchent pour donner le sein. Chez les peuples de l'Asie occidentale, les Druses, les Arméniens, les Maronites, les Tartares, etc., la mère se met à genoux auprès du berceau et prend un point d'appui sur la barre supérieure du lit.

Chez les Banians ou Vaïcias, à la naissance d'un enfant, la mère présente le sein au nouveau-né; s'il refuse de le prendre, il est exposé, et si ce refus persiste pendant trois jours, il est jeté au Gange.

Dans l'Inde, d'après Dubois, l'allaitement serait de courte durée. Dès que l'enfant a six mois accomplis, on le sèvre; alors a lieu l'annaprassana, cérémonie dont le nom exprime l'idée de donner pour la première fois des aliments solides.

Au milieu de nombreux invités, dit A. Corre, après les inévitables
sacrifices au feu et aux dieux domestiques, deux femmes font ouvrir
la bouche à l'enfant, tandis qu'une autre y verse un peu de bouillie.
Tout se termine par un repas, une distribution de bétel et quelques
présents que le maître de la maison fait aux brahmes et aux convives.
Mais, en général, au moins dans les classes basses de la population,
l'enfant continue à prendre le sein de la mère jusqu'à l'âge de deux
ans et même au delà.

Voltaire [1] raconte qu'en Turquie, après la mort d'un père

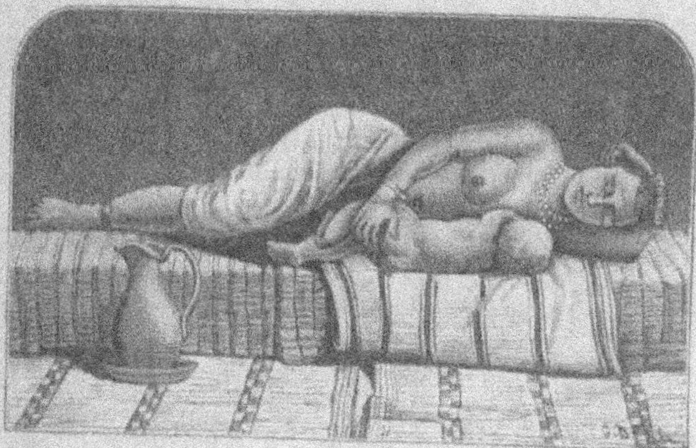

FIG. 55.

de famille, on levait trois pour cent sur tous les biens du défunt ;
on faisait sept lots du reste et l'on en donnait deux à la veuve,
trois aux enfants mâles et deux aux filles ; mais si la veuve
avait allaité ses enfants, elle prenait en sus le tiers des cinq
lots revenant à sa progéniture.

En Orient, la femme du peuple allaite ses enfants ou donne
le biberon ; dans la classe aisée, on a recours aux nourrices.

[1] *Questions sur l'Encyclopédie.*

Pour éviter les tracas de ces tyrans domestiques, dans les maisons turques, on achète souvent une esclave enceinte, avant les couches de la maîtresse, afin de l'avoir en réserve au moment opportun.

A Chio, la mère ne consent jamais à laisser prendre à son enfant le sein d'une étrangère; elle le nourrit elle-même, et si le lait fait défaut, l'enfant est allaité par une parente.

En Algérie, d'après le capitaine Villot, l'allaitement de l'enfant est obligatoire pour la mère, qu'elle soit mariée au père ou qu'elle soit répudiée imparfaitement, et sans qu'elle exige aucune rétribution.

Mais l'allaitement gratuit n'est pas obligatoire pour la femme de condition très élevée, ni pour la femme entièrement séparée, à moins que l'enfant n'accepte pas le sein d'une autre femme.

Si la mère, dit Villot, pour laquelle l'allaitement est obligatoire, manque de lait par suite d'une maladie, ou n'en a pas suffisamment, elle est contrainte d'en prendre une à ses frais.

Lorsque le lait d'une femme est entré dans le corps d'un enfant, il s'est opéré une parenté qui interdit toute union conjugale entre cet enfant et tous ceux qui auront usé ou sucé du lait de cette même femme. L'enfant est devenu le frère ou la sœur de lait du nourrisson et des enfants de cette femme.

Si les travaux des champs retiennent au loin la femme arabe, et l'empêchent d'allaiter temporairement son enfant, elle le confie à une voisine qui se charge de ce soin; l'enfant ayant ainsi sucé le lait de plusieurs femmes du douar, n'en appartient que plus complètement à sa tribu.

Une coutume analogue s'observait autrefois sur les bords de la mer Caspienne, chez les Chaïtakis (1).

Les Arabes ne se privent pas de rapprochements sexuels avec leurs femmes en cours d'allaitement. Le Prophète, cependant, sans défendre expressément ces rapprochements, a laissé entre-

____

(1) *Anecd. hist. et relig.*, p. 43.

voir qu'ils n'étaient pas sans inconvénients pour le nourrisson.

La loi, dit A. Corre, rend l'allaitement obligatoire pour la mère, même après répudiation du mari, excepté dans le cas de maladie ou d'insuffisance de lait ; mais elle est peu équitable, en obligeant la femme, incapable d'allaiter, de prendre une nourrice sans qu'elle ait rien à réclamer en retour du père de l'enfant.

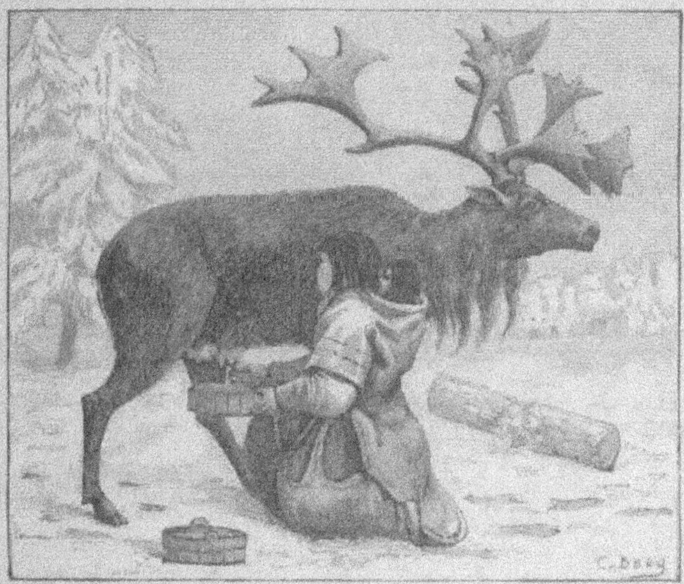

Fig. 52. — Esquimaux de la péninsule Melville

D'après Sue, Mahomet défendait à la femme, dont le mari mourait pendant qu'elle allaitait, de se remarier avant deux ans, à compter du jour de la naissance de son enfant, à moins qu'il ne vînt à mourir, ou que son lait ne fût épuisé. Pendant tout ce temps, elle était entretenue et nourrie, sans avoir besoin de remplir d'autres fonctions que les devoirs de la maternité.

Buffon raconte que les femmes des Esquimaux, tout comme les Hottentotes, donnent le sein par-dessus les épaules, coutume qui serait peu pratique en des climats aussi froids. Ce qui a pu causer l'erreur, c'est que l'enfant demeure enfermé deux ou trois ans derrière le dos de sa mère, dans une espèce de capuchon fort ample qui permet à la mère de faire passer l'enfant par-dessous les bras jusque sur la poitrine et de lui donner le sein, sans le tirer de son sac (fig. 52).

*
* *

Aux îles Marquises, suivant Radiguet, l'alimentation du nou-veau-né consiste tout d'abord en eau de coco et en jus de canne à sucre ; le sein n'est donné qu'un jour ou deux après la naissance. Au troisième jour de l'allaitement maternel, un breuvage purgatif est administré au nourrisson ; ce breuvage est un mélange d'eau de coco et d'un liquide provenant de l'expression de divers crus-tacés préalablement cuits ; crabes, tourlourous, camarons et lan-goustes.

*
* *

En Finlande, le berceau est composé d'une petite caisse en bois suspendue au plafond et disposée à une distance du sol telle que la mère puisse donner le sein sans déranger l'enfant (fig. 53), ce qui doit être fort incommode. Mais, d'après William Fare, les pay-sannes finlandaises ont tendance à ne pas allaiter leurs enfants ; elles s'absentent toute la journée pour travailler et laissent au-dessus des berceaux une corne pleine de lait à la portée des bébés.

Une loi fut faite pour les obliger à emmener leurs enfants aux champs dans un berceau, à la manière des Lapons, et à les allaiter durant le jour. Une amende est infligée aux parents qui contre-viennent à ces dispositions.

*
* *

Les Circassiennes, qui sont les plus belles femmes du monde, nour-rissent toutes leurs enfants, et n'en sont que plus belles après, car elles acquièrent alors un embonpoint et une amplitude de formes remarquables (1).

*
* *

Chez les Écossais, au XVIe siècle, si l'on en croit Boëtius,

(1) Dr Marjolin.

cité par Sue, c'était un déshonneur pour une mère de ne pas allaiter son enfant ; déshonneur qui allait jusqu'à la faire soupçonner

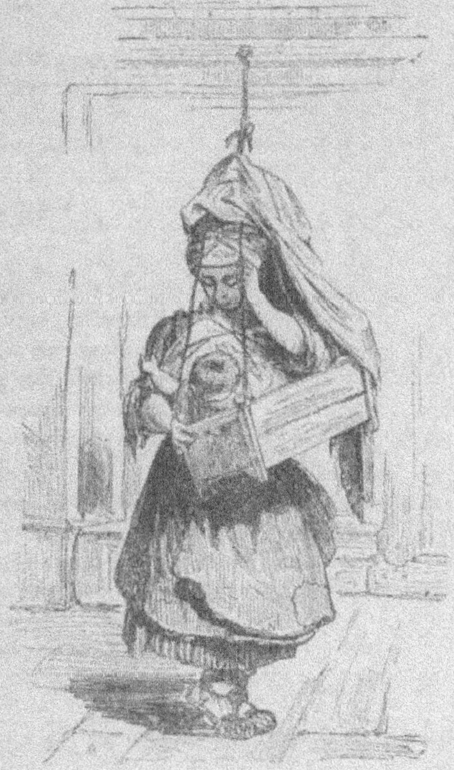

Fig. 35.

d'infidélité, lors surtout que, faute de lait, elle ne pouvait
nourrir.

De nos jours, en Angleterre, quand la mère n'allaite pas,
elle a recours ordinairement au biberon ; et si une nourrice est

jugée indispensable, comme il n'en existe pas en Grande-Bretagne, on la fait venir de France.

*
* *

En Bavière aussi les enfants se passent de nourrices. Voici leur régime : une heure après la naissance, huile d'amandes douces et un peu de suc de scille avec du sucre candi ; le lendemain, bouillie de farine à six heures ; à dix heures, décoction d'anis sucrée ; à une heure, deuxième bouillie et, dans la soirée, deux ou trois fois de l'eau à discrétion ; à neuf heures, troisième bouillie et encore à boire.

*
* *

En Italie, ainsi qu'en Suède et en Norvège, la mère allaite habituellement son enfant ; il n'y a que la classe aisée qui prenne des nourrices. Celles-ci offrent leurs services à des prix relativement minimes : à Turin, on leur donne 30 francs par mois, tandis qu'en France elles gagnent de 50 à 80 francs.

Allaitement par le nez ou la sonde. — Si, par faiblesse ou pour toute autre cause, l'enfant ne peut prendre le sein, la nourrice se trait dans une cuiller spéciale et donne son lait par le nez de l'enfant, ou bien elle fait tomber son lait dans un entonnoir adapté à une sonde introduite dans l'estomac du nouveau-né, suivant la pratique de l'*Œuvre maternelle des Couveuses d'enfants* (1).

Durée de l'allaitement. — La durée de l'allaitement varie chez les différents peuples.

En Grèce, à Rome, l'allaitement était de longue durée et se prolongeait jusqu'à 25 ou 26 mois. De même en France, autrefois, on nourrissait pendant deux ans, et peut-être est-il fâcheux que cette coutume se soit perdue. Au delà de l'Atlantique, dans la Colombie, les femmes attendent une nouvelle grossesse, c'est-à-dire 18 mois en moyenne, pour cesser d'allaiter ; souvent même elles continuent

---

(1) Fondée par M. Dion, en 1891, pour l'élevage gratuit des enfants nés avant terme ou débiles, 26, boulevard Poissonnière.

l'allaitement étant enceintes. En Afrique, au vieux Calabar, où l'on fait boire beaucoup d'eau dans l'intervalle des tétées, les femmes allaitent plusieurs années ; au Sénégal, deux ans environ, et en même temps que leur lait elles donnent au nourrisson une alimentation solide. Au Japon, d'après la récente relation de M. Rémy, l'allaitement est de très longue durée, et il n'est pas rare de voir dans les rues des enfants de 4, 5 ou 6 ans qui courent après leur mère et demandent à téter. Toutes ces particularités, d'après M. de Quatrefages, doivent être considérées comme des faits locaux plutôt que rattachées à des conditions ethniques.

Dans les pays où l'allaitement est prolongé, on ne se contente pas de donner seulement le sein, on fait prendre à l'enfant quelques aliments étrangers, et c'est d'une manière graduelle qu'on arrive au sevrage (1).

Moins d'un an chez les Lamoar et les Hottentots ; un à deux ans chez les Arméniens et les Tartares ; deux ans chez les Persans, les Marocains, les Égyptiens ; trois ans en Australie, en Chine, au Japon, au Siam ; quatre ans chez les sauvages de l'Orégon et de la Californie ; enfin les peuples de la Caroline allaitent leurs enfants jusqu'à l'âge de dix ans ; les Indiens de l'Amérique du Nord, jusqu'à 12 ans ; les Esquimaux, jusqu'à 14-15 ans.

Quand l'enfant est déjà un peu grand, il prend le sein sans que la mère ait à s'en occuper. Dans la Guyane anglaise il n'est pas rare de voir un enfant de 3 à 4 ans, debout devant sa mère, téter une mamelle, tandis que l'autre est le partage d'un frère plus jeune tenu dans les bras. Le même fait s'observe au Japon (2).

En Orient, l'allaitement dure deux (3) et même trois ans ; et souvent des enfants de quatre ans tettent leur mère en rentrant de l'école. Le Dr Zambaco a vu, chez le prince Halim, une femme de soixante-cinq ans qui donnait le sein, d'ailleurs dépourvu de lait, à une enfant de trois ans et demi, la fille de son fils Ibrahim-bey. La grand'mère avait l'habitude de faire ainsi pour l'endormir, mais à la suite de succions répétées de l'enfant, la sécrétion lactée finit par s'établir régulièrement.

En Chine, d'après A. Corre et Morache, la durée de l'allai-

(1) Dr Pacm.
(2) Dr M. de T. *Italia lactande*, 1894.
(3) Le Coran dit à ce sujet : « Femmes, la loi de Dieu vous conseille d'allaiter vos enfants pendant deux ans entiers. Si vous vous dispensez d'allaiter, Dieu n'en sera point offensé, pourvu que vous soyez exactes à payer à la nourrice un juste salaire. »

tement serait de cinq années; la mère le prolongerait pour retarder l'apparition des règles, trop rapidement suivie d'une nouvelle grossesse.

Les Annamites de la classe mandarine ont des nourrices mercenaires; l'enfant tette à la fois sa mère et l'une des nourrices, qui souvent donne en même temps le sein à un de ses frères plus âgé. Le docteur Mondière raconte avoir vu chez lui un garçon de huit ans, parent du roi, qui, debout, allait ouvrir la robe de sa mère et était obligé de se baisser pour atteindre le sein auquel il restait fixé pendant quelques minutes.

Si l'enfant est robuste, on lui donne à manger vers le vingtième jour après sa naissance; si, au contraire, il est chétif, on attend un mois ou six semaines. Cette première nourriture se compose d'eau de riz épaisse et quelquefois de riz cuit, avec un peu de poisson fumé, le tout mâché préalablement par la mère. Dans le peuple, l'enfant tette et mange ainsi tout ensemble pendant deux ans, en moyenne, à moins qu'il ne survienne une nouvelle grossesse chez la mère, ce qui est rare avant la fin de la seconde année (1).

Aux îles Marquises, la durée de l'allaitement est très variable et dépend d'un grand nombre de circonstances.

Les vrais père et mère ne gardent jamais leur enfant, ils le donnent ou l'échangent contre un autre. Il est facile de comprendre l'influence que peut avoir cette bizarre façon de procéder sur la durée de l'allaitement du nouveau-né. Pour le remettre de bonne heure à l'adoptant, la mère ne s'empresse pas précisément de sevrer son nourrisson, mais, quelques jours après la naissance et tout en lui donnant le sein, elle le gorge de popoï et de poisson cru qu'elle mâche au préalable. Il arrive cependant que la femme de l'adoptant se trouve quelquefois dans les mêmes conditions que la mère de l'adopté; de sorte que s'il y a eu échange d'enfants, ces derniers bénéficient de cette heureuse circonstance; ils ne font que changer de nourrice. C'est ce qui explique l'allaitement prolongé de certains enfants et les réponses contradictoires que les voyageurs recueillent à ce sujet lorsqu'ils ne font que passer aux Marquises (2).

Erreurs et préjugés. — 1° **Sur le lait.** — Rêver le lait, dit la *Double Clef des songes*, annonce des joies suivies de

(1) Dr Mondière.
(2) Radiguet.

grandes peines ; rêver de mamelles fermes dénote respect et vertu ; de mamelles pendantes, mépris et inconduite.

.˙.

On aurait vu, assure Buffon, des chèvres tétées par un oiseau connu sous le nom de *tette-chèvres* ou *crapaud-volant*, qui s'attache à leur mamelle pendant la nuit et leur fait perdre leur lait. Ce racontar date du temps d'Aristote, qui écrit dans son *Histoire des animaux* :

L'oiseau qu'on appelle le Tette-chèvre (engoulevent) se tient dans les montagnes. Il vole à côté des chèvres, pour les téter, et c'est de là que vient le nom qu'il porte.

On prétend qu'après qu'il a tété une chèvre, la mamelle s'atrophie et que la chèvre devient aveugle.

De même les vaches et les brebis sont exposées, dit la chronique, à être tétées par les serpents. Chateaubriand se fait l'écho de cette croyance quand il écrit, en parlant du serpent : « dans la fougère de la crèche, la brebis lui abandonne son lait ». Or, la bouche des ophidiens est impropre à la succion (1).

.˙.

Le lait mélangé au café passe pour donner des fleurs blanches ; cette erreur vient de la similitude de la coloration du lait et des sécrétions de l'appareil génital. Le seul inconvénient de ce mélange est de produire un effet laxatif chez les personnes qui n'y sont pas habituées.

.˙.

D'après le Dr Fort (2), partout au Brésil, excepté à Rio-de-Janeiro, les médecins eux-mêmes considèrent le lait comme un mauvais aliment.

.˙.

Le *Recueil de médecine vétérinaire*, en parlant de pratiques de sorcellerie usitées aux environs de Paimpol, donne une recette qui inspire grande confiance aux paysans.

(1) V. *Serpents et nourrices*, p. 224 de notre *Histoire des Accouchements*.
(2) *Préjugés du Brésil*.

Il s'agit d'une vache dont le lait ne pouvait pas être *baratté*. Comment remédier à cet état de choses, et obtenir que le barattage produise ses effets, c'est-à-dire séparer de ce lait le beurre qui ne venait pas ?

On fit venir une sorcière, car il y en a encore d'attitrées dans notre vieille Bretagne, et voici la consultation qui fut écrite sous sa dictée. La première de ces prescriptions montre que cette sorcière ne laisse pas d'être maligne, car elle a soin de recourir à des moyens efficaces pour en faire habilement bénéficier les influences d'ordre surnaturel qu'elle évoque.

1° Bien laver à la lessive tous les vases servant à traire les vaches, à fermenter et à baratter le lait.

2° Allumer une chandelle en cire bénite (*il est indispensable que la consécration ait eu lieu le jour de Pâques*) ; ensuite on fait le signe de la croix, et l'on fait couler dans un des vases, rempli de lait, cinq gouttes de cette chandelle, en ayant soin que ces gouttes traversent le vase en un sens. On fait de nouveau le signe de la croix, et, dans le même vase, on laisse couler cinq nouvelles gouttes de cire de la même chandelle, de manière à y former une croix.

On répète la même opération dans les autres vases. Il suffit ensuite de former une croix par le même procédé (*avec la même cire bénite, sans doute*) sur les seins de la vache, et tout est fini.

.·.

On attribue au « lait répandu », c'est-à-dire à de prétendues migrations de lait dans l'organisme, certaines maladies qui affectent particulièrement la peau et surviennent pendant et même longtemps après l'allaitement.

A Frise, canton de Bray (Somme), vivait un homme qui, disait-on, avait le secret de guérir le lait répandu, avec des herbes dont les propriétés étaient à lui seul connues. Sa fille lui succéda, et l'on prétendit que la plupart des personnes qui allaient la consulter pour faire passer leur lait se trouvaient « remprergées », c'est-à-dire enceintes à nouveau, aussitôt après avoir pris une infusion de ces herbes.

.·.

Extrait du livre intitulé les *Admirables secrets d'Albert le Grand* :

Pour connaître si une femme est grosse d'un garçon, que l'on prenne de l'eau nette dans une fontaine pure et claire, que l'on y jette une goutte de sang ou de lait du côté droit de la femme, si le sang ou le lait va au fond, c'est un garçon ; s'il demeure sur l'eau, c'est une fille ; ou bien si elle a la mamelle droite plus grosse que la gauche, c'est un mâle ; au contraire, si la gauche est plus grosse, c'est une femelle.

*
* *

Une série de préjugés sur l'engorgement des seins :

La mamelle, dit Aristote, est tellement spongieuse que, si une femme avale un poil dans sa boisson, elle ressent une douleur dans les seins ; ce qui s'appelle « avoir le poil » ; et la douleur persiste jusqu'à ce que le poil soit sorti spontanément avec le lait, ou qu'il en ait été tiré par l'enfant qui tette.

En Russie, les femmes exposent le sein engorgé à un brasier ardent, puis on trempe une chaussette dans l'urine de la patiente et on l'applique très chaude sur l'organe malade ; cela fait, on passe du chaud au froid en remplaçant la chaussette par un fer à cheval, refroidi dans la glace.

Pour dégorger les seins, on conseille souvent, dans les campagnes, d'appliquer une crêpe chaude ou une omelette sur l'organe malade. En suivant cette pratique on a souvent à traiter deux maladies au lieu d'une : l'engorgement et la brûlure.

Les mères de famille sont, en général, fort effrayées quand leur bébé présente à sa naissance des mamelles tuméfiées et gorgées de lait. Elles sont entretenues dans cette frayeur, dit le Dr Gall, par les gardes et les commères. « Songez donc, disent-elles aux mamans, quels dangers va courir le bébé si le lait lui *reste ainsi dans le corps*. Il n'y a qu'un moyen de conjurer le péril, c'est de *casser les fibres du sein*. » Et alors elles s'empressent de manipuler, de presser le bout de sein avec leurs doigts grossiers, n'étant satisfaites que quand elles ont fait couler une sérosité blanchâtre.

Comme cette manœuvre est répétée pendant plusieurs jours, il en résulte que le mamelon ainsi titillé et agacé finit par

s'irriter et s'enflammer, et même que la glande tuméfiée aboutit
à un abcès.

* *

Autre série de préjugés pour augmenter la sécrétion du
lait. — Près de Chartres, raconte Collin de Plancy, les nourrices qui veulent avoir beaucoup de lait portent au marché un
fromage mou et tout dégouttant, le vendent et donnent l'argent
qu'elles en ont à la fabrique de l'église de Lucé, dont saint
Pantaléon est le patron, après s'être fait dire un évangile de
ce saint martyr.

D'après Racinet, les nourrices arabes manqueraient à tous
leurs devoirs si, pour augmenter la qualité nutritive de leur
lait, elles n'ornaient pas de turquoises les chatons de leurs
bagues.

Dans son *Essai sur les erreurs populaires*, destiné à combattre la superstition, Thomas Brown dit sérieusement que « le
crystal est admirable pour faire venir du lait aux nourrices ».

A. Le Fournier, doyen de la Faculté de Paris, en 1530, indique
la « fasson d'avoir du laict et le faire retourner es nourrisses » :

Prenez la langue d'une vache et la faictes secher ; qu'en soit faicte
poudre, de laquelle en donnerez à boire avec bouillon ou vin blanc ;
et quasi subitement reviendra.

Le cœur d'un crapaud, appliqué sur les mamelles d'une nouvelle accouchée, passait pour activer la sécrétion du lait, et
cependant une sensation désagréable suffit, chez des personnes
impressionnables, pour suspendre momentanément la lactation.

On dit aussi qu'un nouveau-né « rajeunit » un lait déjà ancien
parce qu'il active la lactation en tétant avec plus d'avidité que
le précédent nourrisson auquel on donne à manger dans les
derniers mois de l'allaitement.

* *

Pour tarir la sécrétion lactée, les recettes ne sont pas moins
nombreuses. Le lait des nourrices jeté sur des charbons
ardents, dit Ettmüller, dessèche les mamelles. Boulthon, dans
sa *Médecine physique*, répète la même ineptie.

Les anciens pensaient tarir le lait, comme on arrête un saignement de nez, en plaçant une clef dans le sein ; mais il faut que la clef soit creuse, sans doute parce qu'étant *vide* elle *videra* la mamelle.

On attribuait à la *damasone*, plante dont les feuilles ressemblent à celles du plantain aquatique, la vertu de faire perdre le lait des femmes, quand ses feuilles sont appliquées sur le sein. Cette pratique, signalée par Pline, repose sur la médecine des signatures, par l'analogie du nom de la plante avec celui des *Amazones*, privées d'un sein.

Mauriceau connaissait des femmes qui prétendaient *faire évader* le lait en portant la chemise du mari aussitôt que ce dernier l'avait ôtée, et en la gardant jusqu'à disparition complète du lait. Moyen aussi efficace que le collier de bouchons mis par les bonnes femmes au cou des chattes pour faire passer leur lait.

Le *Manuel des Dames de charité* conseille d'emplir un tuyau de plume de vif-argent, de le sceller de cire d'Espagne et de le porter suspendu entre les mamelles jusqu'à « ce que le lait soit dissipé ». On a aussi préconisé un sachet de safran au milieu duquel on plaçait l'anneau nuptial.

La plupart de ces pratiques sont anodines ; mais il en est d'autres qui offrent un certain danger, telles que l'usage du sulfate de potasse.

Les accoucheurs, dit le D⁣r Max Simon, conseillent en général de céder aux préjugés qui portent la plupart des femmes à demander aux médecins des moyens antilaiteux, lorsqu'elles ne doivent pas nourrir leurs enfants. Quelques-uns, en semblable circonstance, prescrivent d'une manière banale le sulfate de potasse à doses assez élevées ; c'est là une pratique qui peut devenir dangereuse : on lit dans les *Annales de chimie* (1843) un cas d'empoisonnement qui fut la suite de cette concession au préjugé. La canne de Provence, l'infusion de bouchons, la pervenche, si aimée de Rousseau, jouissant d'une réputation égale à leur innocence, c'est à ces moyens qu'il faut se borner.

2⁣° Erreurs et préjugés sur l'allaitement. — « Pour nourrisse, écrit Jacques Duval, doit plustôt être choisie celle qui a enfanté un fils qu'une fille. » C'était une opinion répandue de son temps. « Bonne nourrice ayt fait son dernier masle, déclare Jacques de Pars, par ce qu'une telle nourrice a le laict plus pur et mieux digéré que celle qui fait femelle. »

On a aussi prétendu longtemps que les nourrissons devaient être allaités par des nourrices mères d'enfants du même sexe. D'autres, au contraire, veulent que le lait d'une nourrice qui a accouché d'un garçon, soit plus propre à une fille et réciproquement, pour la raison que le lait de celle qui a mis au jour un garçon est plus chaud et convient mieux à une fille qui est d'un naturel plus froid.

.·.

Lazare Pe, médecin du XVIᵉ siècle, veut que la nouvelle accouchée ne donne le sein « qu'après être bien nette et purgée de ses vidanges, source du mauvais lait ; à savoir : trente jours après la couche d'un mâle, et quarante-deux après celle d'une fille ; et pendant ce temps, l'accouchée aura une autre femme qui donnera à téter à l'enfant ».

.·.

Les Romains ne croyaient pas, comme de nos jours, le mélange ou le changement de lait nuisible à l'enfant ; d'après Aulu-Gelle, ils avaient plusieurs nourrices à la fois pour le même enfant, et Platon voulait, dans sa République idéale, que les nourrices fussent en commun.

.·.

Autre idée superstitieuse, accréditée surtout dans l'esprit des chrétiens : il ne faut pas redonner le sein à un enfant qui a été sevré ; il deviendrait un blasphémateur !

.·.

Plusieurs personnes, assure Ettmöller, ont de l'aversion pour le fromage parce qu'elles ont tété des nourrices grosses ; « car le lait se caille dans l'estomac, y fait mal, y cause l'aversion du fromage pour toute la vie, par l'idée qui s'imprime.

.·.

L'os du crapaud, prétend le même auteur crédule, appliqué sur le pouls d'un enfant, le délivre de l'épilepsie, « survenue de ce que sa nourrice lui a donné à téter, en suite de quelque mouvement de colère ou de terreur qu'elle a eu ».

.'.

On accuse un « vieux lait » de prédisposer les enfants aux éruptions dites *gourmes* ou *croûtes de lait* et qui tiennent, par hérédité, du tempérament herpétique des parents. Aussi, pour qu'un enfant nouveau-né ne tette pas de « vieux lait », on préfère lui donner une nourrice hors d'âge, accouchée récemment, au lieu de le confier à un sein jeune dont le lait a plusieurs mois.

.'.

On a cru de tout temps que les défauts ou les qualités d'une nourrice peuvent se transmettre par le lait à l'enfant. Daniel Sennert, à la fin du XVIe siècle, consacre ce préjugé dans ce distique :

> Sugimus ingenium matris cum lacte ; cuique
> Morum temperiem dant alimenta suam.

(Avec le lait, nous suçons les qualités de notre mère ; à chacun de nous les aliments donnent son caractère propre.)

Sue rapporte, d'après Diodore de Sicile, que si Caius Caligula était si cruel qu'il souhaita plusieurs fois que le genre humain n'eût qu'une seule tête, afin d'avoir le plaisir de l'abattre, cela venoit de ce que sa nourrice étoit naturellement cruelle, et de ce que d'ailleurs, pour l'engager à saisir plus promptement le mamelon, elle l'humectoit avec du sang. Le même auteur nous assure que la nourrice de Néron étoit ivrogne, que cet empereur l'étoit aussi, et que les Romains l'appeloient, par dérision, *Calidus Biberius*.

Virgile, comme le fait remarquer Petit-Radel (1), pense aussi que les qualités du cœur se transmettent avec le lait des mamelles, lorsqu'il fait dire à l'infortunée Didon, qui avait en vain cherché à retenir Énée :

(1) *Essai sur le lait.*

> Non, ta mère jamais ne fut une déesse,
> Perfide époux, ni ton père un Troyen.
> Le Caucase en fureur t'a vomi de son sein,
> Et ta bouche a sucé le lait d'une tigresse.

Encore aujourd'hui, en vertu de cette transmission hypothétique des qualités morales de la nourrice à l'enfant, on croit que le lait de chèvre agite les nouveau-nés qui en font usage.

.·.

Suivant Laudonnière, les Floridiennes qui allaitaient des enfants mâles, buvaient le sang qu'on tirait aux jeunes gens malades, pour que leur lait devînt meilleur et que les nourrissons fussent un jour plus courageux (1).

C'est à une influence analogue du lait de la mère sur la santé de l'enfant qu'est dû cet autre préjuge, que Rousseau a contribué à répandre : « l'enfant ne peut avoir de mal à craindre du sang dont il est formé ». Il va sans dire qu'une nourrice d'une santé florissante est préférable à une mère maladive.

(1) A. BOSSE. *Loc. cit.*

LIVRE II

CURIOSITÉS ARTISTIQUES

I. — SUR LES SEINS

Esthétique. — Les anciens ont évité de donner au sein des femmes trop de protubérance, même dans les statues de Cérès ; chez eux, le modelé de la gorge féminine se rapproche de la forme virginale en pointe, piriforme, à mamelon peu apparent.

Dans l'antique, dit Winkelmann (1), le sein des nymphes, ainsi que celui des déesses, n'est pas surmonté d'un bout visible ; il n'est pas saillant dans les figures de marbre et il ne le serait pas davantage dans celles en peinture, car telle est la forme de cette partie dans l'innocence de l'âge... Comme les bouts de seins sont entièrement développés dans la prétendue Vénus, grande comme nature, dans un tableau ancien qu'on conserve au palais Barberin, je pense que cette figure ne représente pas une déesse. Parmi les modernes, quelques-uns des plus grands artistes sont répréhensibles sur cet article. Le Dominiquin, entre autres, a peint à fresque un plafond dans la maison de Costagati, à Rome, où la Vérité est représentée s'arrachant des bras du Temps, avec les bouts de seins d'une telle grosseur, qu'ils ne seraient ni plus grands ni plus saillans à une femme qui aurait allaité plusieurs enfants. Aucun peintre moderne n'a mieux rendu la forme d'un sein virginal qu'Andréa del Sarto, particulièrement dans une figure à mi-corps, couronnée d'une guirlande et qui tient des fleurs dans sa main.

Nos artistes contemporains n'ont pas la même discrétion : trop souvent ils donnent à leurs divinités les seins et les mamelons d'une forte nourrice.

(1) *L'Art chez les anciens.*

Quant à la place assignée aux seins sur le thorax, elle varie d'une façon sensible, suivant les écoles.

Pour Buffon, les mamelles des femmes sont bien placées quand l'espace qui sépare les deux mamelons est semblable à celui qui existe entre l'un des mamelons et le milieu de la fossette des clavicules ; de telle sorte que ces trois points fassent un triangle équilatéral (1).

D'après le canon égyptien (fig. 58), la ligne de l'un des mamelons à la fossette inter-claviculaire l'emporte quelque peu sur celle des mamelons.

Au contraire, la statuaire grecque donne à la ligne des mame-

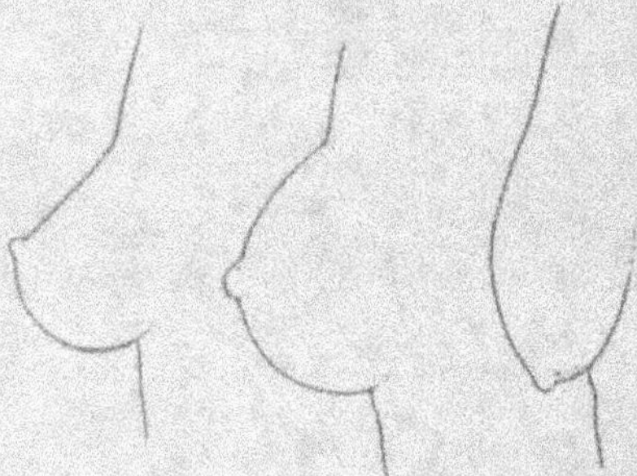

Fig. 57. — Les trois âges du sein.

lons une étendue un peu plus grande ; ainsi, le triangle mammaire de la Vénus Aphrodite, dite de Médicis (2), a une base de 3 p. 8 m. et les deux autres côtés mesurent 3 p. 2 m.

Dans tous les cas, les mamelons sont sensiblement divergents.

De profil, la courbe supérieure du sein d'un modèle accompli est plus courte et moins accusée que la courbe inférieure (fig. 57) ; par suite de cette disposition, le mamelon semble dirigé en haut. Mais avec l'âge, la courbe supérieure se bombe puis s'allonge et finit par devenir presque rectiligne dans la vieillesse ; de son

(1) D'après M. Espina y Capo, de Madrid, l'étroitesse de la poitrine serait un signe précoce de la tuberculose : « Quand l'espace qui sépare les deux mamelons, ne dépasse pas 17 à 19 centim., quand la périphérie du thorax, au niveau de l'aisselle, est inférieure à 72 cent., il faut se méfier et craindre la tuberculose. »

(2) V. Anecd. hist. et relig., fig. 63.

côté, le mamelon, d'abord central, tend de plus en plus à s'incliner vers le sol.

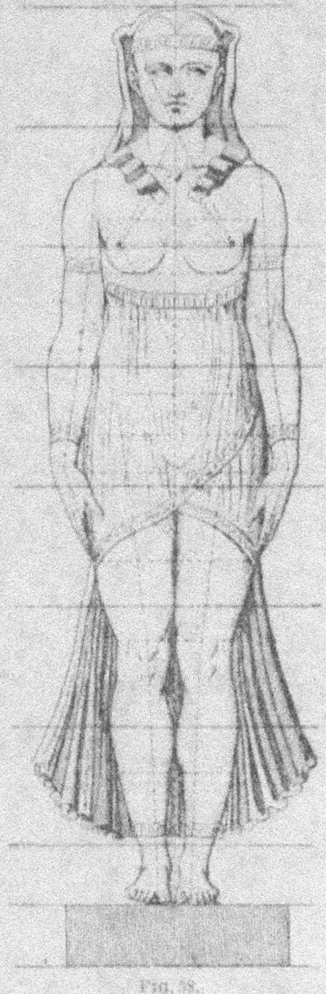

FIG. 38.

Les statuaires de l'antiquité, pour la représentation de leurs divinités, avaient adopté le canon égyptien (fig. 58), qui divise le corps en huit mesures de tête. Cependant la distance du nombril aux pectoraux était moindre dans les marbres athéniens que dans la sculpture égyptienne.

C'est que, dit Charles Blanc, les Grecs, habiles à perfectionner les inventions du dehors, et modifiant avec un goût exquis la rigidité du *canon* (égyptien) qui leur venait d'une race svelte et mince, ont voulu agrandir la poitrine aux dépens des viscères de l'abdomen et ménager ainsi, sur les parties nobles, un plus large plan de lumière.

Voilà pourquoi les plus belles statues antiques, mesurées par Gérard Audran, ont donné sept têtes et demie.

De même, dans l'idéal japonais de la beauté, que reproduit le canon d'Hokusaï (fig. 59), la tête est comprise huit fois dans la

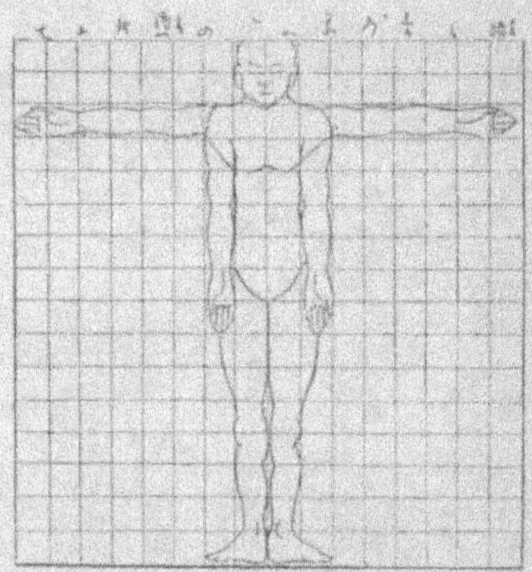

FIG. 59. — D'après l'*Illustration*.

hauteur de la taille et la distance du menton à la courbe inférieure des seins ne mesure qu'une longueur de tête.

Le galbe des seins a contribué pour beaucoup à caractériser les diverses écoles artistiques. Opulents et arrondis dès la Renaissance (1), ils se sont affaissés chez les statuaires du

(1) C'est bien ainsi que Regnard les demande au peintre Janet :
Ainsi qu'en bosse eslève moy son sein,
Nel blanc, poly, large, profond et plein.

XVIII⁰ siècle, pour s'épanouir de nouveau sous le premier
Empire et se rétrécir sous la Restauration. De notre temps, ils
ont repris une liberté d'allure et une variété de forme qui confi-
nent à l'anarchie.

Le canon égyptien ou grec a été quelque peu modifié suivant

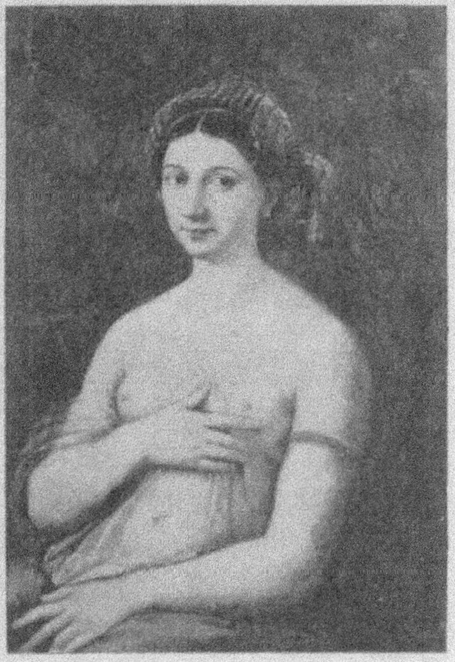

Fig. 60. — *La Fornarina*, par Raphaël Sanzio (1). (Galerie Barberini, à Rome.)

le tempérament des artistes et chacun d'eux a conçu les seins
d'après un type spécial. En général ils ont adopté les contours

(1) « La jeune femme, écrit Alcide Bonneau, est assise dans une pose pleine
d'abandon et de grâce. De sa main droite, qui est d'une exquise beauté, elle ramène
sur son sein une gaze légère et transparente qui dessine ses formes et laisse voir
jusqu'aux moindres fossettes de son corps potelé... » (*Revue encyclopédique*, n° 211.)
— Salvi da Sassoferrato a peint le même portrait ; est-ce une copie ou le véritable
original ?

mammaires de leur femme ou de leur maîtresse, *trahit sua quemque voluptas.*

Le modelé de la gorge féminine, chez Raphaël, a pour type celui de sa *Fornarina* (fig. 60). C'est-à-dire des seins pudiques qui se rapprochent du caractère virginal, suffisamment bombés sans aller jusqu'à la forme lourde de l'hémisphère ; dans ce détail de carnation, comme dans toutes ses conceptions, il s'est surtout attaché à idéaliser la nature.

Michel-Ange a fait aussi des seins chastes, mais des seins de vierge athlétique, non pas exubérants, mais très pleins, non pas voluptueux — tant s'en faut — mais comme gonflés par excès de principe vital, de ces seins hémisphériques qu'on appelle chez nous « en pomme », « en billes de billard ». On en voit un beau spécimen dans son buste de femme de la galerie des Offices, à Florence (fig. 61).

Les seins de Jean Goujon sont plus lascifs ; il semble que ce

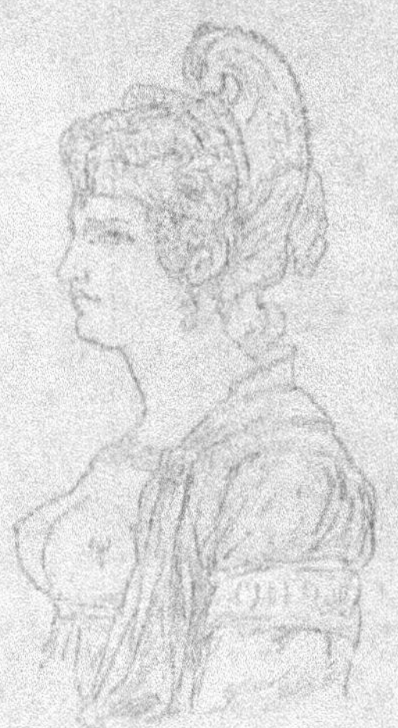

Fig. 61. — Buste de femme. Dessin de Michel-Ange. (Galerie des Offices, à Florence.)

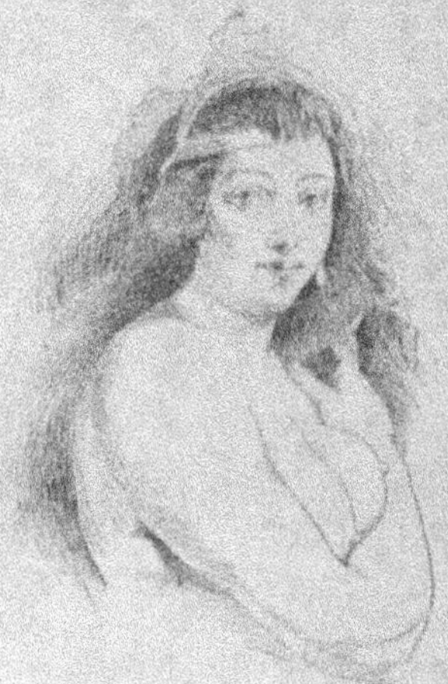

Fig. 62.

ne soit plus la force, mais le désir qui les gonfle. Le modelé en est plus humain, plus érotique, plus souple.

Chez Houdon, la forme est plus aplatie, le mamelon plus central, aussi le sein paraît-il moins soutenu.

Les bustes féminins de Rubens rappellent la définition fantaisiste du sein : *l'oreiller de l'amour* ; de l'amour prolifique s'entend. C'est le sein des Flamandes, blanc, lymphatique, de

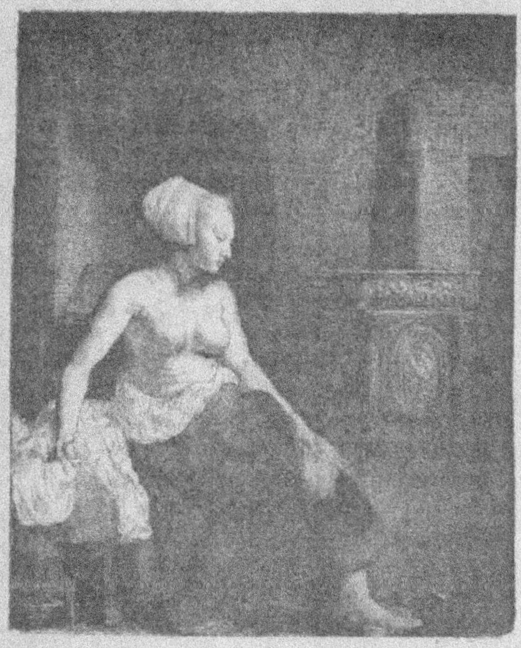

Fig. 63.

forme plantureuse, de carnation superbe quand il est jeune, mais sujet à de cruelles décadences. Trop beau pour durer, mais magnifique dans sa période d'éclat : c'est plutôt le sein de la maternité.

Dans son *Traité sur la théorie de la figure humaine*, il émet cet aphorisme au sujet des seins :

La poitrine unie et ample, avec un peu d'élévation ; les tettons ou mamelles doucement séparés, ronds, point flasques ni mols, saillant pudiquement sur la poitrine.

Tels sont les seins de la *Femme à la pelisse* (fig. 62), du musée de Vienne, qui est le portrait de sa nièce et seconde femme, Hélène Fourment (1).

Le sein hollandais de Rembrandt est moins turgescent ; c'est celui de ses deux femmes Saskia van Uleuburgh et Hendricka Stoffel, qui de servante devint épouse et dont la *Femme devant le poêle* (fig. 63) reproduit le torse sans voiles.

De même Albert Dürer donne à toutes ses héroïnes les seins rebondis de sa *Fortune* (fig. 64), image de sa femme, Agnès Frey, qui était aussi belle que méchante, et ce n'était pas peu dire. On devrait s'étonner de voir son acariâtre moitié, « d'une piété et d'une honnêteté intolérantes », dans le simple appareil, mais c'était par intérêt que « sa maîtresse de calcul », comme l'appelait Dürer, consentait à se montrer ainsi : elle économisait un modèle à la communauté.

Les artistes contemporains prisent surtout les seins de *La femme au perroquet*, de Courbet. Avant d'être un réaliste, Courbet était un trivial ; par exception, il a été bien inspiré, en embellissant les seins de sa maîtresse, qui, paraît-il, les avait moins séduisants. Ce sont les seins d'une moderne bien portante, un peu rustre peut-être, mais la Fornarina était elle-même boulangère, suivant les uns, blanchisseuse suivant les autres, et elle a inspiré à Raphaël l'un de ses plus beaux chefs-d'œuvre.

Il est difficile, dans les modèles actuels, de trouver de beaux seins ; ils sont généralement chétifs et l'on sent qu'ils tomberont bientôt ; aussi les artistes s'appliquent-ils à les faire naissants, peu bombés, suivant la forme qu'offrent, pour quelques mois, nos Laïs parisiennes ; chez elles, de beaux seins de trente ans sont un mythe.

Les modèles les plus purs se trouvent dans le peuple. On raconte de Pradier l'anecdote suivante :

(1) « Peinte audacieusement en simple manteau de fourrure jeté sur les épaules, qui non seulement ne cache rien de son corps nu, vu de face, mais au contraire, en accuse, par opposition des coloris, la nudité éclatante » (VACHON, *La Femme dans l'Art*.)

En visite chez un ami, le célèbre sculpteur voit entrer une
ouvrière qui faisait une livraison à la maîtresse de céans ; il
tombe en extase devant cette fille, dont il devine les formes su-

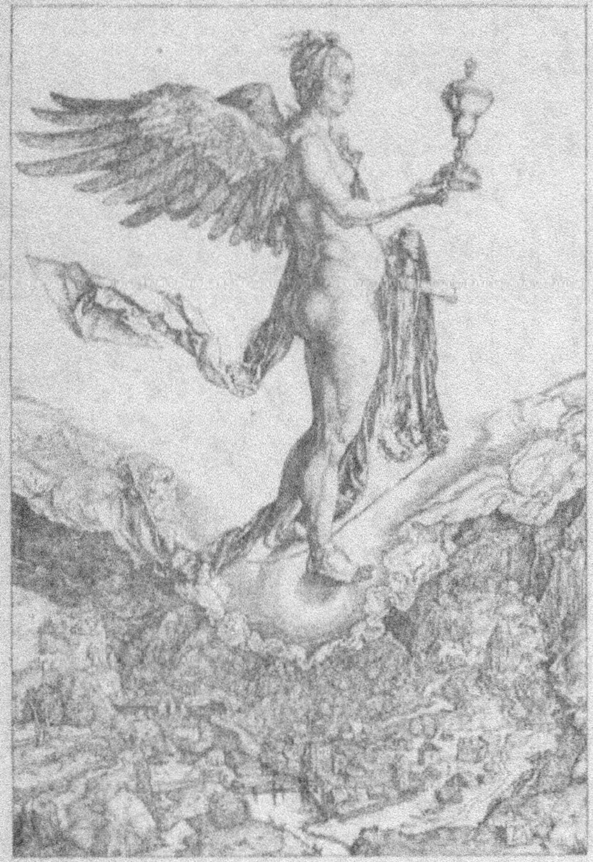

FIG. 61.

perbes sous ses vêtements modestes, et il apprend que la
jeune fille vit avec sa mère dans la plus complète indigence. Il
va trouver la mère ;

— Voulez-vous, lui dit-il, consentir à laisser poser votre fille ; vous serez présente aux séances ; appointements fixes ; position assurée.

La mère consent.

— Il y a un seulement, ajoute Pradier, cela durera tant que votre fille sera sage.

Un an après, Pradier, en regardant les seins de son modèle, se tourne vers la mère, et malgré les protestations d'innocence de la jeune fille, la congédie. Son opinion était fondée.

Ce n'est pas la pénurie des modèles qui empêche nos artistes d'atteindre la perfection d'antan ; il leur manque le feu sacré et aussi l'entraînement du milieu. Chez les anciens, l'habitude de vivre chaque jour au milieu des trésors de la statuaire antique, formait l'éducation artistique de la foule, d'une manière inconsciente ; le travail, secondé par l'émulation, faisait le reste et développait les dispositions des natures d'élite. Les maîtres émergeaient, mais tous avaient le culte du beau dans la nature et dans l'art.

C'est ce qui explique l'empire de la beauté de Phryné sur l'Aréopage. A Eleusis, pendant une fête de Poseidon, elle se baigne toute nue devant la foule en extase (1). On sait que la vue de ses charmes inspira Apelle pour sa Vénus Anadyomène.

Apelle, écrit Léonidas de Tarente, la vit dans sa voluptueuse beauté et peignit, non des formes immobiles, mais la déesse vivante. Ses deux mains tordent sa chevelure humide, l'amour luit dans ses yeux purs. Ses deux seins se gonflent comme des fruits mûrs ; à sa vue, Vénus et Junon s'écrièrent : « O Jupiter, nous ne disputerons plus le prix de beauté ! »

De même Sémiramis, étant à sa toilette, se montre demi-nue aux promoteurs d'une sédition, et la puissance de ses charmes dompte aussitôt l'émeute déchaînée.

Les seins de Laïs, d'une rare pureté de formes, furent souvent moulés par les sculpteurs.

Aspasie, dit Marius Vachon (2), étant devenue enceinte, l'Aréo-

(1) Cet incident a été habilement peint par Siemiradzki, dont l'œuvre appartient à l'Empereur de Russie.
(2) *Loc. cit.*

page décida qu'elle se laisserait choir, afin que la maternité ne déformât point son corps superbe.

Sujets symboliques et allégoriques. — Dans les beaux-arts, les seins sont des attributs de significations souvent bien différentes : normaux, comme ceux que presse l'Aphrodite antique (1), pour en faire jaillir le lait destiné à nourrir le monde (2) ; ou multiples, comme les mamelles de la Diane d'Éphèse (3), ils personnifient la *Nature* (4) ou la *Terre* et ses richesses infinies (fig. 65, 67). De là aussi les représentations de l'*Abondance* par

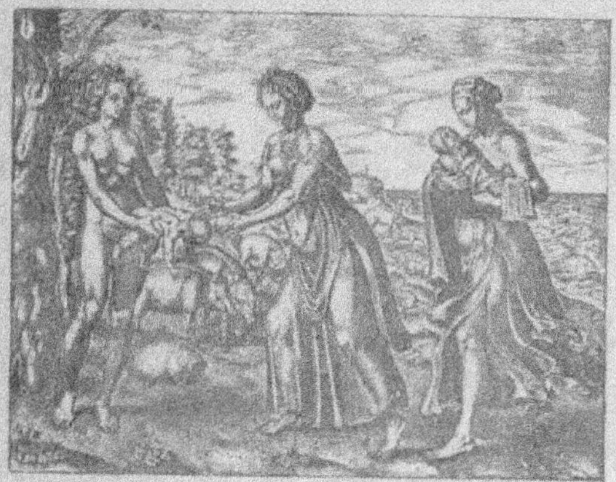

Fig. 65. — La Nature, de Philippe Gall, 1563.

une femme tenant des épis et des fruits et montrant à nu ses mamelles, en les pressant pour en extraire la sève nourricière ; telles la *Paix ramène l'Abondance*, de Mme Lebrun, et l'*Abondance* (fig. 66), de Rubens. Cérès, la déesse des moissons, et

(1) *Iconographie religieuse*, fig. 65 et suivantes.

(2) C'est sans doute une Aphrodite moderne que M. Point a voulu représenter sous les traits d'une femme nue, au profil florentin, d'un dessin élégant et du style le plus pur, qui se presse le sein et paraît en vouloir faire jaillir une nouvelle voie lactée.

(3) *Iconographie religieuse*, p. 153.

(4) Une statue de Geoffroy Saint-Hilaire à Étampes, due au ciseau d'Élias Robert, représente le célèbre naturaliste accoudé, du côté gauche, sur la tête d'une Nature multimammée.

l'Été, saison des récoltes, rappelant la richesse du sol, ont aussi
les mamelles pleines et au vent.

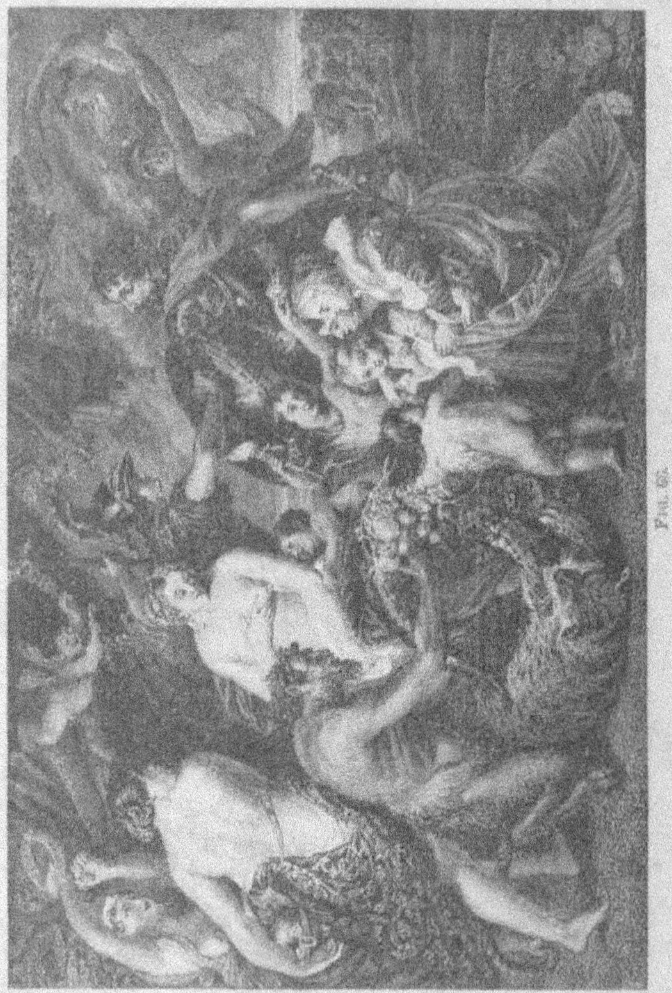

Fig. 63.

De ce même symbolisme découle la conception de la *Charité*, entourée d'enfants que ses mamelles ont nourris (1). Le groupe si gracieux de Debay, le *Premier berceau*, appartient à cette famille : l'artiste nous montre une femme nue, assise, les jambes croisées, les mains fixées au genou droit et protégeant entre ses bras en cercle, comme un berceau, deux enfants endormis sur ses seins.

La *Nature* a été encore symbolisée par une femme donnant l'un de ses seins à un enfant blanc et l'autre à un négrillon ; dans

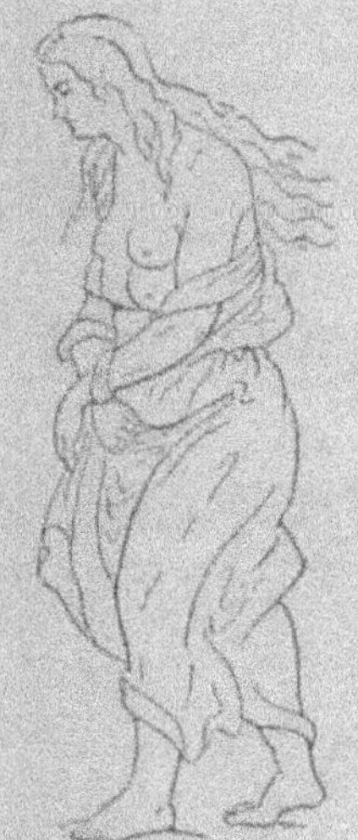

Fig. 67. — La Nature, du *Triomphe de la religion*, de Rubens.

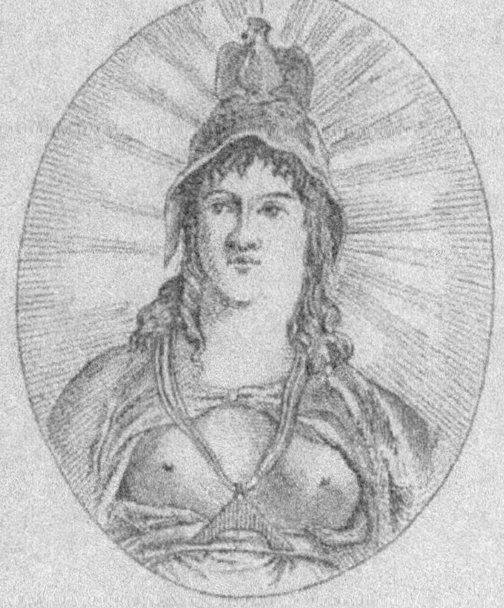

Fig. 68. — *La République ouvrant ses seins à tous les Français*, de Boizot (2).

cette originale conception, la race jaune, la plus nombreuse, se trouve oubliée.

Au lait fourni par la mamelle, se rattache l'idée régénératrice de l'espèce ; c'est le symbole qu'exprime la fontaine de la *Régénération* de David (3), élevée le 10 août 1793 sur les ruines de la Bastille. A cette époque, la *Liberté* et la *République* (fig. 68) étaient figurées par une jeune virago coiffée d'un bonnet phrygien ou

(1) Voir II. — *Sur l'allaitement.*
(2) Tirée de la *Fête nationale du 22 septembre 1792*, de H. Mouin.
(3) *Annal. hist. et relig.*, fig. 2.

d'un casque gaulois, revêtue d'une tunique qui découvre deux
puissantes mamelles, séparées par le triangle mystique. C'est
bien la robuste gaillarde des *Iambes* d'Auguste Barbier :

> C'est que la Liberté n'est pas une comtesse
> Du noble faubourg Saint-Germain,
> Une femme qu'un cri fait tomber en faiblesse,
> Qui met du blanc et du carmin :
> C'est une forte femme aux puissantes mamelles,
> À la voix rauque, aux durs appas...

Ces seins vigoureux symbolisent la *Force* et l'*Humanité* : tous
les Français peuvent y puiser la vie et la renouveler.

Fragonard fils a imaginé l'*Égalité*, accoudée de chaque côté

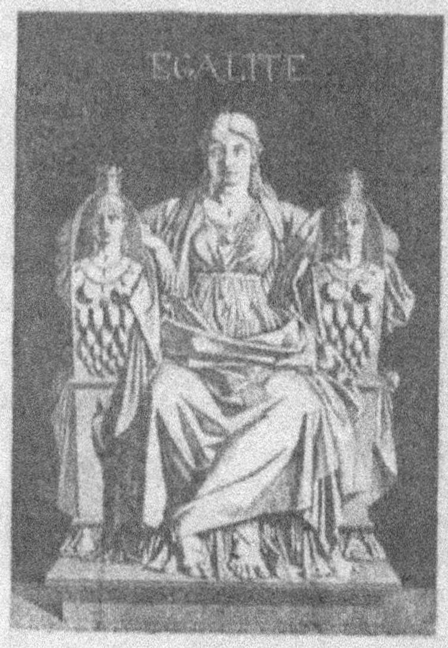

FIG. 69.

sur deux Natures semblables (fig. 69), indiquant par là que les
bienfaits de la terre appartiennent à tous. Moitte aussi a conçu
une *Égalité*, tenant de la main gauche les tables de la loi et le
coude droit appuyé sur la tête d'une *Nature* multimammée.

De même une fresque du Vatican (XVI⁰ siècle) reproduit la

Bonté (*Bonitas*) sous l'aspect d'une vieille femme, qui prend une jeune fille sous sa protection et tient en main une Diane d'Éphèse, parce qu'elle se prodigue de toutes façons (1) ; la *Miséricorde* porte encore plusieurs rangs de mamelles.

La *Bénignité* presse ses mamelles et en fait jaillir une source

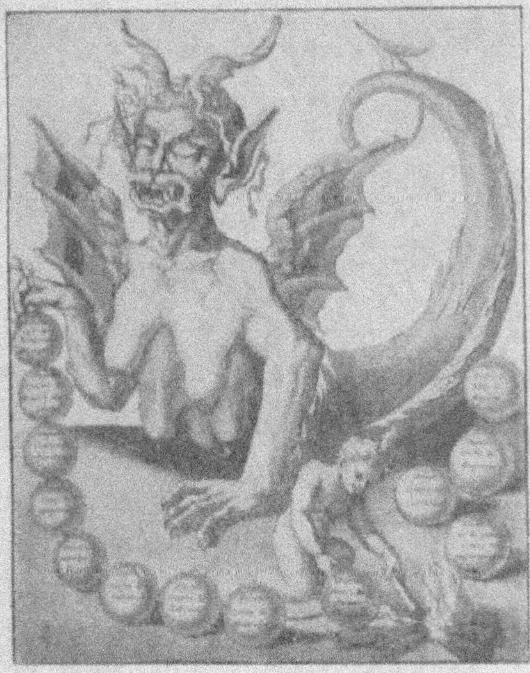

Fig. 70. — Monstre symbolique faisant allusion aux décrets rendus par l'Assemblée constituante, 1789.

de lait où se désaltèrent un cerf et un chien, l'animal sauvage et l'animal domestique.

(1) Au moyen âge, les seins servent à représenter la *Bonté* et la *Méchanceté* : des serpents sucent les mamelles des méchantes mères, comme on peut le voir dans l'ontagone de Montmorillon (XIII⁰ siècle); au contraire l'Église, en bonne mère, allaite deux colombes, motif de la cathédrale de Langres (XII⁰ siècle).

La *Justice* fait aussi couler de ses mamelles un lait salutaire, emblème de miséricorde et de clémence.

Les anciens donnaient aux Sphinx et aux Chimères des seins très prononcés, emblèmes, dans l'idée païenne, de la duplicité féminine. C'est ainsi que l'on a représenté l'hydre révo-

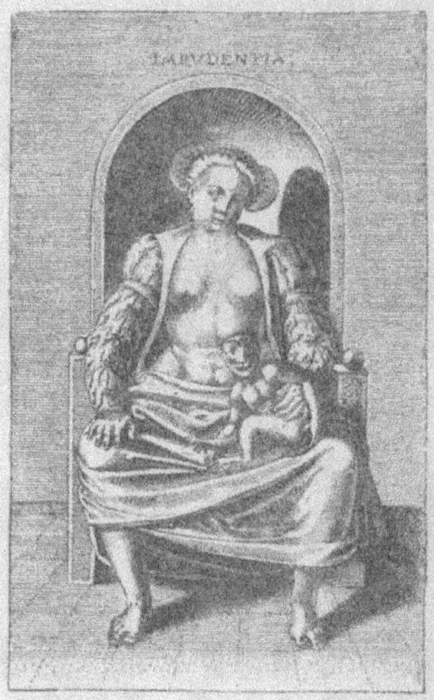

Fig. 71. — *L'Impudeur*, d'après une gravure flamande (1).

lutionnaire (fig. 70), avec des mamelles multiples et pendantes.

Au moyen âge, les seins désignent, par leur exagération, la *Lubricité* et les *Passions charnelles* (2).

Dans l'iconographie chrétienne, d'après Mgr Barbier de Mon-

(1) Extraite des *Femmes de Brantôme*, de Henri Bouchot. (May, édit.)
(2) Wright. *Histoire de la caricature*.

tant, le sein découvert a une double signification : il symbolise, à

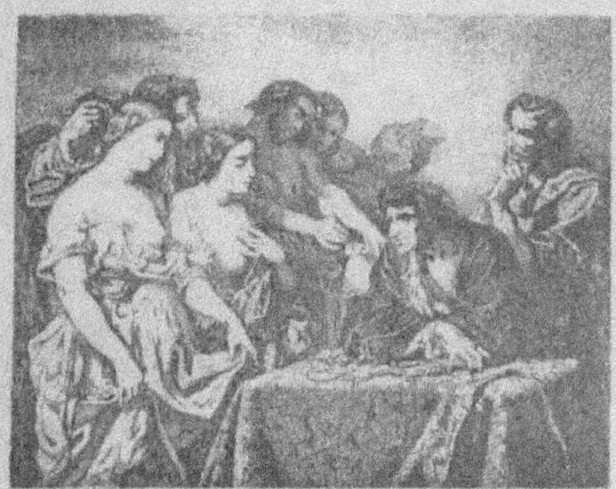

Fig. 72.

la Renaissance, l'*Innocence* et l'*Amour de Dieu* ; puis, à toutes les époques, la *Procréation* (XVIe siècle), la *Luxure* et l'*Impudeur* (fig. 71).

L'*Amour de l'or*, de Couture (fig. 72), nous montre des femmes au torse nu, symbolisant la *Volupté*, qui offrent leurs charmes en échange de bijoux et de pièces d'or.

La *Vanité*, l'*Orgueil* (fig. 73), ont le sein ferme, provoquant et superbe. La *Colère* se déchire la poitrine avec les ongles : ainsi la représente Giotto, au XIVe siècle. Les seins de l'*Avarice* sont ridés et flasques, amaigris par les privations (fig. 74); on lui prête encore les traits d'une vieille femme aux seins flétris, dont le lait noir alimente les vices.

(1) Paru dans *Fin de Siècle*.

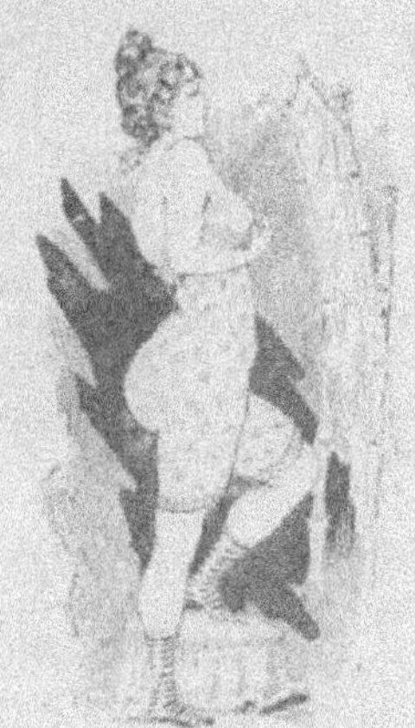

Fig. 73. — L'*Orgueil*, par Vato (1).

Enfin le sein découvert est le signe du *Dénuement* ou de la *Douleur*.

Sujets historiques. — On trouvera dans le volume consacré à l'histoire et à la religion plusieurs tableaux ou statues qui devraient figurer ici, mais que nous laisserons en dehors de notre galerie artistique pour éviter des répétitions. A part quelques documents sérieux, il nous reste à envisager le côté caricatural et satirique de divers faits historiques ainsi que les

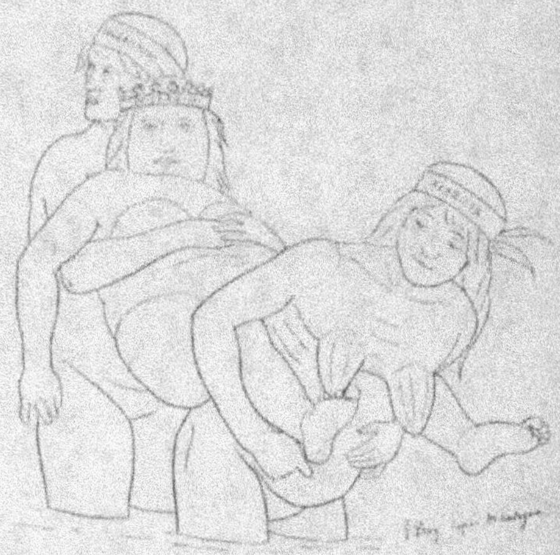

Fig. 71. — Fragment de la *Sagesse poursuivant les vices*, d'André Mantegna. (Musée du Louvre.)

railleries graphiques de certains travers de la mode ou des mœurs.

Les peintres et les sculpteurs, tant anciens que modernes, ont maintes fois retracé la mort de Didon (vers l'an 890 av. J.-C.), se perçant le sein gauche d'un poignard, sur un bûcher; on sait que la princesse carthaginoise préféra mourir plutôt que de violer la promesse qu'elle avait faite à son mari de ne point se remarier; bel exemple de fidélité rarement suivi depuis, et qui a fourni aux artistes une nouvelle occasion de nous montrer un sein plus beau que nature.

Lucrèce aussi s'est percé le sein pour ne pas survivre à l'outrage d'un des fils de Tarquin (509 av. J.-C.); cette aventure,
fabuleuse sans doute, a été fréquemment retracée par les artistes
et peu d'héroïnes les ont aussi souvent inspirés que cette ver-
tueuse dame romaine. Guido Cagnacci, dont le tableau est à

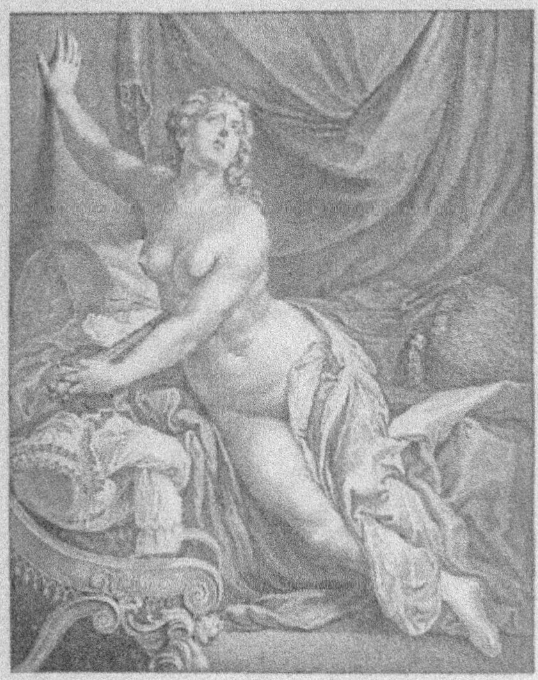

Fig. 75.

l'Académie de Saint-Luc, à Rome, a représenté Lucrèce, étendue
entièrement nue sur sa couche, au moment où elle est violée par
Sextus Tarquin. « L'ardeur avec laquelle Tarquin commet son
attentat amoureux est rendue d'une façon si saisissante, dit
Larousse, que ce chef-d'œuvre, connu pour son caractère aphro-
disiaque, est placé sous un rideau. »

La *Lucrèce* d'Andrea del Sarto (fig. 75), premier tableau de ce maître florentin, se perce, non le sein mais le foie, avec un poignard tenu de la main gauche : il est probable que cette bizarrerie est due à une inadvertance du graveur, qui a oublié de retourner sur son cuivre le dessin de l'œuvre originale.

Une autre mort tragique, celle de Cléopâtre (67-30), reine d'Égypte, se faisant piquer le sein par un aspic, a été non moins souvent représentée. Alexandre Turchi, plus connu sous le nom de Véronèse, mais qui n'est pas le Véronèse des *Noces de Cana*,

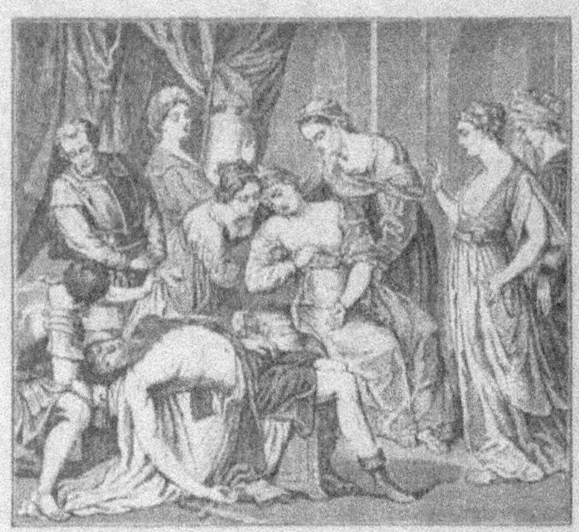

Fig. 76. — Musée du Louvre. Tirée de l'*Histoire des peintres* (1).

a mal composé sa *Mort de Cléopâtre* (fig. 76) : la reine, désespérée, s'assied commodément auprès du cadavre de Marc-Antoine pour se faire piquer par l'aspic. Le tableau du Dominiquin est plus empoignant ; c'est d'ailleurs la mise en scène du drame de Shakespeare. Mais de tous les peintres, le Guide est celui qui a le plus fréquemment reproduit ce triste sujet.

N'était même l'aspic, a dit M. Chaumelin, des *Cléopâtres mourantes* du Guide auraient presque autant de titres pittoresques à la

(1) Renouard, édit.

sainteté que les *Madeleines* du même artiste ; les unes et les autres ont un petit air navré qui rachète la façon toute profane qu'elles ont de se décolleter jusqu'au creux de l'estomac.

Plus rare est la représentation du suicide d'Arria (1). Son mari Pœtus avait été condamné à mort comme conspirateur par Claude ; elle lui conseilla d'échapper à la vengeance de l'empereur en se tuant, et comme il hésitait, elle se plongea le poignard dans le sein, puis le retira et le présenta à son époux, en disant : « *Pœte, non dolet* ». (Pœtus, cela ne fait pas de mal.)

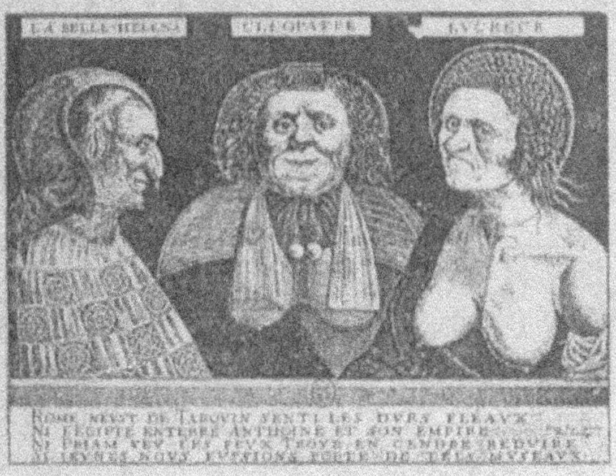

Fig. 77 (2).

Abraham Bosse a illustré ce récit dans la *Galerie des femmes fortes*, de Pierre Le Moyne. On voit aussi, dans cet ouvrage et par le même artiste, Panthée se perçant le sein sur le corps d'Abradate, son amant, ainsi que Monime, épouse de Mithridate, tendant la gorge à l'eunuque chargé de la tuer.

Le sacrifice d'Iphigénie est encore un thème à décolletage maintes fois mis à profit par les beaux-arts.

D'autres héroïnes, Dalila et Judith, qui se sont bien gardées

(1) *Dio Cassius*, lib. 60.
(2) D'après une estampe du Musée Carnavalet. — V. aussi l'*Histoire du rire* par A. ALEXANDRE.

d'imiter Lucrèce, ont permis aux peintres et aux sculpteurs des diverses écoles de façonner à l'envi leurs torses voluptueux, dépouillés de toute draperie (1).

Passons à des sujets plus folâtres. Une estampe française, souvent reproduite (fig. 77), porte en elle un enseignement philosophique : elle rappelle l'inanité des charmes éphémères de la beauté et leur influence souvent néfaste sur la destinée des hommes et des peuples.

Avant de quitter les récits légendaires, signalons de Rubens un accès de pudeur quelque peu singulier pour un spécialiste du nu sensuel. Une première fois, dans son tableau, *Ulysse retrouvant Achille*, il décollète à l'excès (fig. 78) les gouvernantes du fils de Thétis ; mais reprenant le même sujet et tout en le traitant d'une façon identique, il ferme hermétiquement les corsages (2).

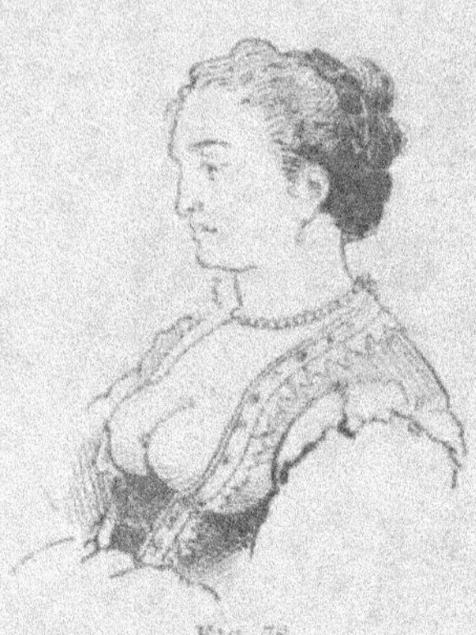

Fig. 78.

Des temps anciens, arrivons, sans autre transition, à la période révolutionnaire, où Louis XVI apparaît en dindon et Marie-Antoinette en louve, avec deux mamelles pectorales proéminentes.

A la même époque, Catherine II de Russie, ayant montré peu de sympathie pour la Révolution, fut caricaturée d'une façon piquante dans l'*Enjambée impériale* (fig. 79), à la suite du voyage qu'elle fit, en 1787, dans ses nouvelles possessions du littoral de la mer Noire. La souveraine a un pied sur la Russie et l'autre sur Constantinople. Cette posture indécente et les mamelles débordantes rappellent les mœurs dépravées de la grande tzarine, surnommée la *Catin du Nord*. Au-dessous de

(1) V. *Anecd. hist.*, fig. 90.

(2) Une lithographie de Gavarni, la *Croix de Jésus*, offre la même particularité ; ce dessin représente une mère au lit, ayant à côté d'elle son jeune enfant qui déchiffre l'alphabet. Sur le n° 2066,2 des Estampes à la Bibl. nat., la chemise de la mère tombe au-dessous des seins, tandis qu'elle remonte jusqu'au cou sur une épreuve (n° 2066,3) d'un tirage ultérieur.

l'auguste souveraine se trouvent plusieurs monarques qui prononcent des paroles à double sens :

Le Grand Seigneur : *Et moi aussi j'ai contribué à l'agrandir.*
L'Empereur : *Pour moi, je n'ai rien à me reprocher de ce côté-là.*
Le Roi de Prusse : *Peste, ce n'est pas là des ouvertures de paix.*

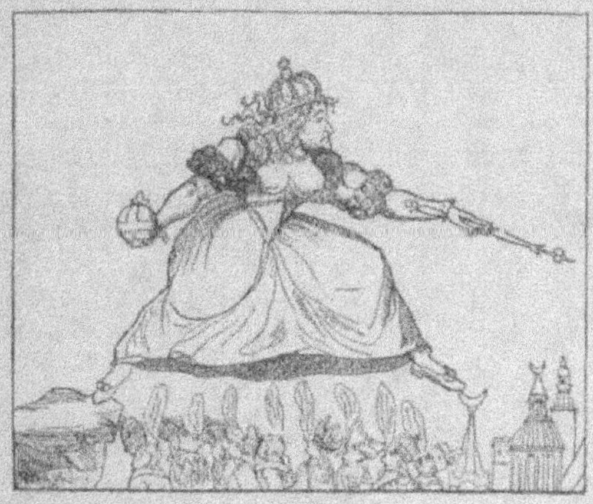

Fig. 79. — L'enjambée impériale, d'après le *Musée de la caricature* et l'*Histoire de la caricature sous la République*, de Champfleury.

Le Roi de Suède : *Parbleu, elle n'avait que faire de moi ; toute l'armée turque y passerait.*

Le Roi d'Angleterre : *Par ma prérogative, il y a quelque chose là-dessous.*

Le Roi de France : *Nous avons fait une bien autre enjambée.*
Le Roi d'Espagne : *Au miracle !*
Le Pape : *Mes chers fils, voici un abîme prêt à vous engloutir.*

Les dessinateurs humoristes, principalement en Angleterre, se plaisaient à personnifier la Nation ou la Femme par une truie, munie de nombreuses mamelles. Ainsi une caricature de Gillray, satire de l'opposition anglaise pendant le règne de Georges III, représente l'Angleterre sous la forme d'une truie épuisée par ses enfants ministériels, avec la légende : *More pigs than teats* (Plus de pourceaux que de mamelons).

Dans la seconde moitié du XVᵉ siècle, sous Édouard IV, les modes, surtout celles de la coiffure (fig. 80), étaient des plus extravagantes.

En ces temps, dit Wright, où les passions n'étaient assujetties à aucune contrainte, les belles dames étalaient un tel luxe et une telle licence, que le personnage choisi par le caricaturiste comme pouvant le mieux les représenter est une truie aux multiples et ballantes mamelles.

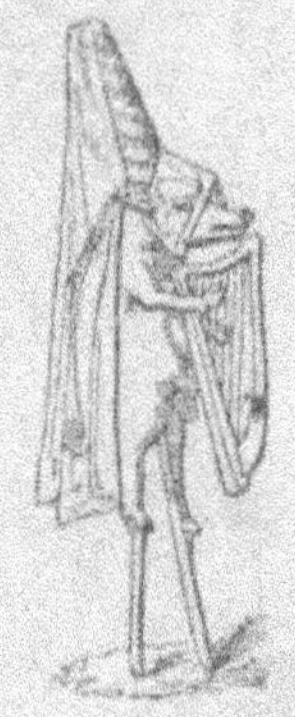

Fig. 80. — D'après
T. Wright.

En France, la truie figurait sur nombre d'enseignes : la *Truie qui file* était la plus commune. L'une d'elles, vieille enseigne du XVIᵉ siècle, sculptée en bas-relief sur une maison de la rue du Marché, à Rouen, offre une certaine originalité : la truie est représentée sous la forme d'une laborieuse ménagère s'occupant à filer, les seins pendants et allaitant ses enfants ; à son côté gauche, sont fixées les clefs et la sacoche (1).

Pendant la Commune, l'auteur de la *Ménagerie impériale* a caricaturisé tous les membres de la famille déchue et a eu la cruauté de transformer la princesse Mathilde en grosse truie, aux mamelles traînantes.

Nous pouvons rattacher à la partie historique toutes les caricatures qui ont trait à la vaccine, où la vache, avec ses mamelles volumineuses, figure au premier plan (fig. 81). D'ailleurs les caricaturistes ont été faiblement inspirés en la circonstance et leurs railleries ont plutôt servi à populariser cette admirable découverte, autrement certaine que la vaccination antirabique de Pasteur, qui préserve les chiens, mais n'a jamais guéri personne, attendu que la mortalité par la rage, chez les personnes mordues inoculées ou non, est ni plus ni moins faible qu'autrefois.

On sait que, dans les écoles du XVᵉ siècle, les figures de toutes les œuvres d'art n'étaient que des portraits proprement dits, et, par contre, les artistes se plaisaient souvent à revêtir les contemporains de costumes mythologiques. Plus tard, Rubens

(1) Thomas Wright. *Histoire de la caricature.*

poussa la flatterie jusqu'à coiffer Marie de Médicis du casque de
Pallas (fig. 82), portant dans sa main la statue de la Victoire.
Mais c'est surtout pendant la Régence et sous Louis XV qu'on
abuse du portrait mythologique : Aved représente Catherine de
Seine, épouse du sieur Dufrêne, en Didon qui expose à l'admiration de tous son sein ensanglanté (fig. 83). Ce séduisant portrait,
gravé par Lépicié, est accompagné de cette fadeur :

> L'art ne vous prête point la frivole imposture,
> Dufrêne, vos attraits, vos talents enchanteurs
> N'ont jamais dû qu'à la nature
> Le don de plaire aux yeux et d'attendrir les cœurs.

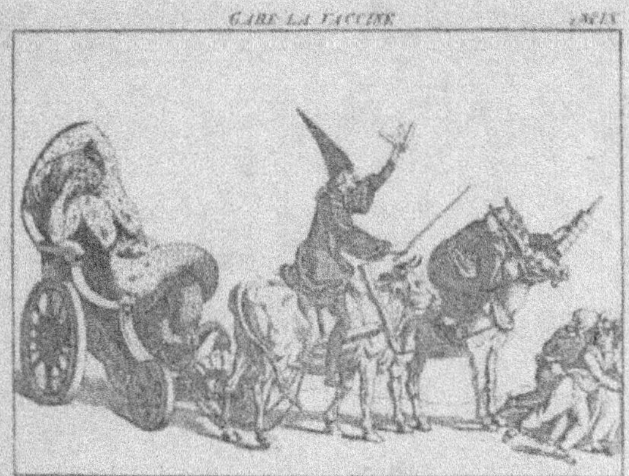

Fig. 84.

Vanloo peint la marquise de Sabran, maîtresse du Régent, en
Vénus d'Amathonte, une épaule et un sein entièrement nus. Au Salon
de 1743, M⁽ˡˡᵉ⁾ de Clermont, princesse du sang, s'exposera dans une
nudité complète, en sultane sortant du bain (1).

En 1753, la marquise de Pompadour, « arrondie dans toutes
ses formes comme dans tous ses mouvements », apparaîtra,
sous le ciseau de Pigalle, en déesse de l'Amitié, vêtue d'une
tunique flottante qui met à découvert une superbe gorge. En

(1) Marius Vachon, Loc. cit.

même temps, La Tour fera le portrait en pied, au pastel, de
l'ex-demoiselle Antoinette Poisson, le mamelon gauche esca-
ladant les bords de la guimpe. Plus audacieuse, Mlle Dutey,
actrice de second ordre, exhibera ses deux mamelons (fig. 84);

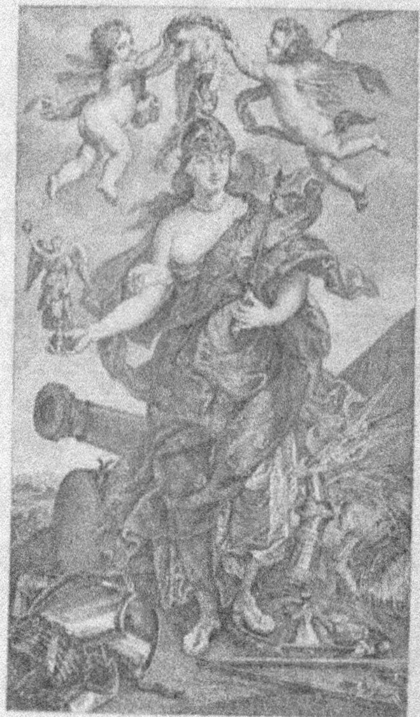

Fig. 82. — Marie de Médicis, d'après Rubens. (Musée du Louvre.)

mauvais exemple que suivra bientôt la princesse de Lamballe (1).
Enfin Canova, en 1805, nous fera admirer la perfection du torse
de Pauline Borghèse, sous les traits de *Vénus Victrix* (fig. 85).

Autres exemples d'anachronismes volontaires dans le costume
de personnages plus ou moins connus.

(1) V. *Anecd. hist.*, fig. 35.

Le Titien a fait le portrait d'Alphonse d'Avalos (fig. 86), mar-

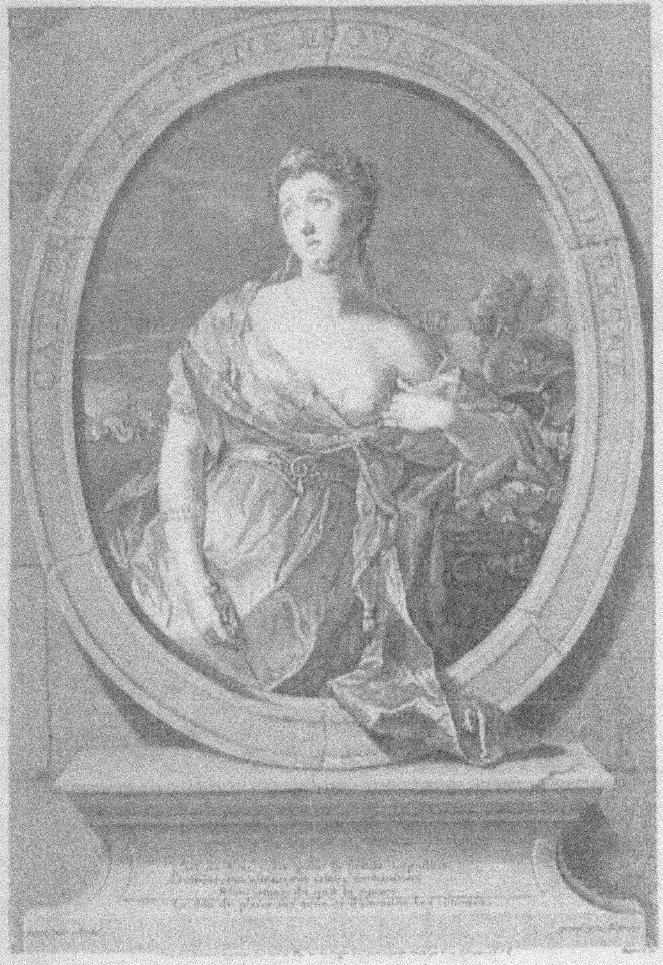

Fig. 86.

quis del Guasto, lieutenant général des armées de Charles-

Quint, cuirassé et la tête nue, posant la main sur le sein d'une dame, sa maîtresse sans doute, et que ce geste familier n'étonne

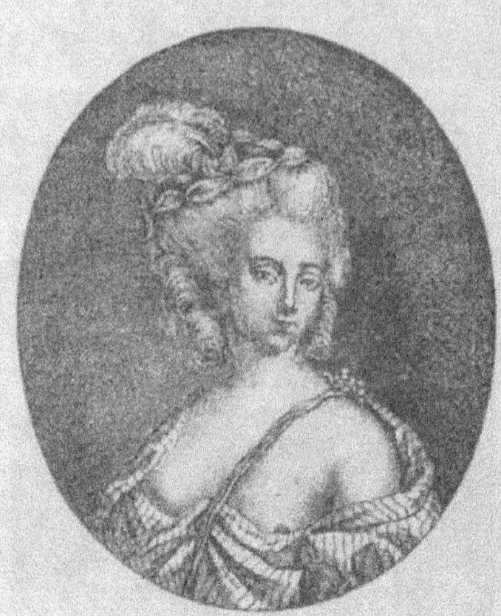

FIG. 84. — Portrait de Mlle Dutey, d'après la gravure de Le Beau. — Tirée de la *Femme dans l'Art*, de Marius Vachon.

point. Il est vrai que la mamelle pressée est recouverte de la

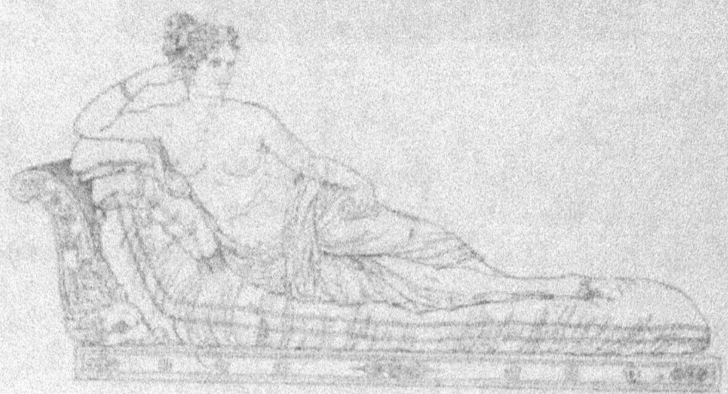

FIG. 85.

chemise, tandis que le sein droit se montre entièrement à nu. Cette jeune femme a dans les mains un globe de cristal, rappe-

lant Vénus tenant sous son joug le monde entier ; elle reçoit les
hommages de la Victoire, les flèches de l'Amour et les fruits de
Pomone. Ce général a, sans vergogne, la prétention de représenter Mars, bien qu'il ait été complètement battu à Cérisoles
par les Français (1).

De même Bordone a peint les portraits de riches Vénitiens en
costume de Mars et Vénus, couronnés par la Victoire. Mars, en

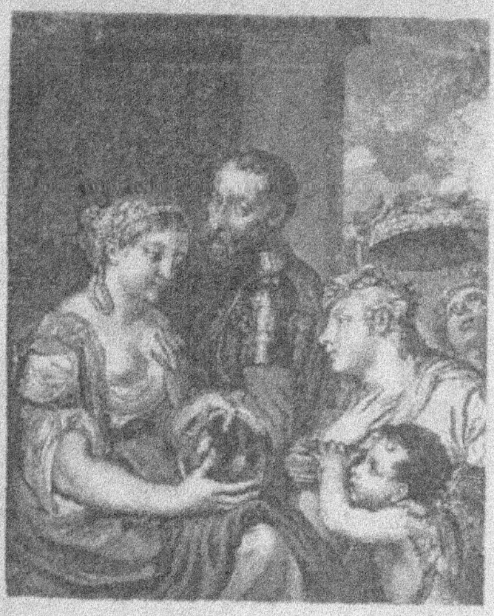

Fig. 86.

chevalier bardé de fer, plus convenable que le précédent, appuie
discrètement sa main gauche sur l'épaule gauche de Vénus,
tandis qu'ils tiennent entrelacés les doigts de l'autre main et se

(1) Quelques jours avant cette bataille, il avait promis aux dames de Milan d'ex-
terminer l'armée ennemie, et dans sa présomption, il avait fait forger des menottes
pour enchaîner les prisonniers. Après cette bataille, qui se livra le 14 avril 1544,
« on trouva effectivement, dit Brantôme, deux charrettes pleines de menottes ».
Le général d'Avalos, craignant qu'on usât de représailles vis-à-vis de lui pour le
meurtre de deux des envoyés de François Ier, avait pris la fuite en toute hâte ; ce
qui fit dire à son bouffon, à la vue des soldats français en train de piller les équi-
pages de son maître : « Cherchez bien, vous ne trouverez pas ses éperons, il les a pris
avec lui. » (JOSEPH LAVALLÉE, *Galerie du Musée Napoléon.*)

regardent amoureusement. Les seins de la Divinité apparaissent
sans voile dans leur éclatante beauté.

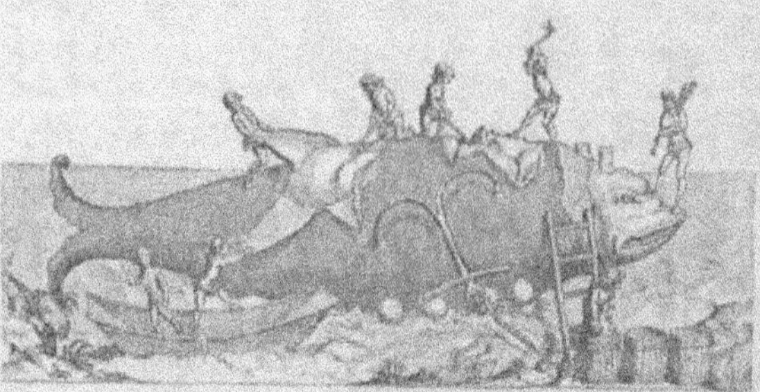

FIG. 87.

Relevons une erreur scientifique, acceptée par tous les savants
jusqu'au commencement de ce siècle, sur le nombre et le siège

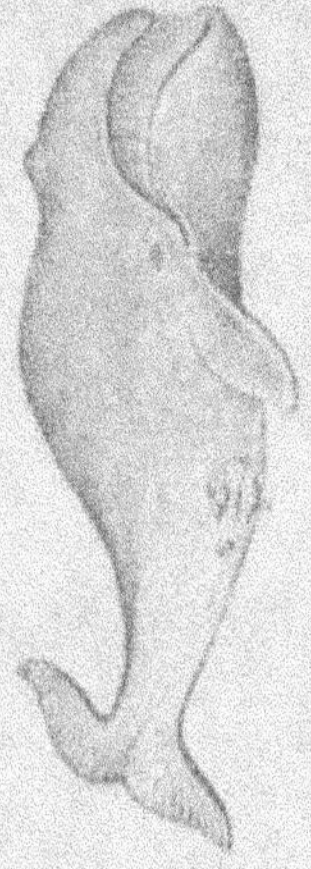

FIG. 88. — a, Anus. — b, Vulve. —
c, Un des mamelons.

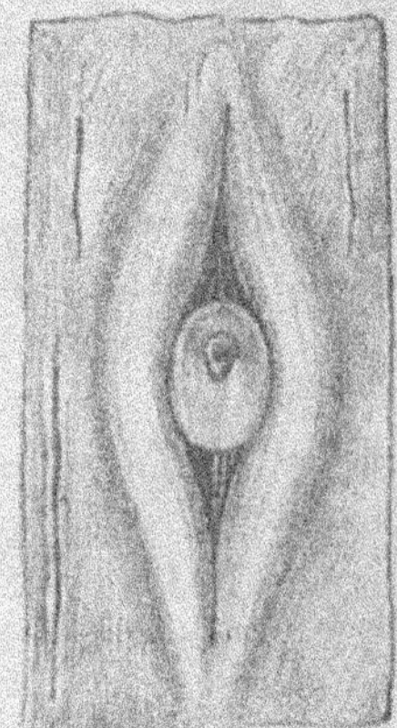

FIG. 89. — L'un des mamelons de la
baleine réduit au 1/2 de la grandeur
naturelle.

des mamelles de la baleine femelle (fig. 87) : en raison de son
volume, les anciens la dotaient de quatre paires de mamelles ; or

le plus encombrant des mammifères n'a que deux petits mamelons (fig. 88), tout comme la plus chétive de nos Parisiennes.

Sujets fantaisistes. — Rubens, dans plusieurs de ses tableaux — le *Jardin d'amour*, les *Filles de Cécrops* (fig. 90) — s'est plu à imaginer des fontaines, dont le sujet principal était une femme en pied ou en buste, laissant sortir un jet d'eau de chaque mamelle.

Une composition allégorique de Martin de Vos, l'*Amour dans*

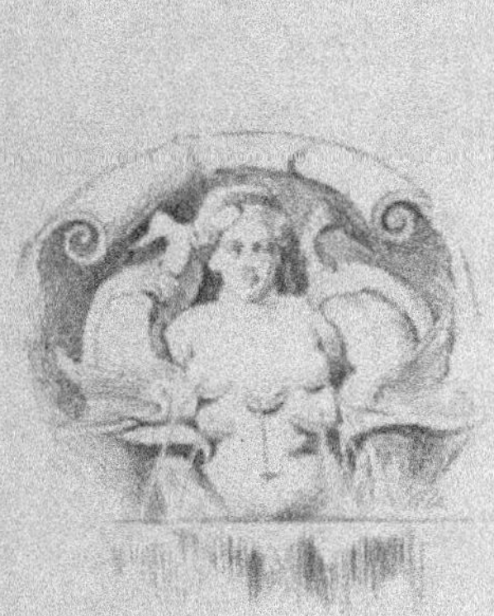

Fig. 90.

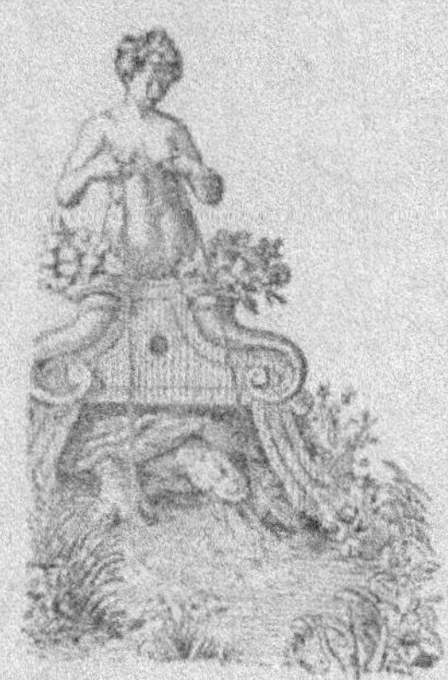

Fig. 91.

le monde, représente un monument du même genre (fig. 91). Dans un tableau de Jacob de Gheyn, *Actéon changé en cerf*, l'eau du bassin où Diane se baigne sort des deux mamelles d'une faunesse en marbre, sans bras, les jambes soudées et formant piédestal.

Parmi les conceptions artistiques du *Songe de Poliphile* (1), se trouve une fontaine monumentale, la *Fontaine des trois Grâces* (fig. 92), qui n'est pas sans analogie avec celle de Nuremberg (2), dont elle a peut-être donné l'inspiration première, car

(1) L'*Hypnerotomachie de Poliphile* (Hypnerotomachia Poliphili ou *Combat de l'Amour en songe*, par le frère Francisco Colonna (Venise, Alde Manuce, 1499, pet. in-fol.). (Bibl. Nat. Y 2.136.)

(2) *Anat. hist. et art.*, fig. 5.

les peintres, les sculpteurs et les architectes de la Renaissance
ont fréquemment cherché des règles et des idées dans l'ouvrage
singulier de frère Francisco Colonna.

Une autre gravure du *Songe de Poliphile* (fig. 93) nous

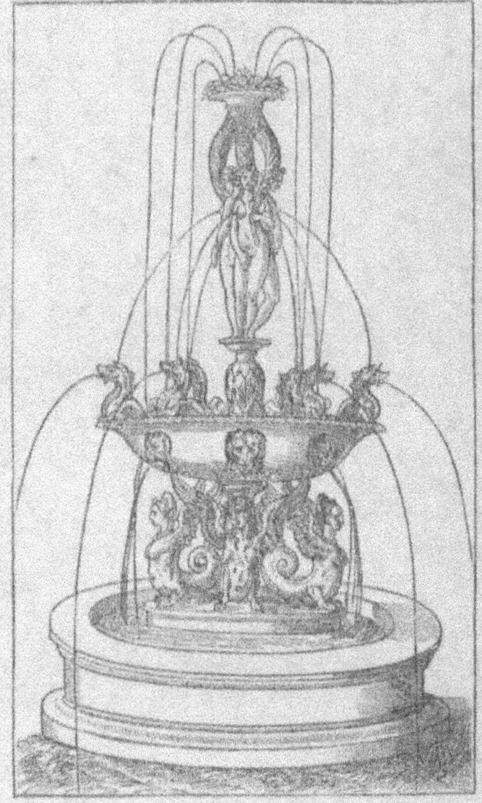

Fig. 92.

montre, sous un portique d'une architecture à la fois sévère et
gracieuse, une nymphe endormie et couchée, épanchant de ses
seins deux minces filets d'eau dans un étang; des amours

jouent près d'elle et, à ses pieds, un satyre émerveillé laisse voir sans vergogne l'effet que produit sur lui la vue de ce beau corps de femme (1).

Par les boutons —pareils à ceux des vierges— de ses petites mamelles jaillissait un filet d'eau très fraîche de la droite, tandis qu'il en sor-

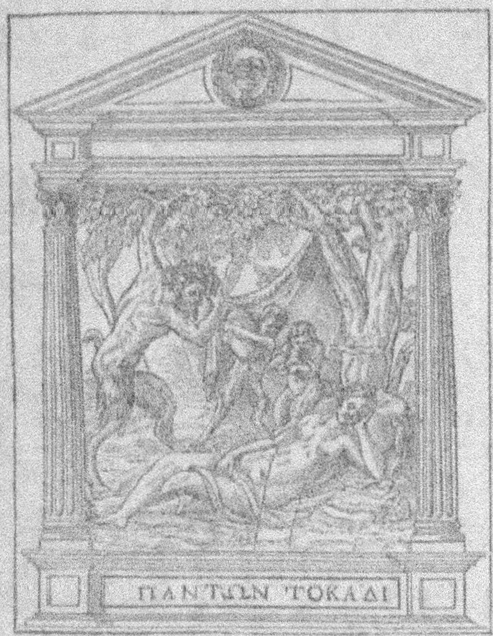

Fig. 98.

tait un d'eau chaude de la gauche... L'eau chaude saillissait si haut, qu'elle ne pouvait gêner ni offenser quiconque, appliquant ses lèvres à la mamelle droite, venait la boire l'eau froide et téter la nymphe.

Au-dessous de cette fontaine, on lit : ΠΑΝΤΩΝ ΤΟΚΑΔΙ (*A la mère de tout*).

(1) Nous avons fait disparaître sur notre cliché ce vigoureux témoignage d'admiration.

Passons aux sujets gracieux et quelque peu légers : polissonneries élégantes dont l'art sauve la gaillardise.

D'abord les compositions à un seul personnage. Les *Appas multipliés* (fig. 94), de Lulle, exposent une femme nue

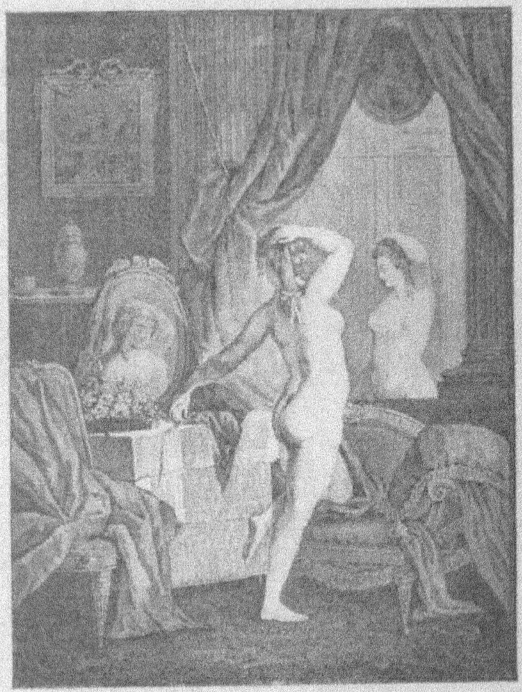

Fig. 94

entre deux glaces qui multiplient les charmes de son torse ; la *Satisfaction*, de A. Lejeune, et la *Curieuse*, de P. A. Wille, gravée par Voyer l'aîné (fig. 95), figurées par de jeunes femmes en costume du matin, contemplent dans un miroir leur admirable poitrine. Louis Legrand, dans une eau-forte vigoureuse, *Réflexion indiscrète*, a buriné une femme nue, vue de dos,

assise sur une glace qui reflète ses mamelles inférieures, tandis
qu'un miroir, tenu sur ses genoux, reproduit les contours marmoréens de son torse.

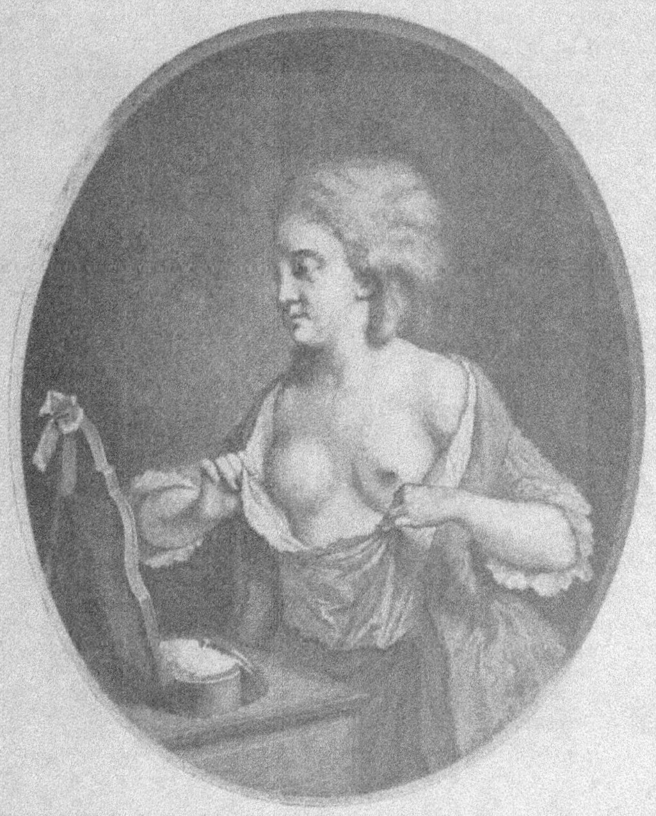

FIG. 95.

Dans la capiteuse conception de Chaplin, *Souvenirs* (fig. 95),
une belle vaporeuse offre, à l'admiration de tous, ses seins
provocants ; de même, dans *Coquetterie*, de Débat ; mais ici l'héroïne est moins lascive.

A cette série suggestive se rattachent : la *Dormeuse*, de Brun, belle imprudente qui se réveillera certainement avec une fluxion de poitrine, et la *Jolie nourrice*, du même artiste, jeune et jolie fille qui présente, de la main droite, un sein gauche irréprochable. Dans le charmant groupe en marbre du *Triomphe de la*

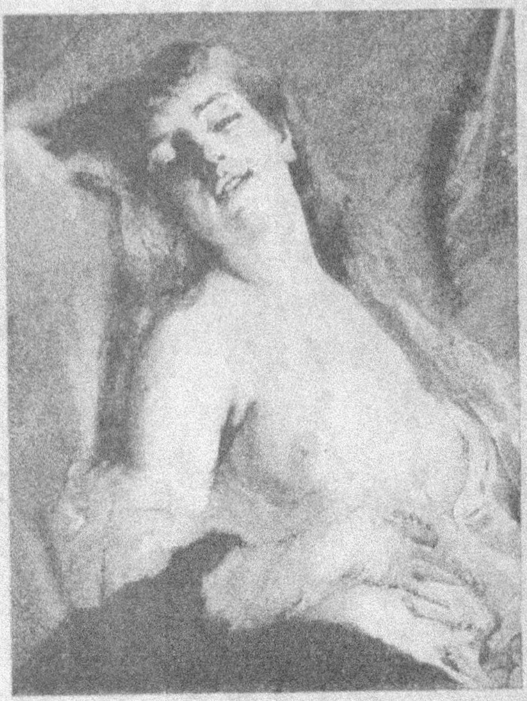

Fig. 96.

Jeunesse, de Madrassi, une femme nue, portée par des amours, presse aussi le mamelon de son sein qui menace les cieux.

L'école anglaise nous offrira entre autres spécimens de ce genre aimable : *The desire satisfied* (Le désir satisfait) (fig. 97), peint par Angelica Kauffmann et gravé par Roze Lenoir.

La comparaison du sein avec un bouton de rose a souvent

inspiré les artistes ; mais nous donnons la palme aux exquises
Premières roses (fig. 98), de Ch. Chaplin, composition pleine de
charme et de réserve. A ce thème se rattachent : le *Bouton de
rose*, de P. A. Wille, pendant de la *Curieuse*, dont nous
venons de parler ; la *Comparaison du bouton de rose*, de
Saint-Aubin (fig. 99) ; celle de L. Perrey, exposée au Salon du
Champ de Mars de 1892. Dans la série des *Amants et Époux*,
de Devéria, une jeune amoureuse approche aussi un bouton de
rose près de son sein : « Eh bien, flattené, compare », dit-elle à

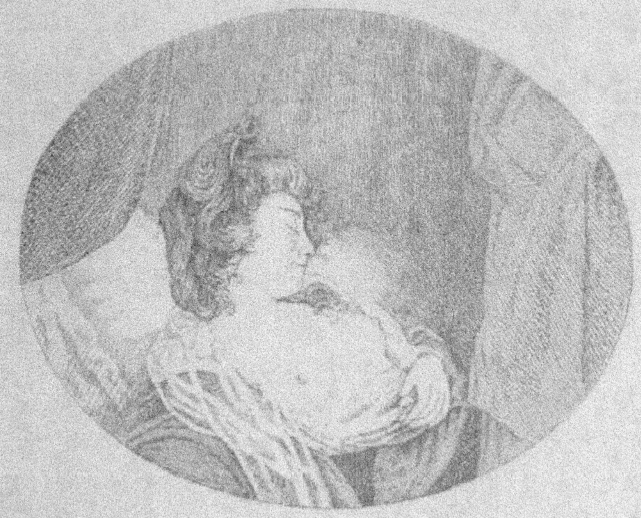

Fig. 97.

son galant. Une autre estampe, mais anonyme, représente un
papillon posé sur le bout de sein d'une belle endormie, qu'il
prend pour un bouton de rose. Nous avons comblé la lacune du
dessinateur en agrémentant son image, suivant la coutume du
siècle précédent, d'un pastiche de légende versifiée :

> Tandis que sur son lit, tremblante, elle repose,
> Par la fenêtre ouverte entre un beau papillon ;
> Il s'abat sur son sein, et prend son frais bouton
> Pour un bouton de rose.

Une *Comparaison*, moins banale, mais d'un ordre d'idées différent, est celle de Lejeune : on y voit une coquette comparer

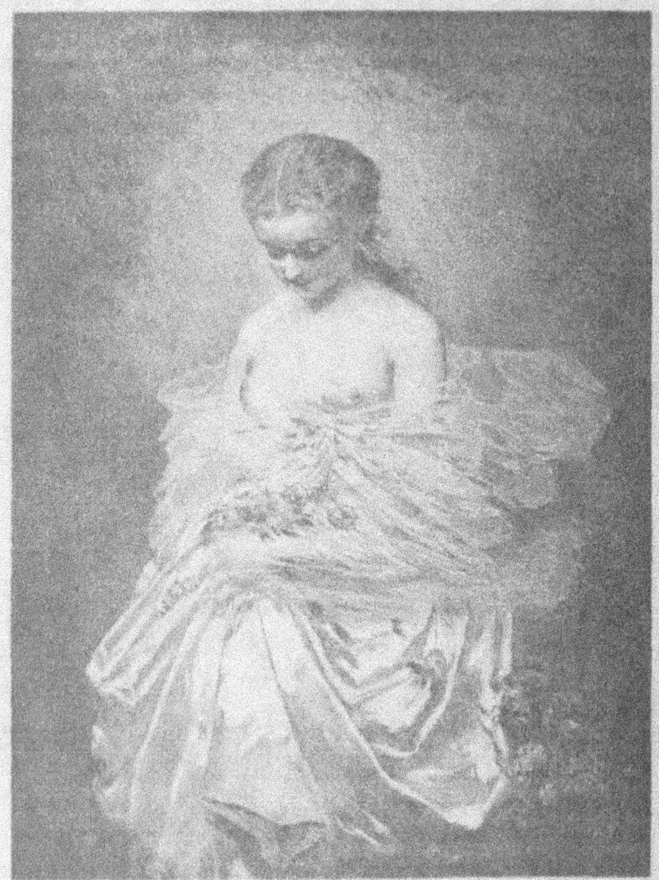

FIG. 99. — *Les premières roses*, de Chaplin.

avec satisfaction son torse nu à celui de la Vénus de Milo
(fig. 100). Déjà Devéria (1) avait crayonné la flatterie d'une mar-

(1) *Aard. hist. et relig.*, fig. 185.

chande de corsets, mesurant la taille de ses clientes après celle
d'Aphrodite et n'hésitant pas à leur accorder la supériorité de la
finesse.

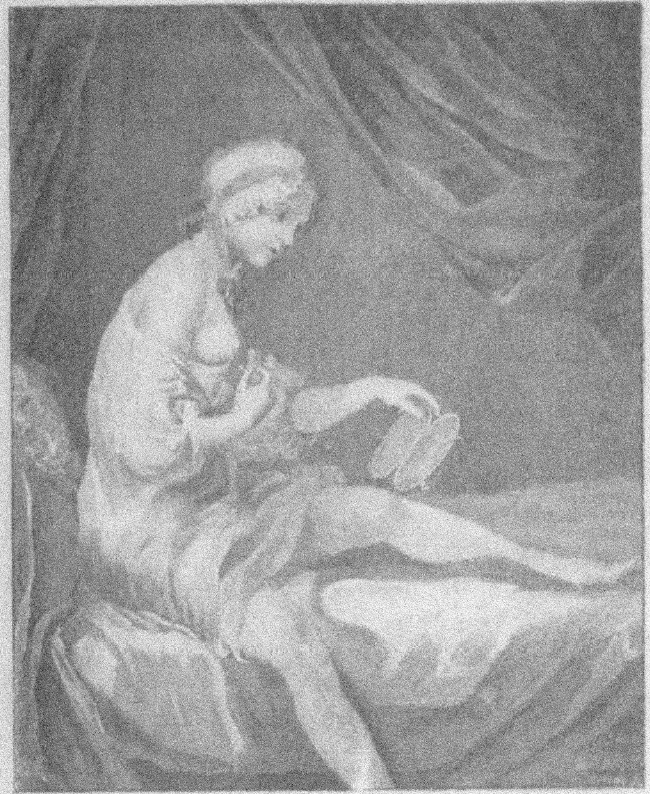

FIG. 30.

Viennent ensuite les sujets badins à deux ou plusieurs personnages, qui appartiennent presque tous au XVIII⁰ siècle.

Honneur d'abord aux étrangers : Sicardi, de l'école italienne,
nous montre, dans *Oh! Che boccone!* Pierrot fortement impres-

sionné par la gorge idéale de Colombine, qui, la friponne, ne dort que d'un œil.

Le *Nourrisson*, de Dumouchet, gravé par P. Dupin, est plus audacieux ; il n'hésite pas à appliquer ses lèvres sur le sein pal-

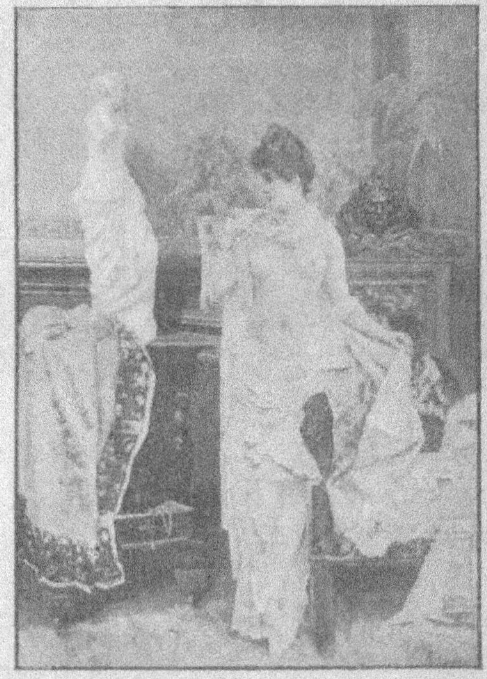

Fig. 100.

pitant de sa belle qui joue à la nourrice (fig. 102) ; cette image est accompagnée du poncif traditionnel :

Lorsqu'on voit un enfant, grand comme père et mère,
Avec la jeune Iris jouer à la nourrice,
On n'en sçauroit douter, c'est un pur artifice
Pour triompher d'un cœur à l'amour trop sévère.

Dans l'abord un amant cache ce qu'il espère,
Il ne veut qu'un regard, que toucher votre main ;
Mais, belles, s'il obtient jusques à votre sein,
Craignez un nourrisson, grand comme père et mère.

Les amoureux de Saint-Aubin (fig. 103, 104), moins entrepre-

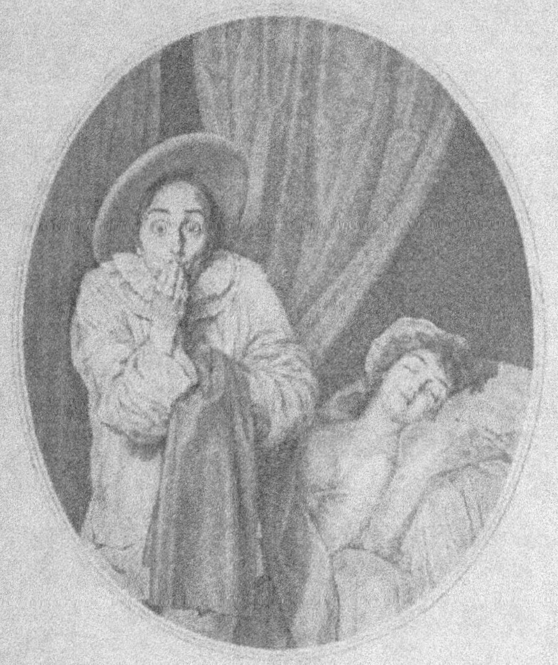

Fig. 103.

nants, n'en sont encore qu'au regard, la première étape de
l'amour et qu'aux doux propos, que nos pères appelaient « la
petite oie ». Pudiquement, la mignonne découvre son sein virginal, en murmurant : « Au moins soyez discret », tandis que son
amant lui envoie un doux baiser avec cet aveu : « Croyez à mes
serments ! » Comme contraste, Donloux a peint une fillette
cachant ses seins aux regards d'un vieillard libidineux ; elle

répond : « Tiens, j't'en ratisse! » à son téméraire ; « Ah! si j'te t'nais! » La parfaite entente du premier couple et le complet désaccord du second rappellent, une fois de plus, qu'il faut des époux assortis. On a fait à la même époque une mauvaise imita-

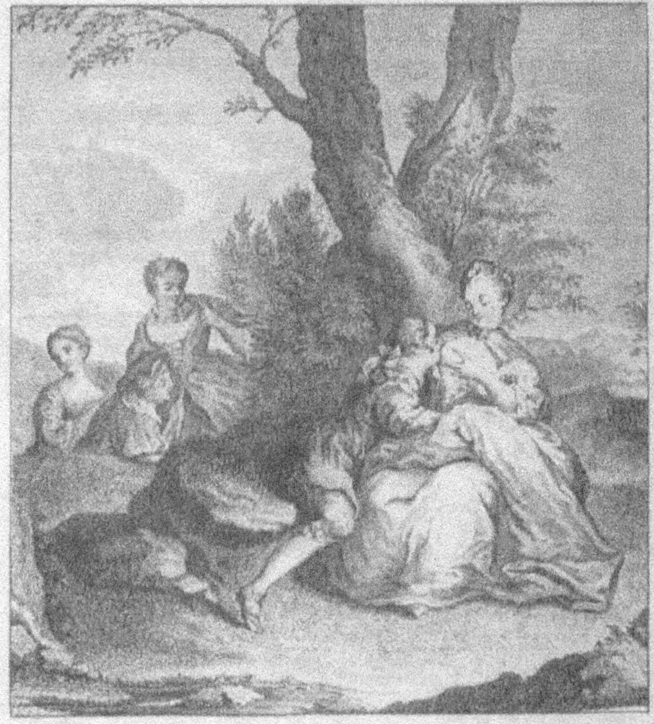

Fig. 102

tion de ce dernier sujet ; seulement les rôles sont intervertis, le vieux, prêt à jeter ses dernières gourmes, dit : « Ah! comme t'en tiens! » et la jeune femme, montrant en entier sa poitrine : « Ah! le méchant! »

Le *Berger curieux*, de Le Bouteux, un peu trop rustique, se contente, en attendant mieux, de regarder une puce sur le sein d'une bergère endormie ; au-dessous de la gravure, à l'allure bucolique, nous lisons cette médisance de l'artiste :

> Derrière son Iris, ce drôle, sans mot dire,
> Souffre que sur son sein une puce respire ;
> Il a tort, dites-vous ; c'est en juger fort mal :
> L'Agnès, pour mieux ôter le mordant animal,
> Laisse voir une gorge aussi fraîche que rose,
> Qui sait, si le tendron, qui se croit sans témoin,
> Pour quelqu'autre pressant besoin
> Ne montrera pas autre chose ?

Dans la *Petite Thérèse*, de Philippe Caresme, gravé par Jules Couché, Blaise attrape par son jupon sa belle qui se sauve dans une vigne et se laisse prendre sans trop de résistance ; déjà le vent a fait la moitié de la besogne, en emportant le fichu de Thérèse et en exposant ses deux seins aux caresses de son galant :

> La belle y vient, il la happe
> Par son jupon de bazin ;
> Vous y irez donc mordre à la grappe
> Dans la vigne du voisin !

Nombreuses sont les compositions où les soupirants s'enhardissent au point de porter les mains sur les charmes de leurs belles : tels le *Baiser*, de Fragonard (fig. 105) ; les *Soins tardifs*, de Baudoin (1) ; le *Ça ira*, de Boilly (fig. 107), où le doigt posé sur le bouton est significatif et fait présager le pendant de ce tableau. *Ça a été* ; puis le *Réfractaire amoureux*, de Saint-Aubin, qui nous montre un abbé se jouant avec une femme au lit et disant, la main sur le sein de la belle : « C'est sur cet autel où je prête serment ! » *L'Épouse indiscrète*, de Baudoin, qui surprend son mari en train de caresser le sein de sa servante, appartient à la même série de sujets croustilleux.

Au premier rang de ce musée de la galanterie figurent : les *Vieux amateurs*, de P. A. Wille (fig. 108) et les *Orgies* anglaises, d'Hogarth (fig. 109) et de Rowlandson (fig. 110), où mains et seins se confondent dans une audacieuse promiscuité.

---

(1) Du même artiste, une composition moins connue (fig. 106) qui ne porte aucun titre et manque, comme celle-ci, d'austérité sinon de bonne grâce.

Dans la *Gaieté conjugale*, de Freudeberg, gravé par de Lannay, une mère et son enfant se jouent à repousser le père qui fait mine de prendre le soin de sa femme ; scène d'intérieur, prise sur le vif, qui vaut bien, dans sa naïveté charmante, toutes les conceptions extra-réalistes modernes. La *Famille en goguette*, du même peintre, nous montre une femme, la poitrine nue, dan-

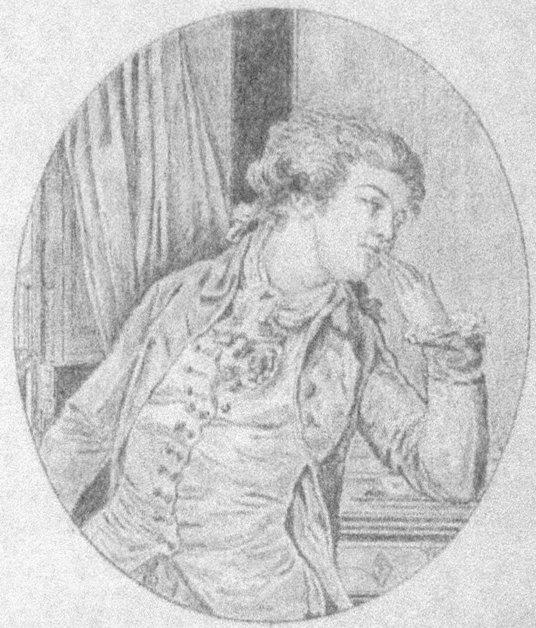

Fig. 103.

sant avec son mari ; au second plan, une jeune fille, au corsage dégrafé, se tient les côtes de rire. La gravure de ce tableau, par Baquoy fils, porte ce quatrain :

> Aux appas de sa ménagère
> On voit ce bon mari sourire avec raison :
> Elle fait le bonheur d'un époux, tendre père,
> Qui fait celui de toute la maison.

N'oublions pas la gracieuse *Comparaison*, de Lawreince (fig. 112), où deux jeunes femmes mettent en parallèle les richesses de leur corsage (1). Bientôt on les retrouvera dans l'*Aveu difficile* (2) du même artiste : l'une des deux fera une pénible constatation devant le corsage de son amie délacé et devenu trop étroit.

À cette exhibition pudique et intime de deux belles poitrines,

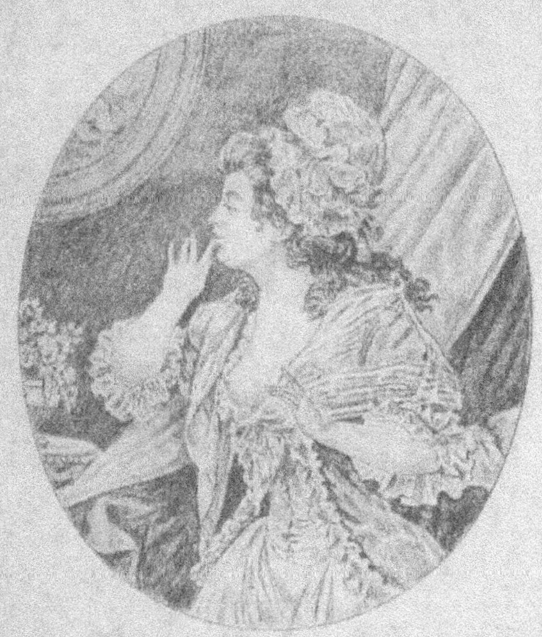

Fig. 104.

opposons l'exposition cynique et publique des seins du *Garde à vous* ou le *Sérail en boutique* (fig. 113) (3) et ceux d'une *Soirée de Coblentz* (n° 20 du *Bon genre*) (4).

(1) Dans les ateliers, on appelle un recueil de mamelles : l'*Cl de poitrine*, c'est-à-dire : *Lutte de poitrines*.
(2) V. les *Accouchements dans les beaux-arts*.
(3) V. une imitation de cette estampe à l'*Histoire du décolletage*, p. 216.
(4) *Anecd. hist. et relig.*, fig. 127.

Après ce défilé de sujets émoustillants, une gravure pudique de Gavarni reposera l'esprit et les yeux ; elle nous montre Jocelyn agenouillé près de Laurence évanouie qui, sous ses vêtements masculins ouverts, montre une superbe poitrine de jeune femme. Cette illustration répond au passage :

> La foudre a déchiré le voile de mon âme ;
> Cet enfant ! Cet ami ! Laurence, est une femme !

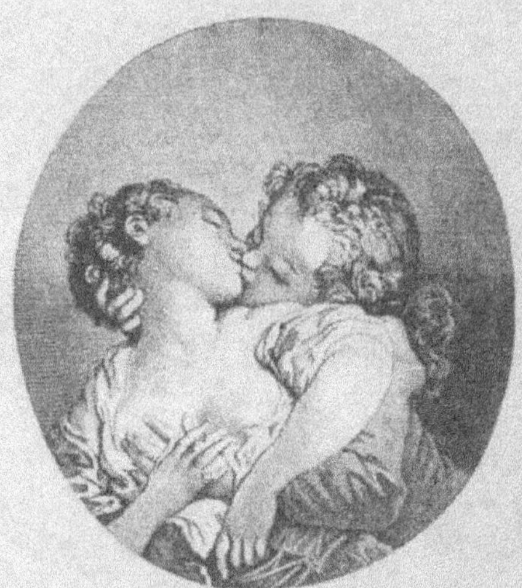

Fig. 165.

En dehors du nu complet — dont la révision nous entraînerait trop loin — où les seins, tout en faisant partie de l'ensemble, sont la note dominante, il existe d'autres compositions, fort nombreuses aussi, pour lesquelles ces organes semblent jouer un rôle secondaire, bien qu'ils en soient le principal attrait. Ils donnent du piquant à l'ensemble, comme la pointe d'ail à certains mets trop fades par eux-mêmes. Nous nous contenterons de rappeler les tableaux les plus célèbres : le *Lever des ouvrières en modes*, de Lawreince (fig. 114) ; la *Tendresse maternelle* (fig. 115) et l'*Heureuse mère* (fig. 116), de A. de Saint-Aubin, qui font partie des joies de l'hymenée, célébrées à l'époque révolutionnaire jusqu'à l'exaltation.

Dans un groupe à part, nous réunirons les œuvres où les artistes se sont appliqués à faire des effets de seins, vus à vol d'oiseau, comme la gorge de la *Madeleine dans le désert* (fig. 117) (1) et les exhibitions charnelles de la *Jardinière* (fig. 118) et de la *Savonneuse* (fig. 119), de A. de Saint-Aubin.

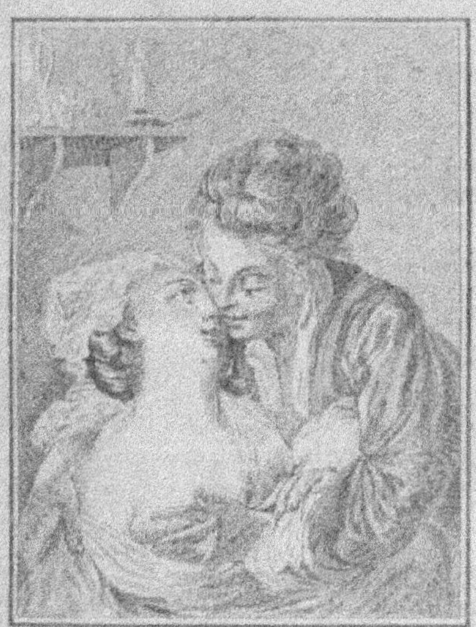

Fig. 116. — Baudoin, *pinxit*; Bonnet, *sculpsit* (1771).

Abordons les sujets de fantaisie pure, où l'imagination se donne parfois une trop libre carrière. Des anciens, nous n'avons qu'une poterie montrant une femme aux mamelles pendantes (fig. 120), mais ce spécimen unique ne le cède en rien, par le côté burlesque, à nos caricatures modernes : on peut, par exemple, en rapprocher la charge de Rops, parodie grotesque d'un tableau exposé au Salon de 1896, et reproduite dans l'*His-*

(1) Van der Werff est peut-être le seul peintre qui ait représenté la Madeleine assise; ne lui découvrant que les jambes et le torse, où les seins sont seulement vus de profil.

toire du rire et de la caricature, d'Arsène Alexandre (1).

Sous le premier Empire, l'*Épicurien* (ou l'*Embarras des richesses*) (fig. 122), placé entre un corsage des mieux garnis et une table des mieux servies, se demande, comme l'âne de

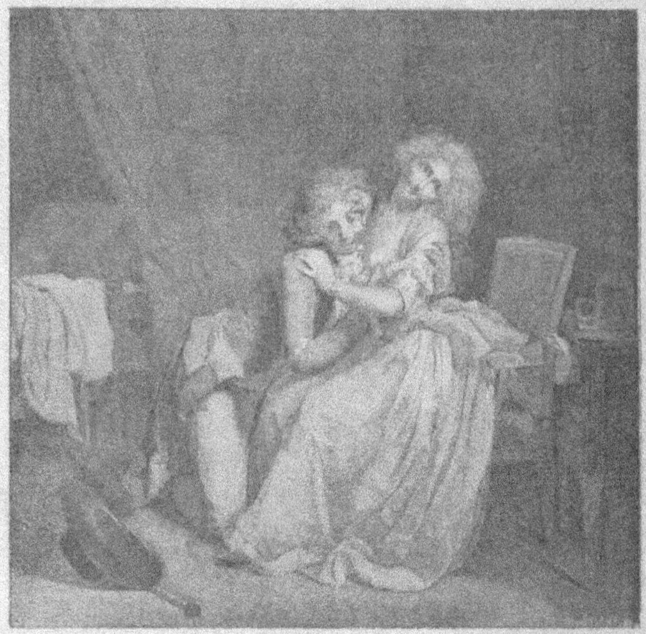

Fig. 107.

Buridan : « *Par où commencerai-je ?* » S'il n'avait pas dépassé la cinquantaine depuis longtemps, il ne se poserait certes pas la question.

Le *Courrier Français* nous offre plusieurs vignettes amusantes mais toujours artistiques. Les *Proverbes illustrés* (2), de Louis Legrand, avec cette légende : l'*Excès en tout est un*

(1) Quentin, édit.
(2) 28 juillet 1887.

défaut (fig. 123) ; du même, *Petit nichon deviendra grand*, et,
à propos des décorations du 14 Juillet, *Celle que je préfère*,
c'est-à-dire les seins rebondis de sa belle. Signalons ensuite,
Pas de ballottage et *Les œufs de Pâques que je préfère*, de
Lunel, représentant une femme au corsage entr'ouvert. *Effet
d'optique*, de Heidbrinck, où deux crânes dénudés de vieil-

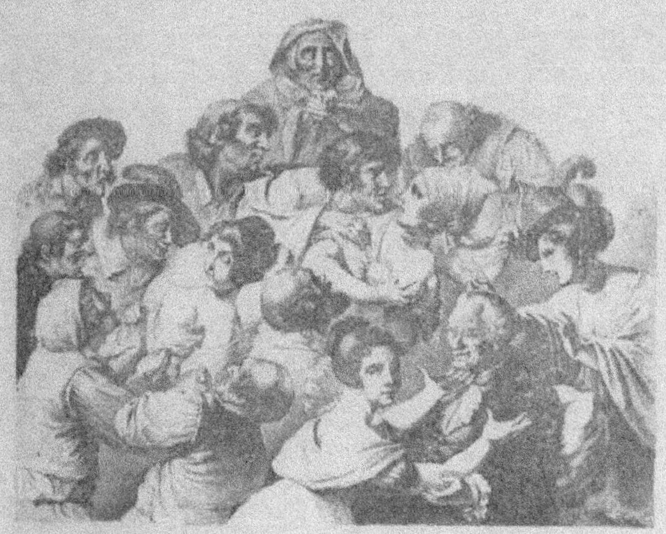

Fig. 105.

lards, en admiration devant un buste de femme, donnent l'illusion de deux grosses mamelles. Du même artiste, une composition humoristique pour le jour de la Toussaint : la *Fête de
tous les seins*.

Réservons une place à part aux dessins tracés par le crayon
délicat et gracieux de Willette : le *Débordement de la Seine,
sortie de son lit*; *Tiens, villageois, v'la des pommes de Montmartre*; son poétique panneau les *Boules de neige*; enfin sa
récente fantaisie sur le cas de Mlle Jeanne Chauvin, cette jeune

doctoresse qui sollicite l'autorisation de plaider. Le dessinateur
la représente coiffée de sa toque et revêtue de sa robe d'avocat
largement ouverte sur la poitrine, offrant aux membres du jury
ses seins à nu. Légende : — « *Pour conclure, voici, Messieurs
les Jurés, mes derniers et meilleurs arguments !* »

P. Traby a exposé, aux Incohérents de 1890, un tableau

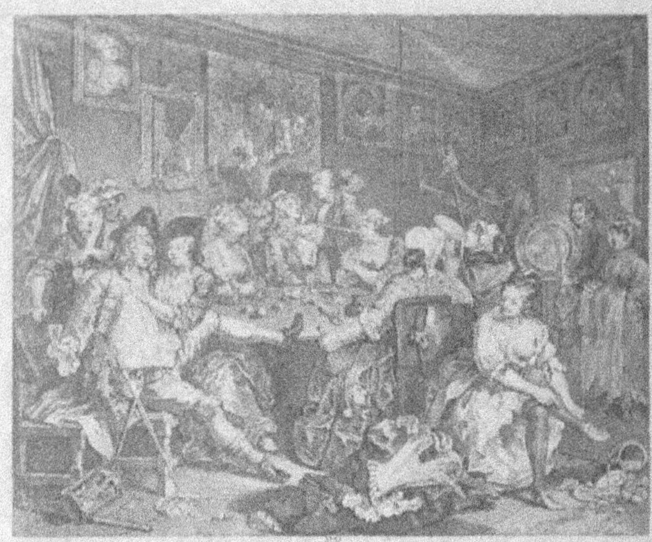

Fig. 109.

réclame pour une prétendue pommade mamillaire, *la Vie des
seins* (fig. 124), accompagné du boniment suivant :

PRESTIGE, CACHET, ADRESSE !

Jeunes filles, ne pleurez plus sur la place déserte de votre gorge
absente. Parisiennes, mes sœurs, soyez minces, mais de grâce ! soyez
grasses aux bons endroits.

PLUS DE FEMMES PLATES !

Plus de coton, plus de nichons en caoutchouc, que l'ultime et iné-

vitable déballage étale honteusement. Soyez visibles du haut en bas
sans tromperie à l'œil de merlan frit de l'amant pâmé.

Hip ! hip ! hourrah ! pour la seule et unique pommade

LA VIE DES SEINS

à l'aide de laquelle les gorges les plus absentes, comme les plus
avachies, gagnent une rondeur épatante et une fermeté marmoréenne.

Manière de s'en servir. — Étaler tous les matins en frottant légè-

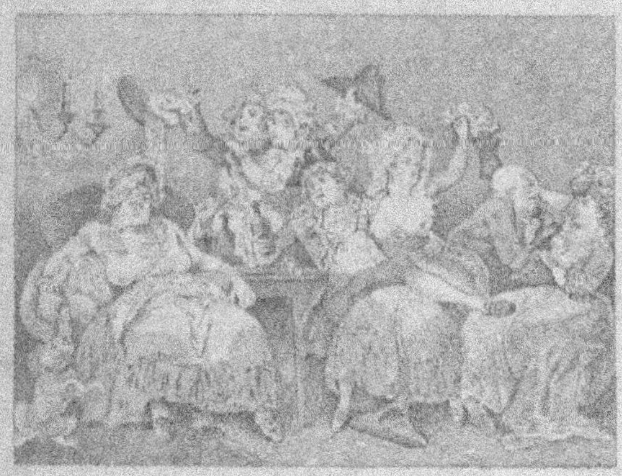

Fig. 110

rement avec le doigt un peu de pommade, laver avec de l'eau-de-vie
et c'est tout.

Au bout d'une semaine le résultat commence à se faire sentir. Si
au bout de quinze jours aucun résultat n'apparaît, écrire à l'inventeur
qui viendra opérer lui-même.

ON REND L'ARGENT

si l'on n'obtient pas de résultat.

Cette pommade a réussi même sur des Anglaises.

Prix du flacon : 20 francs.

(Réduction de prix pour les pensionnats et autres maisons de jeunes
dames.)

Autres plaisanteries incohérentes de la même Exposition, variables à l'infini : Dumanet se promène avec sa payse à la poitrine plantureuse ; légende : *On ne peut pas dire que Dumanet n'en mène pas large*. — Sarah Bernhard, dont la maigreur fut longtemps proverbiale, a été représentée sous la forme, peu

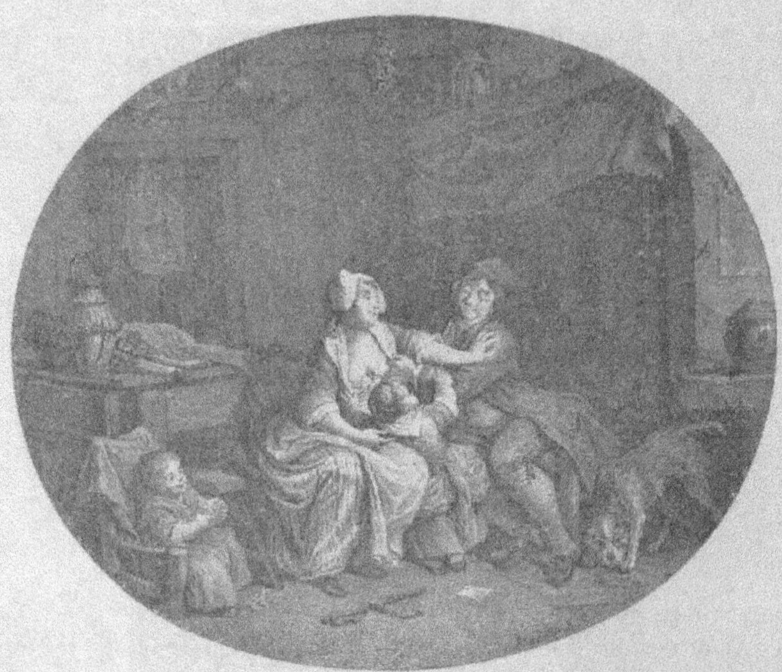

Fig. 111.

galante, d'un œuf sur le plat. — Un bébé prend à pleines mains les rotondités de sa nourrice : *Aux innocents les mains pleines*. — Gil Baer, dans le *Supplément*, sous le titre générique : *La Vie des seins*, donne une esquisse comique des *Seins d'Thomas taquin* (fig. 125).

Nombreuse collection de seins comparés aux oranges ou aux pommes : les *Oranges au choix*, de la galerie des Déca-

dents (fig. 126) ; les *Oranges de mon étagère*, de l'Exposition
des Incohérents ; les *Pommes à vendre* ; *On peut y goûter*
(fig. 127), dessin de Gray, pour la *Ligue foraine* ; la *Marchande
de pommes*, de Louis Legrand (fig. 128), du *Courrier français*.
Des Pommes ! du même, montrent une femme au corsage éventré

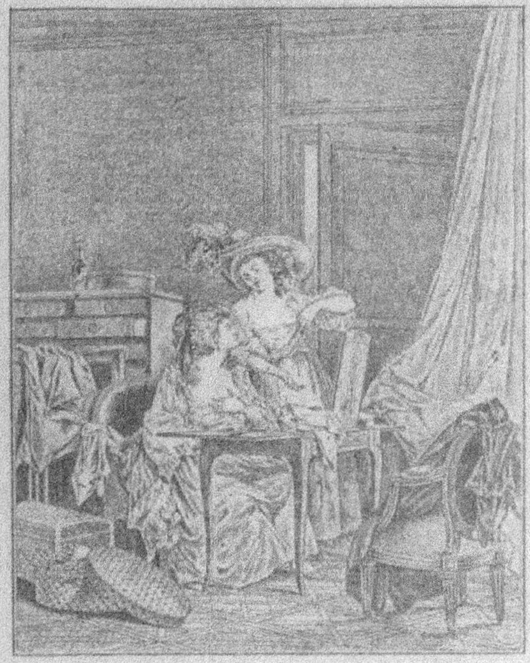

Fig. 112

assise dans un fauteuil, porté sur le dos d'un homme de peine,
et tenant un éventaire chargé de pommes avec lesquelles ses
seins se confondent.

Le premier acte d'une revuette de la Cigale, *Cassons du sucre*,
se passe à la fameuse école extra-libre de Campuis : au mur est
accrochée une mappemonde fin de siècle, représentée sous

l'aspect d'une jolie femme, au torse nu, soutenant de chaque

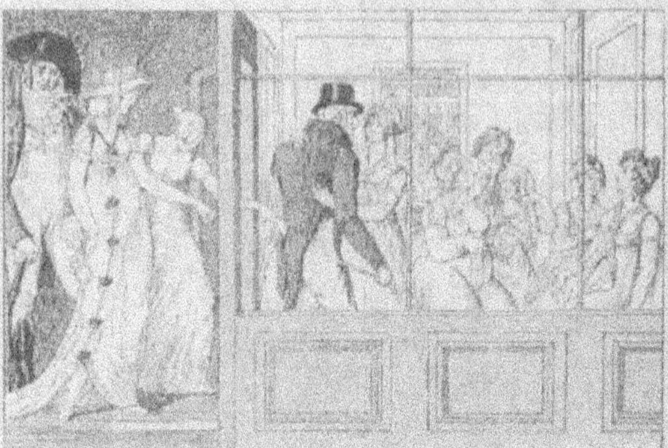

Fig. 113

main un hémisphère volumineux à la place des seins.

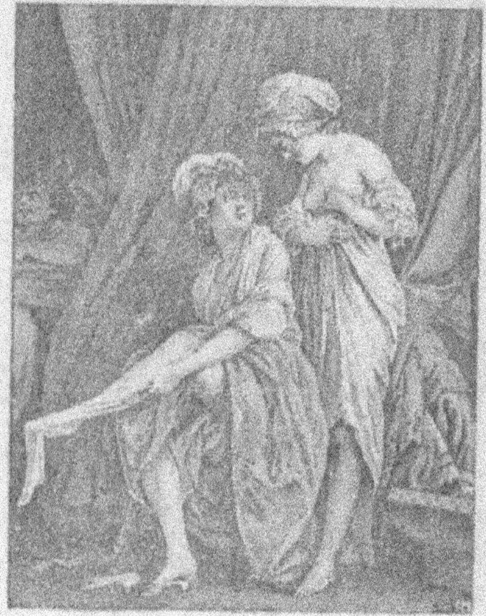

Fig. 114

Dans une *Leçon de géographie* de la *Lanterne*, les *Mappe-*

mondes sont figurées par les fesses dodues d'un bébé et les mamelles de sa mère (fig. 129), souvent comparées les unes aux autres.

Comme échantillon du genre grotesque, empruntons à la *Galerie comique* une charge de Gustave Frison, où M. Coquenbois porte deux mamelles sur sa tête chauve, tandis que sa femme, en chemise, montre à sa bonne étonnée une poitrine

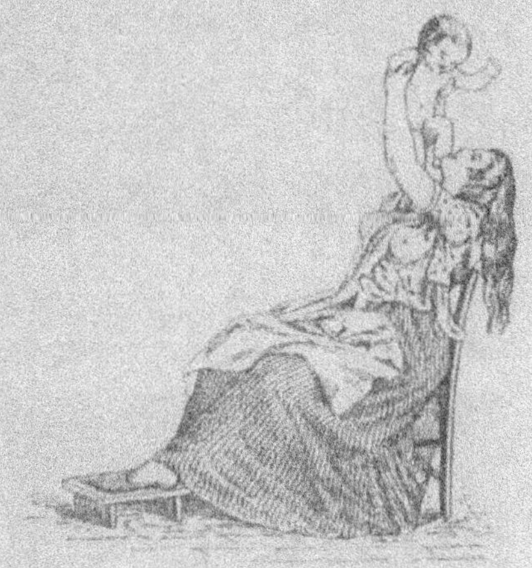

Fig. 115.

des plus velues. M. Coquenbois explique ces divers phénomènes dans la lettre suivante qu'il écrit à un de ses amis :

Mon cher ami,

Si tu savais ce qui m'arrive, tes cheveux se dresseraient comme des mâts de cocagne. Ma femme et moi nous sommes remplis d'une surprise que je ne puis t'exprimer. Tu connais ma femme aussi bien que moi et même mieux. Tu sais qu'elle est plus plate qu'une galette. Aussi avait-elle acheté une bouteille d'un fameux lait, appelé lait mamilla, quelque chose d'épatant, capable de donner des mamelles à une punaise ou à une limande. Régulièrement elle s'en frottait la poitrine dans l'espoir d'y voir pousser ce qui lui manque. Déjà elle commençait à voir se dessiner comme deux petits monticules assez semblables à deux petits abricots, quand j'eus à mon tour la fantaisie

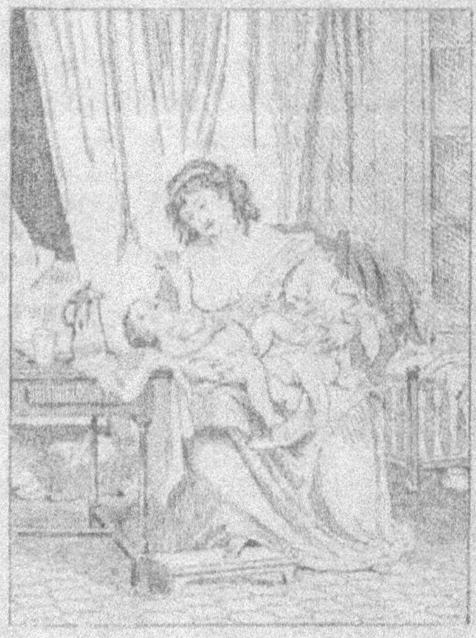

FIG. 116.

de me rendre séduisant. Tu connais ma tête ? elle est aussi peu

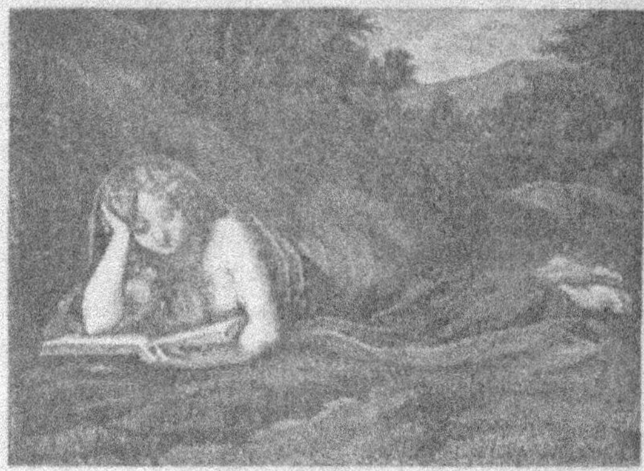

FIG. 117. — *La Madeleine dans le désert*, par Le Corrège. (Musée du Louvre.)
Tirée de la *Femme dans l'Art*, de Marius Vachon.

garnie de cheveux qu'une bille de billard. J'achète donc un flacon du
régénérateur de la chevelure et je m'en frictionne régulièrement le
crâne tous les jours. Tout allait bien ; déjà j'apercevais une imitation
de poil qui faisait le beau sur le sommet de ma tête, quand mon imbécile de bonne de malheur ne s'avise-t-elle pas de changer nos fla-

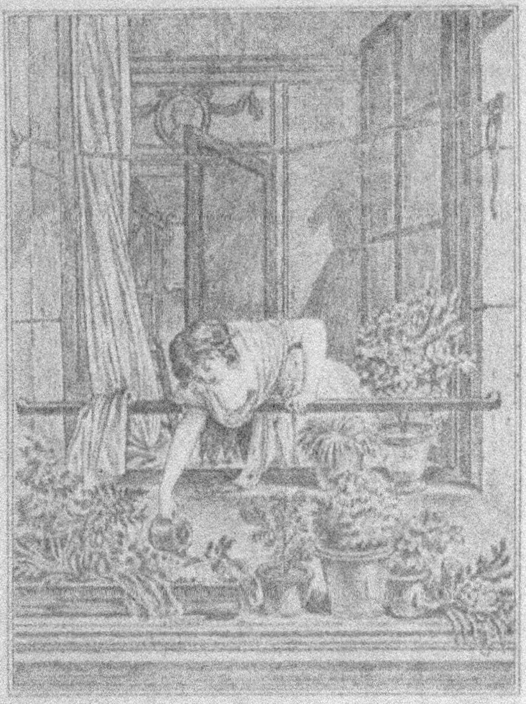

FIG. 118.

cons? Moi, sans défiance, je me frottais la tête régulièrement avec le
lait maeillé, tandis que ma femme se frictionnait la poitrine avec le
régénérateur de la chevelure. Je fus d'abord surpris de voir des cheveux sur la poitrine de ma femme et de sentir ma tête se ramollir.
Pendant que nous commentions les vertus de nos flacons, le phénomène suivait son cours, si bien que ce matin je me suis réveillé avec

une jolie paire de tétons sur la tête, tandis que ma femme trouvait sur sa poitrine une magnifique perruque.

Tu vois ma position ! Toi qui as été chirurgien, viens de suite me tirer de là, je t'attends et je te la serre d'amitié.   COQUENBOIS.

Terminons notre revue par la fin naturelle de toutes choses :

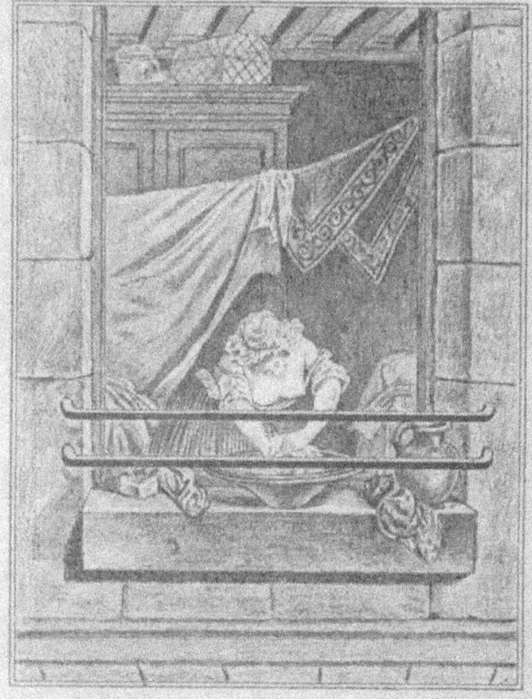

FIG. 119.

la Mort mamelue, frontispice macabre des œuvres de Vigé (fig. 131).

II. — SUR L'ALLAITEMENT

Sujets historiques. — En dehors des fictions mytholo-

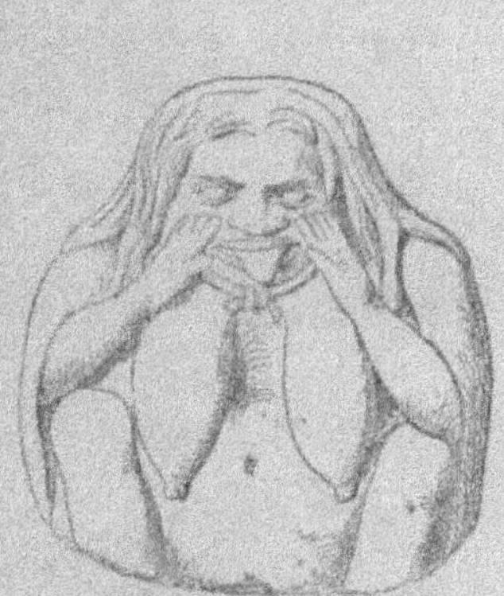

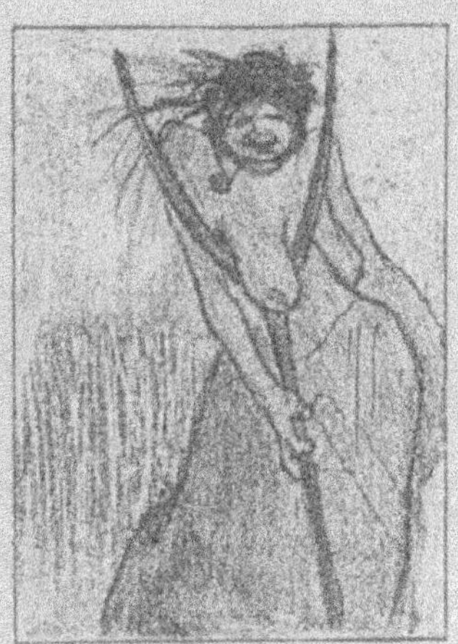

Fig. 120. Fig. 121.

giques ou religieuses et des légendes populaires, déjà men-

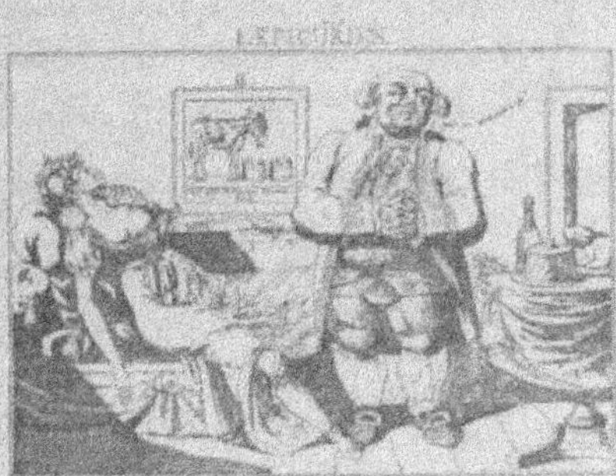

Fig. 122.

tionnées (1), les deux épisodes empruntés à l'histoire de l'anti-

(1) V. *Anecd. hist. et relig.*, p. 147.

quité, relatifs à la lactation, qui ont été le plus souvent retracés par les artistes, sont l'allaitement de Rémus et Romulus par la louve et la Romaine qui allaite, dans une prison, sa mère, suivant les uns, son père, selon d'autres. Cette dernière scène porte les titres de *Piété filiale* ou *Charité romaine*.

Du premier sujet nous citerons le magnifique tableau de

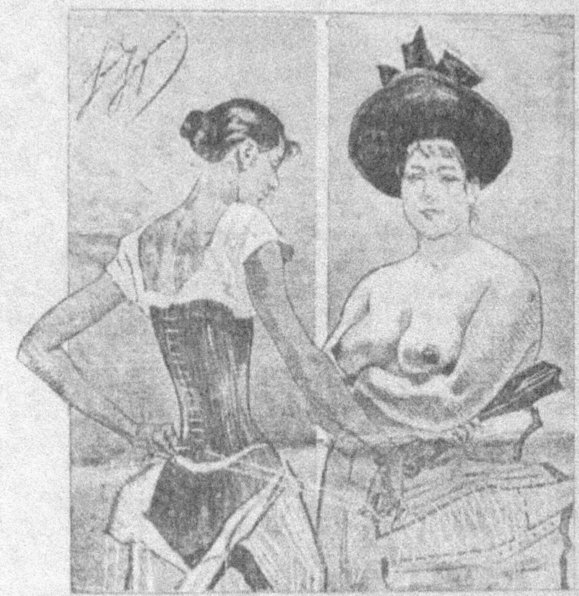

FIG. 132.

Rubens (fig. 132), qui se distingue, entre toutes les œuvres analogues, par l'originalité de la composition et la vigueur de l'exécution (1).

Le même maître a reproduit sous des aspects variés la *Piété filiale*; nous connaissons la plus intéressante de ses toiles (2).

(1) Signalons encore la louve étrusque du Capitole, la louve de Sienne, par Turini, etc.
(2) *Auvrd., hist.*, p. 55.

Au bas de la gravure de ce tableau, nous relevons l'inscription suivante :

Discite quid sit amor; lactat pia gnata parentem
Quem miseranda fames et fera vincla premunt.
Tantus amor fertur cibum meruisse Cimoni,
Sicque fuit patri filia facta parens (1).

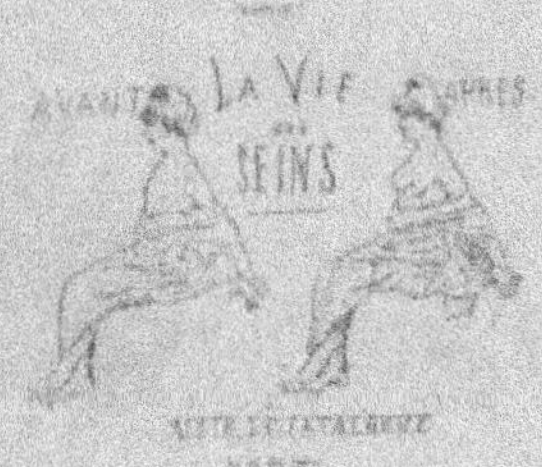

Fig. 124.

Lemire aîné (fig. 133), Jacques Bachelier (fig. 134), Coypel (fig. 40) et tant d'autres (2) ont aussi adopté la tradition du

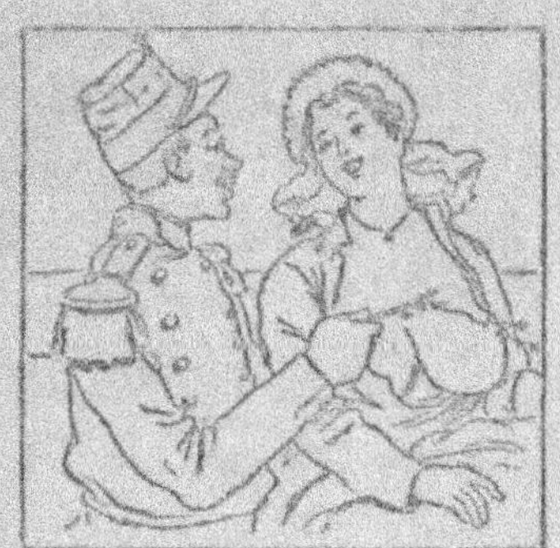

Fig. 125.

(1) Sachez ce qu'est l'amour; une pieuse fille allaite son père,
Que pressent l'horrible faim et de lourdes chaînes.
Un tel amour, dit-on, valut à Cimon la vie,
Et ainsi la fille devint la mère de son père.

(2) Au musée d'Orléans, on peut voir une peinture de l'école italienne, attribuée à Luca Giordano, représentant une *Femme allaitant son père prisonnier.* — A la chalcographie du Louvre, on trouvera la *Charité romaine* de Giuseppe Baldrighi, gravée par P. Langlois.

père allaité par sa fille ; mais aucun d'eux n'a atteint la maestria

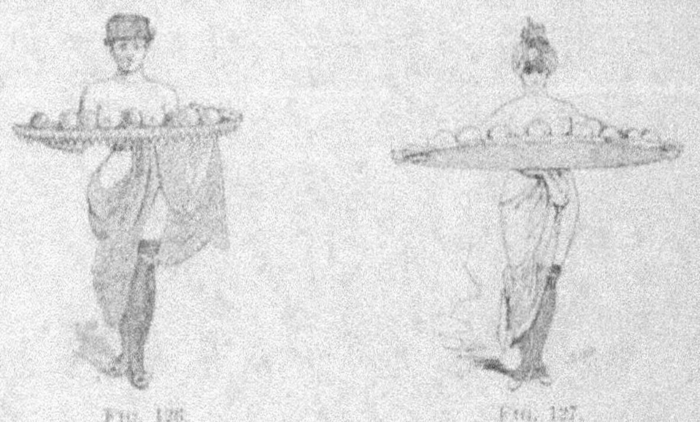

Fig. 126.   Fig. 127.

du peintre flamand. Aussi Diderot était-il dans le vrai quand, à

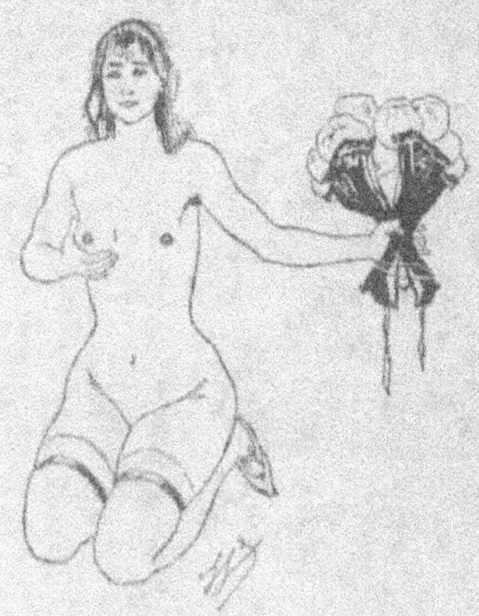

Fig. 128.

propos de la *Charité romaine* de Bachelier, il conseillait au
peintre de fleurs de revenir « au jasmin, à la jonquille, à la tubé-

reuse, au raisin ». La composition de Coypel est accompagnée
de ces mauvais vers :

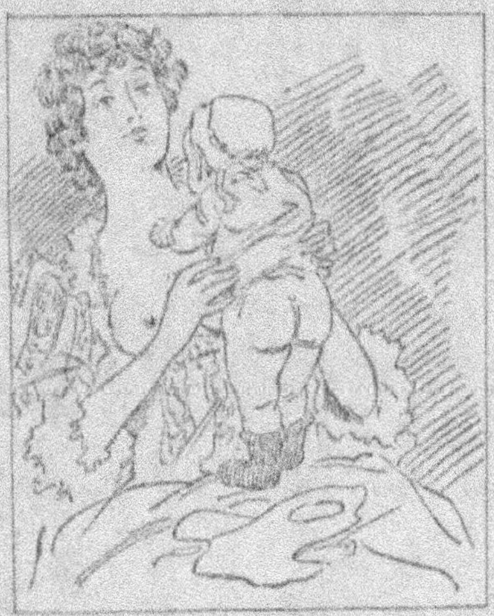

Fig. 129.

Quel spectacle touchant ! Quel merveilleux tableau !
Chargé d'ans et de fers, Cimon presque au tombeau

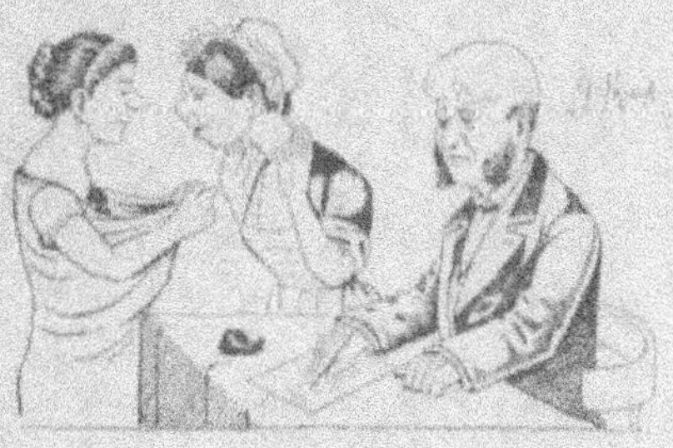

Fig. 130.

Trouve au sein de sa fille une nouvelle vie.
Cimon, de quel bonheur ta misère est suivie !
Tu renais de ton sang et ta fille à son tour
Est mère de celui qui lui donna le jour.

C'est en s'inspirant de ce sujet que A. Bosse imagina sa
« Sibille Éristrée », accompagnée de ce quatrain, aussi énigma-
tique que le personnage :

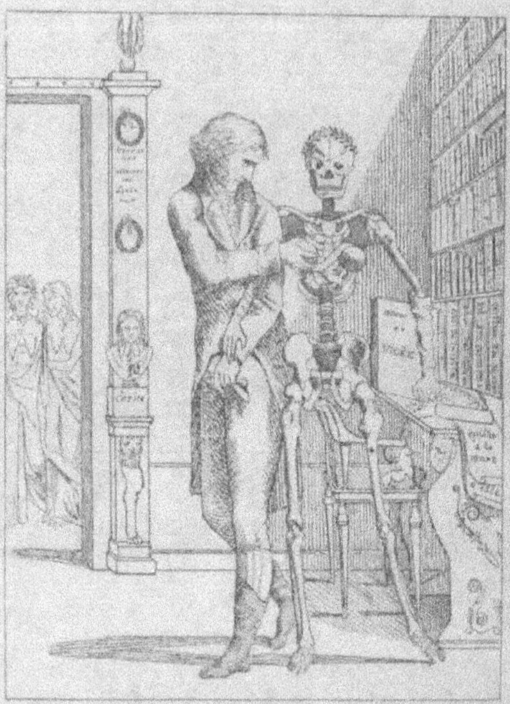

FIG. 131.

Une vierge trouvant du lait dedans son sein
En nourrira son père, et toute la nature
Jouira du bienfaict de cette nourriture
Lorsque ce laict faict sang, se fera nostre bain.

Dans la statuaire moderne, nous ne voyons à citer que l'imposant groupe en marbre (fig. 135), dû au ciseau délicat de H. Lemaire, et qui a figuré avec éclat au Salon de 1881.

A côté de la *Piété filiale* se place naturellement la *Maladie de Las Casas* (fig. 33, *Anecd. hist.*), évêque de Chiapa, qui fut le protecteur des Indiens contre les exactions espagnoles. Pen-

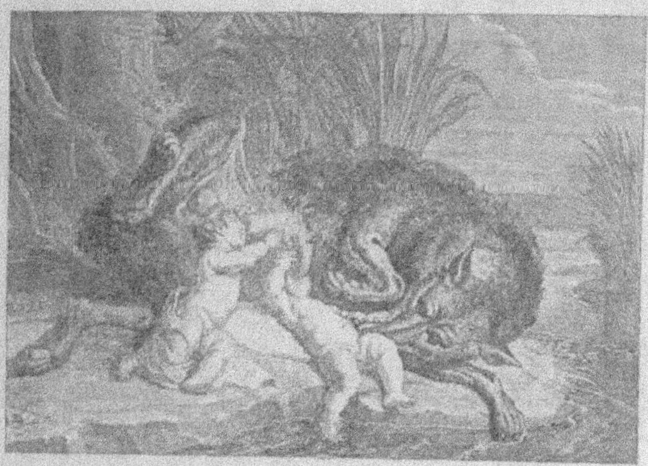

Fig. 132.

dant une grave maladie, ce vénérable prélat, ne pouvant plus supporter aucune nourriture, dut la vie au lait qu'une Indienne lui faisait prendre à son sein. Ce trait de dévouement a été fixé sur la toile par Hersent, en 1823, et gravé par Pierre Adam.

Notons, sans y attacher plus d'importance, le *Changement de lait de Paul et Virginie* (1), estampe de Lambert qui fait partie d'une suite de six pièces et rappelle ce passage du roman : « Souvent elles changeaient de lait : *Mon amie*, disait Mme de La Tour, *chacune de nous aura deux enfants, et chacun de nos enfants aura deux mères.* »

(1) On sait que cette naïve et charmante idylle fut inspirée à Bernardin de

En France, l'histoire ne nous fournit qu'un document figuré. C'est une médaille (fig. 70, *Anecd. hist.*) frappée à la naissance de Louis XIII, en 1601, qui représente, au revers, une Cybèle et une

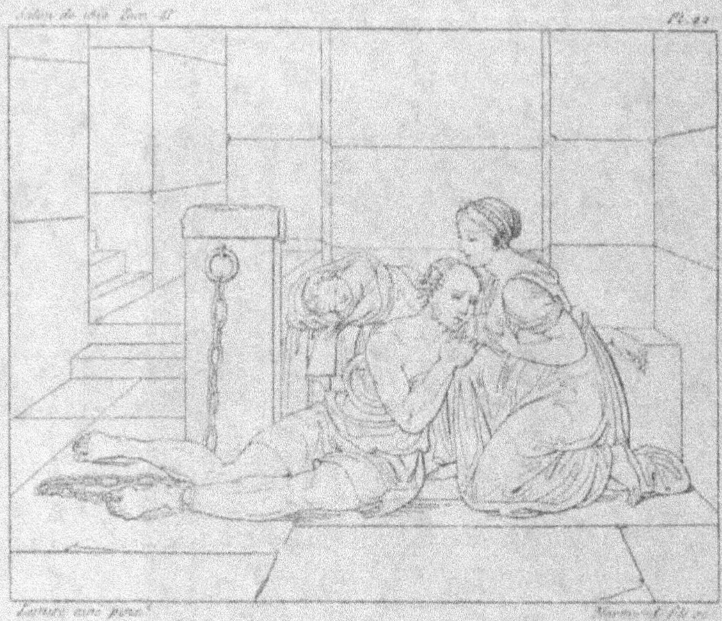

Fig. 133.

Junon arrosant un lys de son lait. Marius Vachon raconte que cette médaille avait déjà servi à la naissance de François II, mais la Monnaie n'en conserve aucune trace.

A l'imitation de Rachel ouvrant à sa servante Betha la tente de

Saint-Pierre, en 1788, par une anecdote recueillie à l'Ile de France. Les personnages qu'il met en scène sont de pure imagination. « Aux Pamplemousses, écrit Mme Pfeiffer, on voit une pierre tombale qui ne recouvre aucune cendre humaine. » Et cependant nombre de personnes se glorifient « d'appartenir à la famille de Virginie de La Tour, l'héroïne à jamais immortelle de Bernardin ». Ainsi s'exprime un de nos confrères, qui semble attacher plus de prix aux titres nobiliaires qu'aux titres scientifiques, mais il oublie que le de La Tour, père de Virginie, « n'était pas gentilhomme »; et pour cette raison les parents de sa femme (?) « s'étaient opposés à son mariage »; de plus, Bernardin le fait descendre d'une famille de Normandie et non de Bretagne, souche des fameux ancêtres de notre confrère.

Jacob, Diane de Poitiers envoie le roi chez la reine donner un héritier au trône, et quand après de longues années de stérilité, Catherine de Médicis accouche de son premier fils, Diane revendique auprès de la reine la fonction que la mythologie attribue à la sœur de Phœbus. Un tableau donne du fait la commémoration pittoresque. Dans le costume olympien que lui réserve son privilège de déesse, et entourée des dames de la cour en robes de fées, elle reçoit solennel-

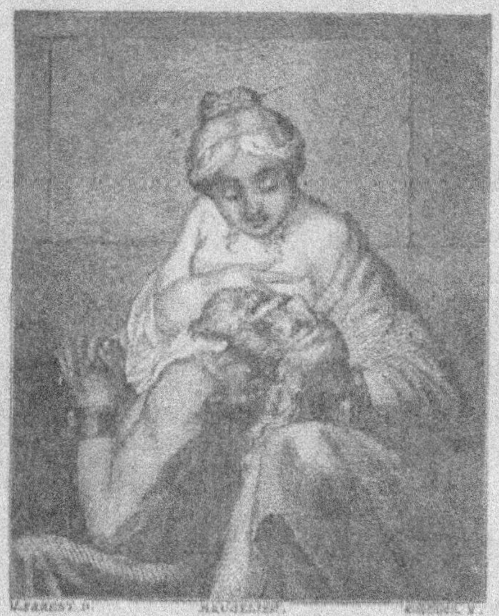

Fig. 134. — Tirée de l'*Histoire des peintres*.

lement le prince nouveau-né qu'une femme agenouillée lui présente. Elle fait frapper une médaille à son buste, et dont le revers offre une Junon et une Cybèle, avec cette devise : « *Oritur et lacte virescit.* »

Sur le terrain politique, la moisson n'est pas beaucoup plus riche ; nous ne trouvons à glaner qu'une seule caricature (fig. 135 *bis*), encore est-elle exotique. Elle porte la date du 22 avril 1784 et pour légende : *Political affection*. Cette caricature est de Rowlandson et fait partie d'une suite se rattachant aux élections de Hood, Wray et Fox, candidats à la Chambre des

Communes (*The Great Westminster Election*). On y voit la
duchesse de Devonshire (*The Canvassing Duchess*) allaitant

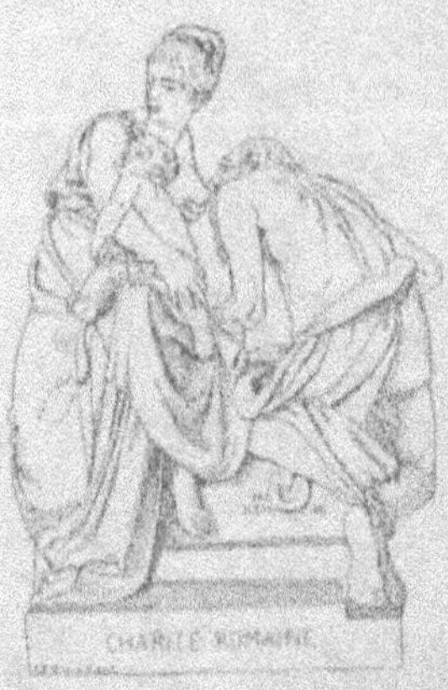

Fig. 137.

un renard, c'est-à-dire le célèbre homme d'État, Fox, signifiant
renard, dont elle soutenait la candidature de ses propres

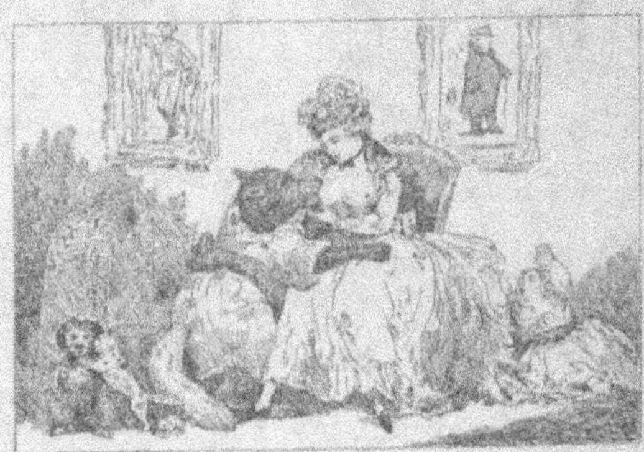

Fig. 135 bis.

deniers (1). Les Goncourt connaissaient ce document ; ils en

(1) Voir *Rowlandson the Caricaturist*, vol. I, p. 132. (Westminster Election,
1784.)

parlent dans leur *Histoire de la Société française pendant la Révolution*; mais, ne sachant à quel événement le rattacher, ils se tirent d'embarras en exécutant une variation littéraire des plus fantaisistes :

C'est au coin de la rue Saint-Jacques et de la rue des Mathurins que la Révolution établit le musée de ses caricatures. Au coin de rue qu'occupe Basset, le maître de cette boutique, tout le jour le peuple stationne. La montre de Basset est une grande alliée de la Révolution ; c'est le journal des gens qui ne savent pas lire. C'est l'école du

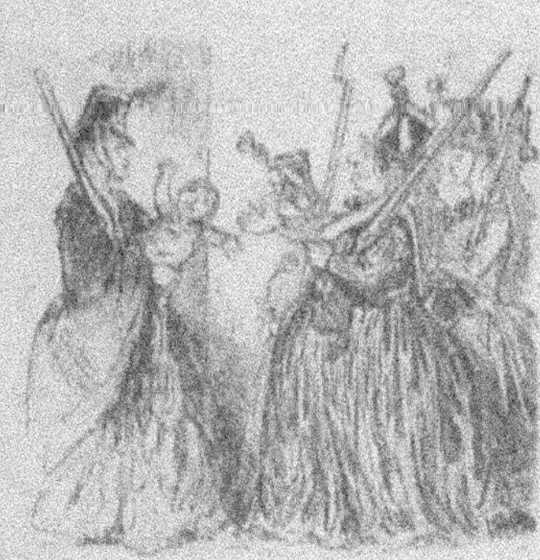

Fig. 186. — Caporal, faites donc taire votre moutard ou donnez-lui à téter. Il va faire fuir les voleurs.

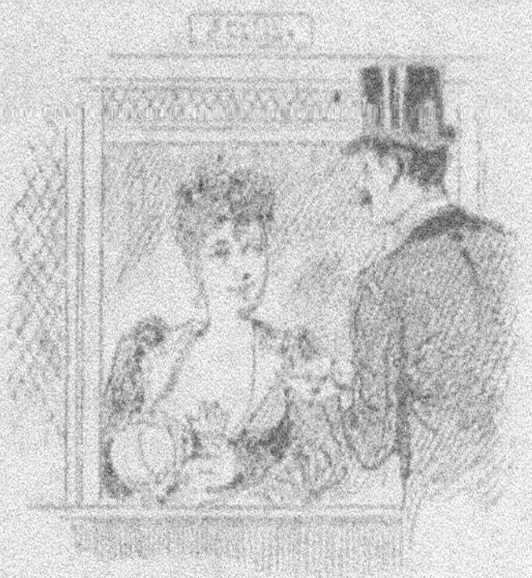

Fig. 187. — Ne vous dérangez pas, Madame, j'attendrai qu'il ait fini.

peuple. Là, donnent leurs leçons gratuites, des professeurs *carica-turo-patriotiques*, éclairant les amateurs « de caricatures, estampes morales et spirituelles dans le sens de la Révolution ». — « Voyez-vous cette femme — dit l'un — et ce loup qui la tient par la gorge ; voyez-vous comme elle se plaît à le nourrir, comme elle le tient atta-ché à son sein ? La marâtre ! Et cet enfant qui périt à ses côtés faute d'aliment, c'est son propre fils, messieurs et dames, c'est son fils qu'elle abandonne pour nourrir le loup emblème de la férocité de l'aristocratie, c'est clair ! — Tenez, savez-vous l'anglais ? lisez l'ins-cription : *Political affection. Affection*, préférence, passion, *Poli-tical*, de la Polignac... — La gueuse ! » — Il a raison, — fait tout le monde, — c'est ma foi la Polignac... ha, ha, ha, hi, hi, hi ! »

Certains faits politiques et administratifs, où l'allaitement a
joué son rôle, par suite de la substitution des femmes aux
hommes, ont excité la verve de la satire ; par exemple les Vésu-
viennes de 1848 (fig. 136), que le crayon de Cham caricature
avec sa malice et son esprit habituels, et le remplacement dans
les bureaux de poste des employés par des dames ou des jeunes
filles, que Stop plaisante agréablement dans le *Journal Amusant* du 18 novembre 1893 (fig. 137).

Nous trouvons un document qui nous intéresse dans les
Sept œuvres de miséricorde corporelle (fig. 136 *bis*), groupées en

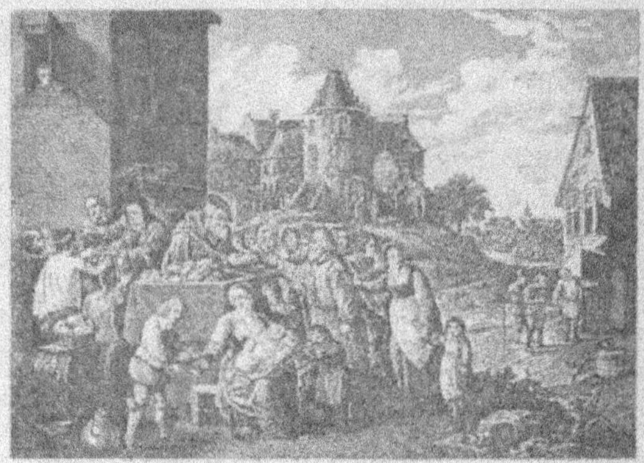

Fig. 136 bis.

un seul cadre et sans confusion, par David Teniers. Il a indiqué :
le *Esurientes pascere* (Nourrir ceux qui ont faim), par un vieillard
opulent qui distribue du pain à des indigents ; le *Hospitio exci-
pere advenas* (Donner l'hospitalité aux étrangers), par un villageois qui invite deux pèlerins à entrer dans sa maison ; le *Ves-
tire nudos* (Habiller ceux qui sont nus), par une femme âgée,
offrant des vêtements à des malheureux ; le *Egros curare* (Soigner
les malades), par quelques personnes que l'on aperçoit dans une
petite maison, empressées à donner leurs soins à une femme malade ; le *Liberare captivos* (Délivrer les captifs), par un cavalier
qui accueille à la porte d'une prison un prisonnier qu'il vient de

délivrer ; enfin ce qui touche de plus près à notre sujet, le *Potare sitientes* (Abreuver ceux qui ont soif), par un jeune homme versant du vin dans une coupe à une femme assise au premier plan, laquelle tient sur ses genoux un enfant à la mamelle qui se désaltère à sa façon, tandis qu'à côté d'elle un autre enfant plus âgé boit avec avidité.

L'œuvre de miséricorde, *Potare sitientes*, a été souvent traitée

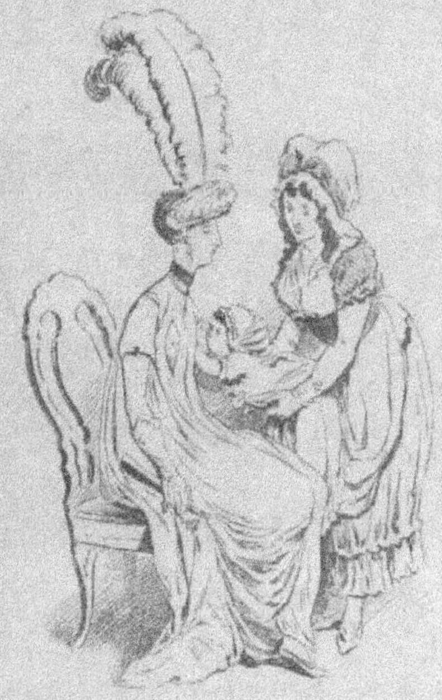

Fig. 137 bis. — Groupe principal de la caricature de Gillray.

isolément et a fait l'objet de compositions importantes ; la gravure de A. Bosse, sur ce sujet, montre au premier plan, à droite, une femme qui allaite, et, à gauche, une fontaine semblable au Manneken-Pis de Bruxelles.

Une mode d'allaiter, en Angleterre, a été ridiculisée par la plume et le crayon, mais elle a résisté, comme toujours, aux attaques les plus violentes.

Gillray, dans une caricature (fig. 137 *bis*) portant pour légende : *The fashionable mamma or the convenience of modern dress* (1796) (La maman fashionable ou les avantages de la robe moderne), raille la grande dame qui, avant de sortir, daigne présenter le sein à son enfant, mais sans se donner la peine de le prendre des mains de la gouvernante et, pour n'avoir pas à se dégrafer, elle porte la robe fendue au niveau des seins ; c'est plus expéditif et moins *xchoking*. A droite, à travers la

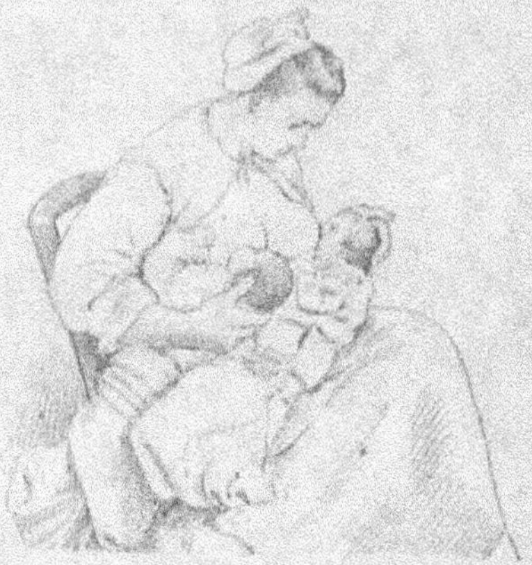

FIG. 138.

fenêtre, on aperçoit le cocher sur son siège attendant impatiemment que madame ait terminé sa corvée. Par opposition, l'artiste a accroché au mur, dans le coin de gauche, un tableau représentant le véritable amour maternel, *Maternal Love*, où la mère, tout à son devoir, tient son enfant sur ses genoux et découvre entièrement sa poitrine.

Les nourrices font nécessairement partie de notre collection. On trouvera, dans nos autres volumes (1), de nombreux documents se rapportant à l'histoire et au costume de ces « secondes mères ». Nous compléterons nos renseignements historiques en

(1) V. *Histoire des accouchements*; les *Naissances à la Cour* ; les *Accouchements dans la littérature, au théâtre et dans les beaux-arts* ; *Anecdotes sur les seins et l'allaitement*.

signalant une nourrice thrace, d'après une figurine en terre cuite,
dans la *Grèce avant Alexandre*, de Monceaux ; puis deux
estampes du Musée Carnavalet (collection Hennin), montrant la
« *Nourisce* » au XVIIe siècle ; enfin le portrait de la nourrice du
duc de Berry, accompagné de ce mauvais quatrain :

> J'aurais lieu de me tenir fière
> D'avoir ce bonheur sans égal
> De mêler en quelque manière
> Mon lait avec le sang royal.

Passons en revue diverses scènes prises, sur le vif, chez la
gent nourricière.

La *Nourrice qui rend l'enfant* et la *Nourrice qui remue l'en-*

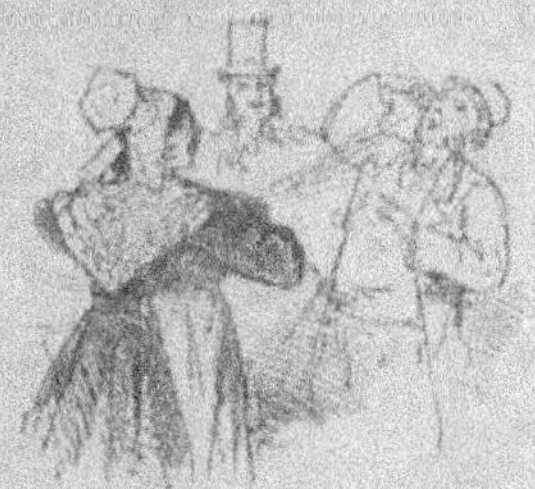

Fig. 139. — Pas assez de lait ! eh bien,
excusez.

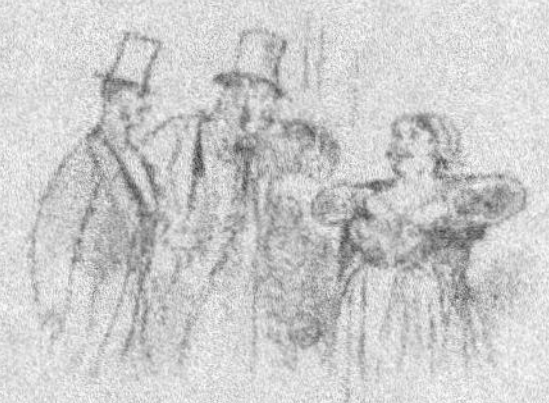

Fig. 140. — La dégustation : lait
vigoureux, nourrissant, petit goût de
noisette, goûtez-moi ça. — Mon bon
docteur, je m'en rapporte à vous.

fant, de Benard, sont bien connues. Des vers de circonstance
accompagnent ces images populaires ; voici ceux de la dernière :

> A ces soins empressés, à tout ce mouvement,
> Qui ne croiroit ici reconnaître une mère
>   Dans son véritable élément ?
>   Ce n'est pourtant qu'une étrangère
>   Qui pour un modique salaire
> Vend au premier venu ses peines et son sang,
> Et livrée au plaisir, peut-être la maman
>   Songe autant à l'enfant qu'au père.

Opiz nous introduit dans un *Bureau de nourrices*, sous le
premier Empire ; Frappa nous fait assister au *Choix d'une*

nourrice contemporaine (1), et Duez nous ouvre les portes de la Maternité, à l'*Heure de la tétée des enfants débiles* (2),

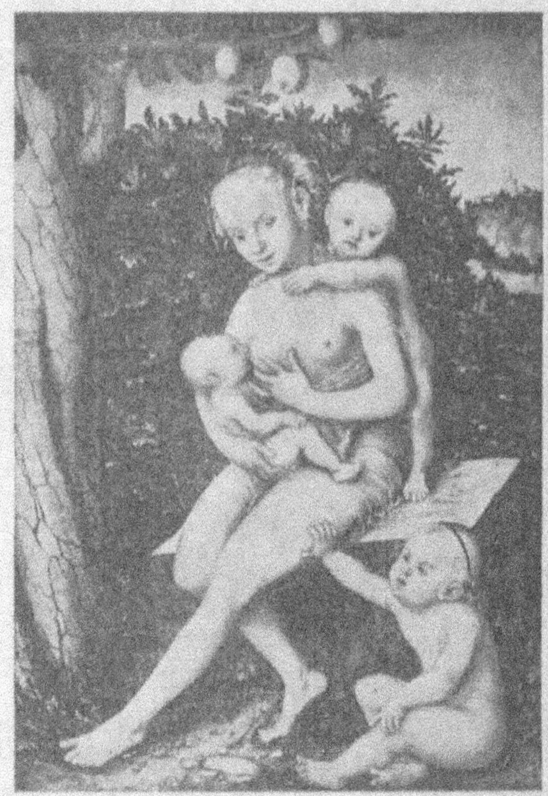

Fig. 137.

dont nous ne reproduisons que le groupe du premier plan (fig. 138).

La note gaie nous sera fournie par une page pleine d'humour

(1) *Anecd. hist.*, fig. 27.
(2) Exposition du Champ de Mars, 1895.

de la *Vie parisienne*, consacrée au *Choix d'une nourrice*; nous
en détachons deux vignettes amusantes (fig. 139, 140).

Sujets symboliques. — Nombreuses sont les œuvres où
les artistes symbolisent la *Charité* sous les traits d'une femme
court-vêtue, entourée d'enfants et donnant le sein à l'un d'eux.
La plus curieuse est peut-être celle de Lucas Cranach, le vieux,
que possède le Musée d'Anvers (fig. 141). Citons aussi la *Charité* de A. Caraccio; la composition pleine de sentiment de

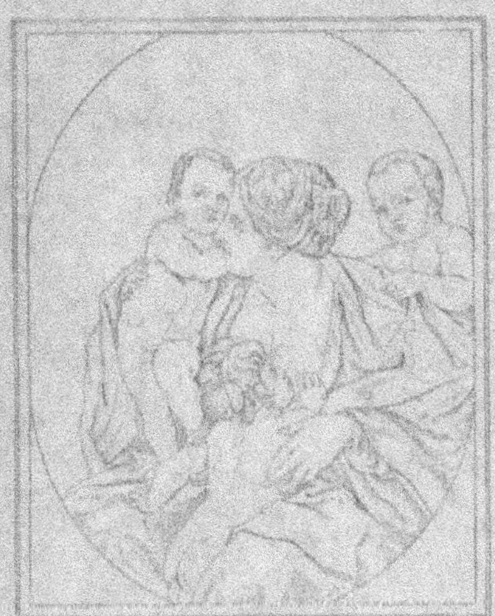

Fig. 142.

Guido Reni (fig. 152, de la Galerie de Florence; une autre,
plus connue, d'Andrea Del Sarto, où la Charité apparaît sous la
figure d'une femme assise, tenant sur ses genoux deux enfants.
L'un des deux est suspendu à son sein, le second lui montre un
bouquet de noisettes qu'il tient à la main; un troisième dort
à ses pieds. A l'école française appartiennent l'*Alma Mater*,
d'Ingres; la *Charité* de Bouguereau (1) fig. 143; et, parmi les
sculptures, le groupe du tombeau de Lamoricière, à Nantes

(1) Salon de 1883.

(fig. 144), de Paul Dubois, et du monument élevé à la mémoire
de Mgr Donnet, par Delaplanche (fig. 145).

La vive opposition des ombres et des reflets, et surtout l'in-
tensité de vie et de mouvement que H.-G. Ibels a su donner à la

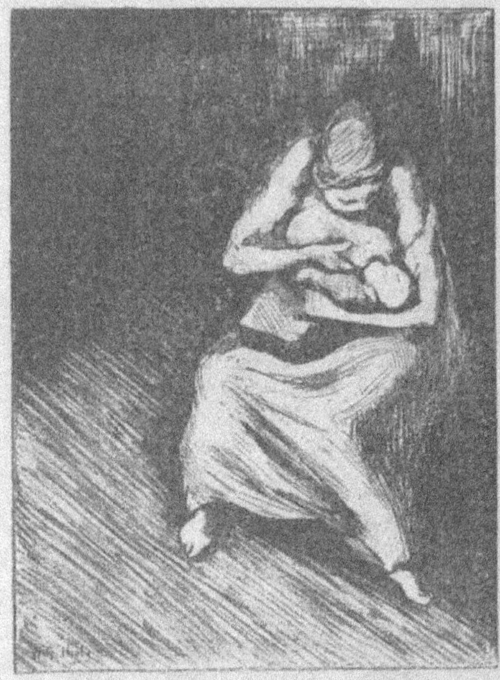

Fig. 142 bis.

mère qui allaite (fig. 142 *bis*) font de cette empoignante conception une véritable figure symbolique de l'*Allaitement*.

Allaitement maternel. — La mère donnant le sein figure,
d'une façon épisodique, dans nombre d'œuvres magistrales, par
exemple : les *Sept œuvres de miséricorde corporelle* (fig. 136 *bis*),
de Téniers ; une *Halte de Bohémiens* et une *Scène d'intérieur*,

de Sébastien Bourdon; le *Ménage du menuisier*, de Rembrandt; le *Repas de famille*, de Stein; les *Paysans joyeux*, de Brackenbourg : l'un d'eux prend à pleines mains le sein gauche d'une Flamande assise auprès de lui, tandis qu'à l'autre bout de la table un marmot joufflu tète avidement le sein rebondi de

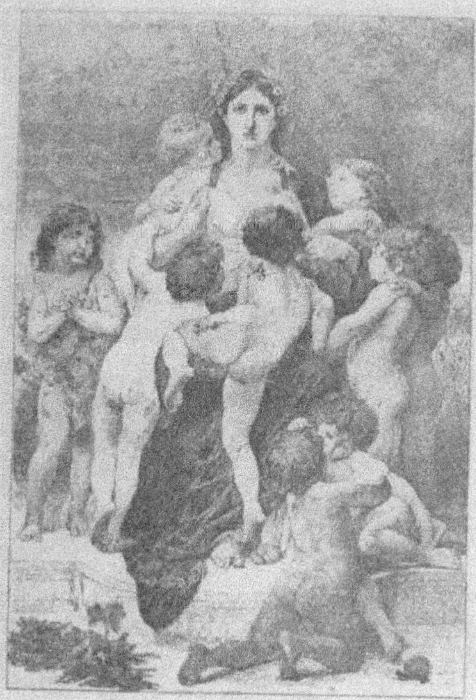

Fig. 143.

sa mère. Rubens a placé au premier plan de sa *Kermesse* un groupe de trois femmes, assises sur des bottes de foin et occupées à allaiter leurs enfants.

Quant aux femmes isolées qui donnent le sein, chaque Salon de peinture et de sculpture nous en offre plusieurs variétés. Deux marbres poignants, l'un de Thivier, la *Délaissée*, l'autre *Sans abri*

(fig. 146) (1) évoquent les tristesses de la maternité. D'autres
œuvres, au contraire, en reflètent les joies : le *Bonheur du
ménage*, de Le Prince ; la *Plus belle des mères* (2), de Van Dick ;
l'*Amour maternel*, de Peters (3), et celui de E. Laroche, sculpté
dans un bloc ; la *Bonne mère*, terre cuite de Laroux ; la *Nourricière*, de E. Chatrousse ; *Extase maternelle*, de Hugues
Merle ; l'*Allaitement*, bas-relief en bronze de Charpentier ; le

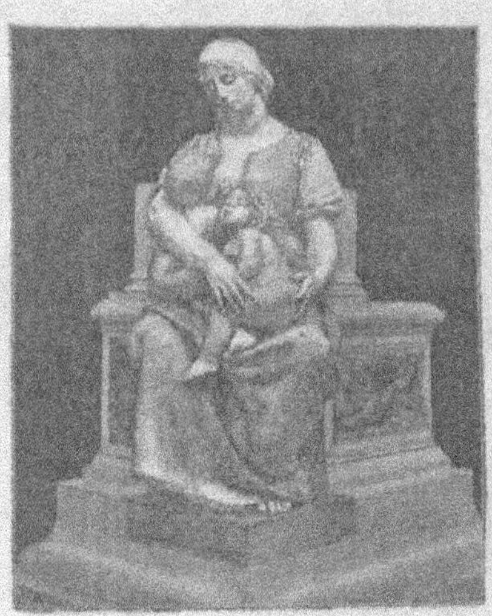

Fig. 146.

Premier déjeuner, de Zuber-Buhler ; le *Premier né*, de Beaury
Sorel ; la *Jeune mère*, de Ch. Demory ; celle de Trayer, de
Laugée, de C. Pabst et de tant d'autres. Réservons une men-
tion spéciale à Carrière, appelé « le peintre de l'allaitement »
par les Goncourt, et citons, à titre de curiosité, la *Paysanne
allaitant* (fig. 147) dont le Louvre a fait l'acquisition, au prix
de 3,000 francs, mais qui a été retirée de ses galeries, à la
suite d'un tollé général des critiques d'art et des experts, décla-

(1) Tirée de *La Famille*.
(2) *Anecd. hist.*, p. 49.
(3) *Anecd. hist.*, p. 48.

rant cette toile apocryphe, malgré la signature de Millet, datée
de 1848.

Parmi les gravures importantes, nous mentionnerons la
curieuse étude de Bartolozzi (fig. 148), un joli spécimen de l'école
anglaise ; la vigoureuse lithographie de Ibels, déjà mentionnée
(fig. 142 *bis*) ; et celle non moins intéressante de Legrand, *Mater
inviolata*. Une estampe anonyme du XVIIIe représente une jeune

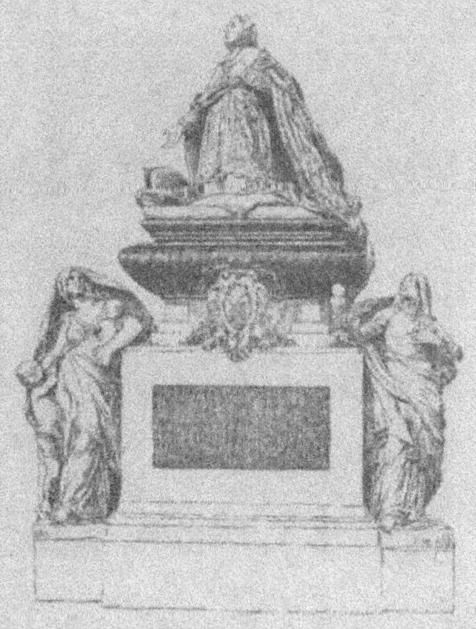

FIG. 145.

coquette minaudant avec un galant, tandis que son enfant prend
sa mamelle gauche. Au-dessous, cette banalité :

> Pleine du feu de la jeunesse,
> Cette nourrice à l'œil fripon
> Découvre assez que sa tendresse
> N'est pas toute pour son poupon.

Sur ce sujet, les scènes gracieuses et familières abondent ;
nous n'avons que l'embarras du choix : l'*Enfant et le barbet*,
de Verkolie, où le bébé quitte un instant le sein pour regarder un

petit chien avec lequel joue sa mère ; la *Jeune mère* de François
Mieris embrasse avec tendresse son enfant qu'elle vient d'allaiter,
scène maternelle qui rappelle l'*Heureuse mère* de Saint-Albin ;
puis *Nounou*, eau-forte de Henri Boutet, très belle Cancalaise
« faisant sauter son poupon devant sa poitrine offerte ». Plus

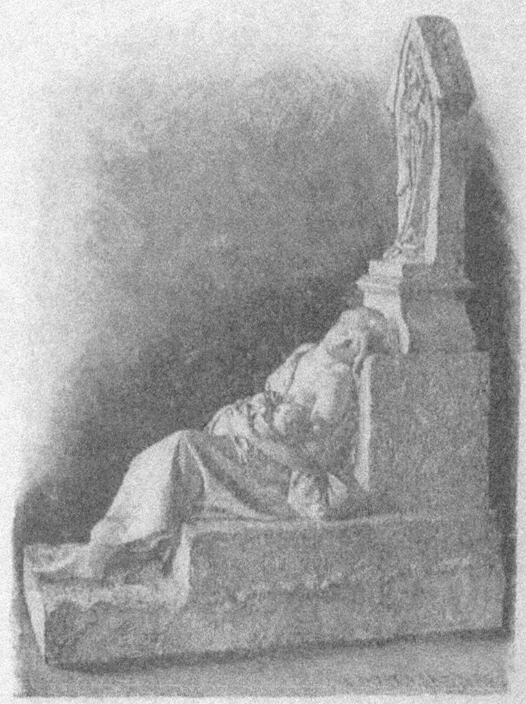

Fig. 148.

près de nous, voici le *Coup de l'étrier* (fig. 149), de Debat-Pon-
san : avant de partir pour le bal, où les règles les plus élémentaires de l'hygiène lui défendent d'aller, la jeune mère grave son
enfant pour la soirée. La même idée avait été exprimée, mais avec
une opposition plus accusée, dans une gravure de Gavarni,
Avant de partir : la mère, déguisée en débardeur et s'apprêtant

à passer la nuit au bal masqué, donne le sein à son marmot.
Notons enfin une toile de Mlle Blanche Norme, *Une vocation*
(Salon 1897) dont le sujet original, plus que le mérite de l'œuvre,
attire l'œil ; ce tableau représente une fillette assise, donnant le
sein à sa poupée.

Animaux. — Les femelles d'animaux, qui allaitent leurs

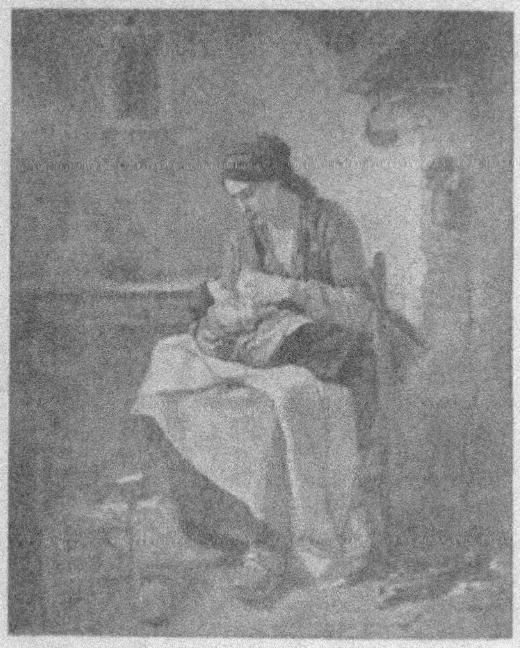

Fig. 147.

petits ou des enfants, figurent dans un certain nombre de compositions, soit comme sujet principal, soit comme accessoire pour
animer le paysage. Nous ne nous occuperons que du premier
groupe.

Dans son *Égypte*, Champollion reproduit une vache allaitant
à la fois son veau et un enfant (fig. 150). Une lithographie de

Carle Vernet nous montre une sorte de pendant à ce document archéologique : une femme sur une ânesse donne le sein à son enfant pendant qu'un jeune ânon tette sa mère.

Au tour des chèvres — et elles sont nombreuses — qui allaitent leurs chevreaux ! Que de toiles représentant l'allaitement de Jupiter par la chèvre Amalthée ! Celle de Nicolas Poussin, entre autres, est une œuvre de tout premier ordre. En 1835, Mlle Lorimier exposa un tableau (fig. 151) représentant une jeune mère

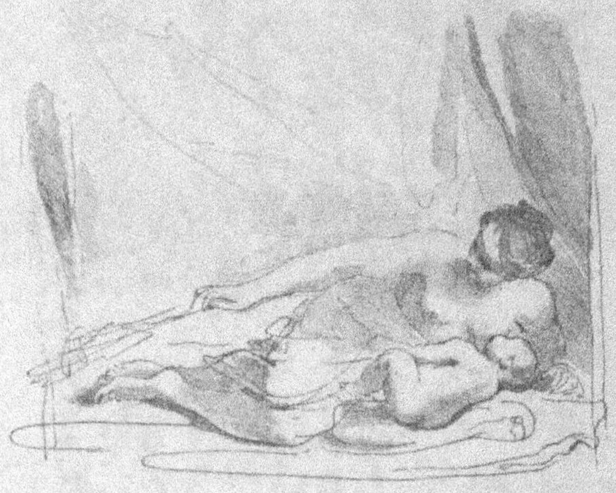

Fig. 148.

qui, dans l'impossibilité de nourrir son enfant, le faisait allaiter par une chèvre. Le regret qu'elle éprouve de ne pouvoir remplir son devoir maternel donne à ses traits une douce *expression de* mélancolie. Dans la *Nourrice improvisée*, de Paul Descelles (fig. 152), exposée en 1896, on voit une chèvre docile allaiter un enfant sous la surveillance des sœurs d'un hôpital. La *Nourrice*, de C. Robert, nous présente au contraire des chevreaux nourris au biberon par une jeune fille. Une estampe de J. Houel, l'*Allaitement du petit éléphant* (fig. 153), nous introduit dans une famille de pachydermes, où nous assistons à une scène de tendresse entre Monsieur, Madame et Bébé. Donnons enfin le

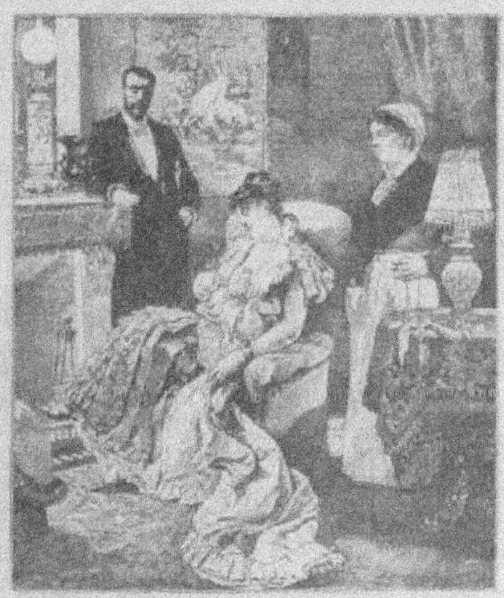

Fig. 149 (1).

portrait, pris sur nature, d'une grivet femelle (fig. 154) nour-

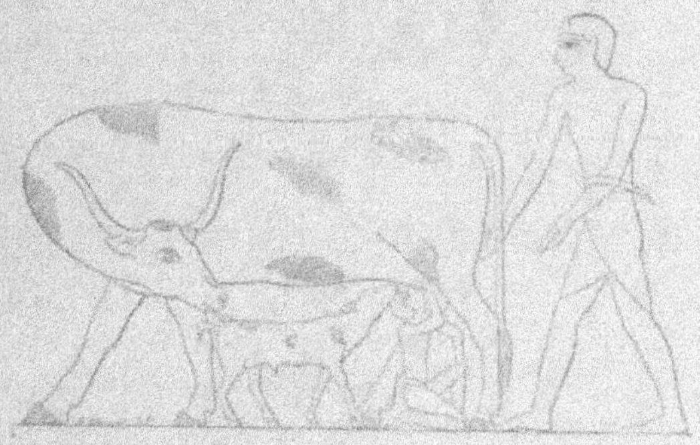

Fig. 150.

rissant son petit, né à la ménagerie du Muséum, vers 1840.

(1) D'après la photographie de Braun et Cⁱᵉ.

Fantaisies. — Au moyen âge, dans la *Danse macabre* (1),
la Nourrice figure à côté de la *femme grosse* (2) et de la *Sage-
femme* (3), les seins saillants et un enfant nu sur les bras, avec
cette légende :

Nutrix : *Nutricem rapiens mors præstat vermibus escam.*
(LA MÈRE NOURRICE : La Mort, enlevant une mère qui nourrit
son enfant, donne leur pâture aux vers.)

L'œuvre de A. Bosse renferme un dessin fantaisiste d'une

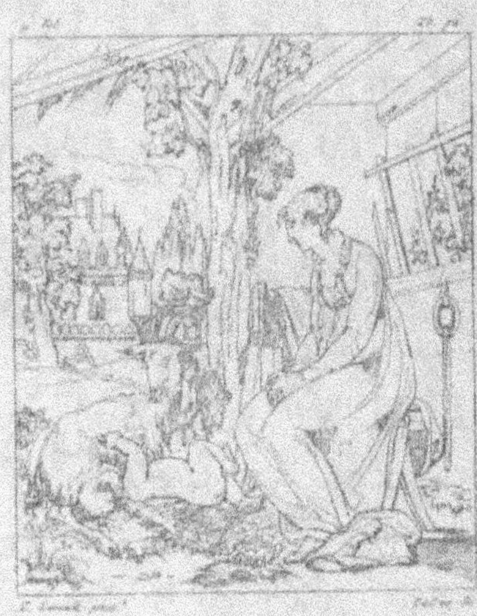

FIG. 181.

laitière de la campagne portant un pot au lait sur sa tête ; tout
en cheminant, cette contemporaine de Perrette se fait ces
réflexions d'une moralité douteuse :

(1) Appelée encore *Danse de Saint-Macaire*, à la suite d'une vision de ce solitaire. La Mort dirige cette danse à laquelle tous les états prennent part.

(2) Celle-ci entr'ouvre sa robe pour montrer son ventre. GRAVIDA : *Quid gestare
juvat fœtum ? Mors imminet atra.* (LA FEMME ENCEINTE : À quoi bon porter un
fœtus ! L'affreuse mort est là, menaçante.)

(3) MINISTRA PUERPERORUM : *Ne prestat aliis scribi mortis estat horror.*
(L'ACCOUCHEUSE : *L'horreur de la mort n'empêche pas autrui de scrire à d'autrui.*)

> J'appreune si fort le commerce
> Par qui l'on peut avoir du lait,
> Que de la façon qu'il me plaist,
> J'aime que mon pot se renverse.
> Car je scay qu'en notre village
> Un garçon qui faict l'entendu
> Réparera tout le dommage
> De mon laict qu'il a répandu.

Estampe philosophique de Pigalle : un enterrement passe

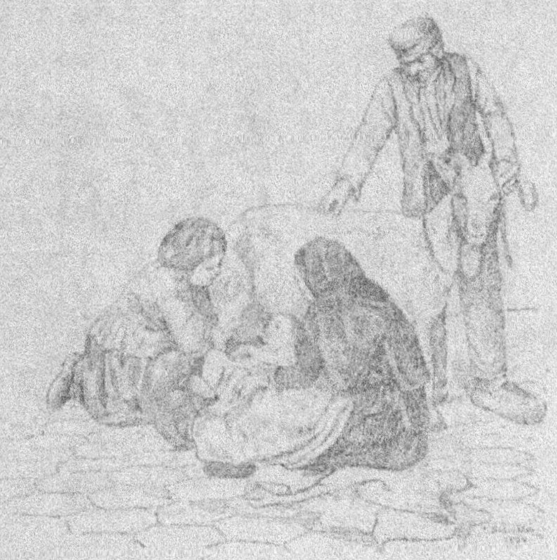

FIG. 152. — Groupe principal du tableau de F. Descelles, la *Nourrice impériale*, Tiré du *Boulevardier*.

auprès d'une mère qui allaite ; au bas, cette légende : « Les uns viennent et les autres s'en vont. »

Une autre gravure en couleur de l'époque de la Restauration représente les *Quatre mendians* : une pauvre femme donne un sein flasque et ridé à son dernier né, et porte, attachée au dos, une vieille chaise où est assis un autre enfant, pendant qu'elle tient de la main son fils aîné qui tend une sébile pour demander l'aumône.

Nous aurions voulu reproduire ici les jolies fantaisies de

Willette, mais cet artiste nous en a refusé l'autorisation : nous devons donc nous contenter de les énumérer : *Buffet ! cinq minutes d'arrêt*, et *le Roy boit*, parues au *Courrier français* ; l'*Allaitement de Pierrot*, tiré de *Pauvre Pierrot* ; *Sèce d'Avril*, illustrant *Ronces et Gratte-culs*, de Prosper Marius ; enfin une réclame pour une nouvelle marque de Champagne, délicieuse vignette représentant un hussard de la mort se désaltérant au sein d'une accorte cantinière : « En ce temps-là, dit la légende, il n'y avait pas encore de G.-H. Mumm, cordon rouge. »

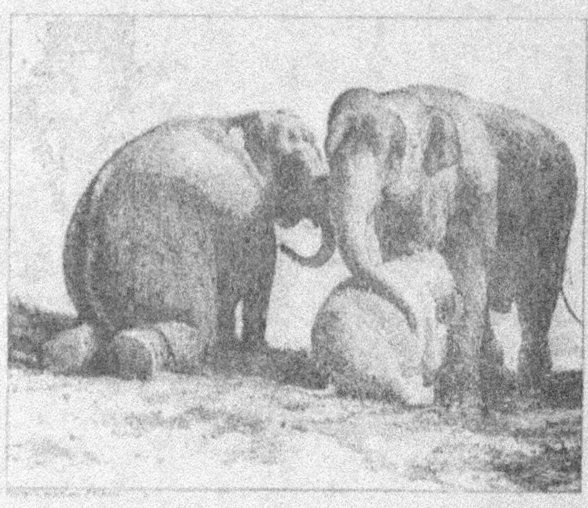

Fig. 155.

L'habile crayon d'Heidbrinck a aussi fourni au *Courrier français*, *l'Art de téter depuis les temps les plus reculés*.

Robida nous offre, dans le *Journal amusant* (fig. 155), une plaisante composition, sous forme de réclame, pour une préparation galactogène, le *Galéga*, avec cette légende : « Précieuse découverte ! plus de monopole ! Messieurs les papas, en mangeant une salade de galéga à chaque repas, pourront désormais servir de nourrices à leurs enfants. »

De Bergevin a aussi composé une gracieuse réclame illustrée, pour un biberon facilement nettoyable, « Le Parfait nourricier » (fig. 156).

Terminons par un cartonnage, vendu sur la voie publique, le

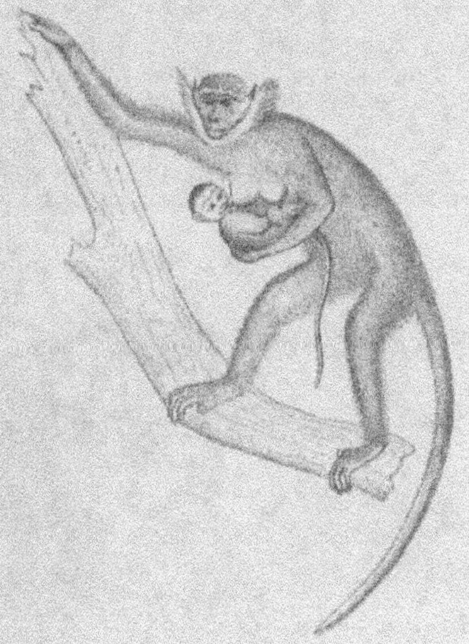

Fig. 154.

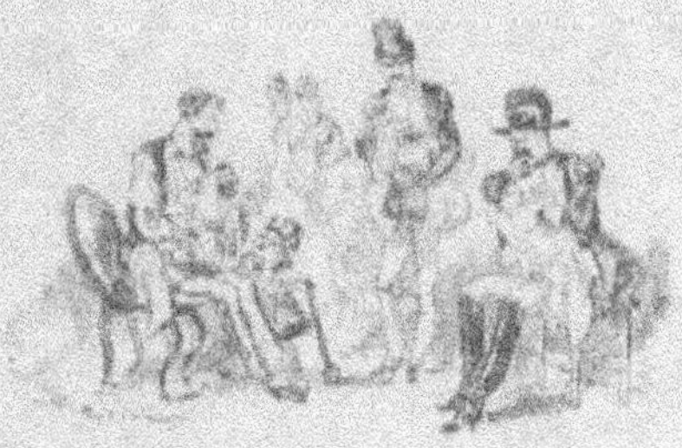

Fig. 155.

Nez-nez fin de siècle (fig. 157), qui a eu sa vogue, en 1892

Après avoir découpé la partie blanche de la mamelle, le dos de

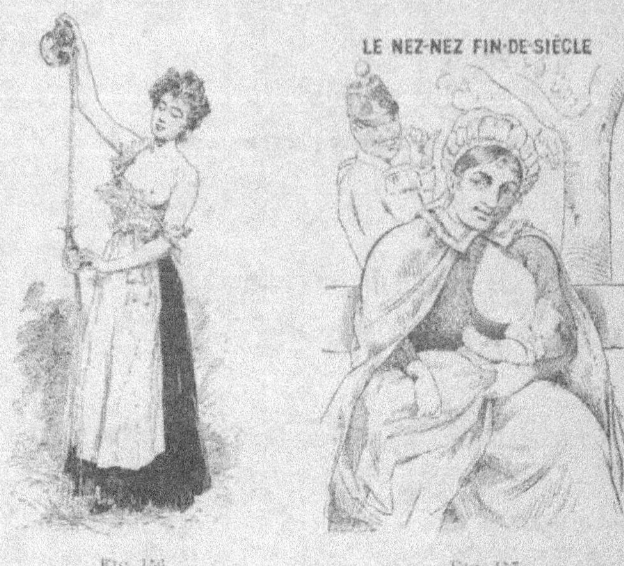

Fig. 156.   Fig. 157.

l'index replié sur lui-même est introduit dans le vide et donne
l'illusion d'un véritable sein.

LIVRE III

CURIOSITÉS LITTÉRAIRES

CHAPITRE PREMIER

Sur les seins.

I. — PROSE

Citons en première ligne l'*Éloge des tétons*, paru à Amsterdam en 1720 ; ce discours faisait partie d'une série qui contenait l'*Éloge des yeux et du nez*. La seconde édition fut imprimée en 1734-1736 ; d'autres furent publiées à Francfort, en 1746 ; à Cologne, en 1759 et 1764 ; à Amsterdam, en 1770, et à Cologne en 1775. En 1800, Mercier de Compiègne, au moyen de coupures et d'additions importantes, transforma cet opuscule, qui, entièrement refondu, prit le titre plus convenable d'*Éloge du sein des femmes*. L'auteur y examine avec esprit et en donnant à ses idées un agréable tour littéraire, si le sein « doit être découvert ; s'il est permis de le toucher ; quelles sont ses vertus, sa forme, son langage, son éloquence, les pays où il est le plus beau et les moyens les plus sûrs de le conserver ». Nous lui avons fait de nombreux emprunts, en tâchant de compléter ses curieuses recherches.

D'autres ouvrages, assez nombreux, ne traitent qu'une partie de notre sujet ; le plus célèbre est attribué à l'abbé Boileau : *De l'Abus des nudités de gorge*, dont nous avons extrait les passages les plus intéressants (1).

(1) *Anecd. hist. et relig.*, p. 159.

Une petite plaquette insignifiante, réimpression belge d'une brochure du XVIIIᵉ siècle, ou soi-disant telle, *Discours sur la nudité des mamelles des femmes, par un révérend père Capucin* (Gand, Duquesne, 1857), donne une liste bibliographique de cinquante ou soixante ouvrages sur les nudités de la gorge ; nous en avons relevé les principaux titres (1).

Si étendue que soit cette liste, nous y avons constaté des omissions, par exemple cette dissertation : *Pauli Tilemanni Commentatio historico-moralis et juridica de eo quod justum est circa nuditatem*, etc. (Francfort, 1753). Tilemann traite, dans des chapitres distincts, de la nudité de la tête, de la poitrine, du ventre, des parties génitales et des pieds. Le chapitre sur la *nudité de la poitrine* est peu récréatif ; ce ne sont que redites, citations de la Bible, montrant que les femmes ne doivent pas découvrir leurs seins, sous peine de passer pour impudiques, et trois ou quatre vers de Martial et de Catulle qui se trouvent partout.

Nous serons sobres de citations en prose, bien qu'il soit facile de les multiplier, mais elles manquent le plus souvent d'intérêt, à l'exception de quelques passages de Le Pays et d'une pièce moderne réellement originale de J.-K. Huysmans.

Sous forme de déclaration à Caliste, Le Pays examine et repousse tous les genres de suicides ; il n'en admet qu'un seul : mourir sur le sein de la cruelle :

J'ai passé la nuit à chercher sans pouvoir trouver la mort dont je devois mourir. Au reste, ne croyez pas que ce soit la mort qui m'étonne, ce n'est que la manière de mourir qui m'inquiète : car, pour vous dire le vrai, après avoir vécu avec tant de chagrin, je voudrois bien mourir d'une mort qui me donnât un peu de plaisir. Je viens de penser à une qui feroit très bien mon affaire : ce seroit, Caliste, de mourir entre vos bras, *pâmé sur votre sein*. Je sens bien en mon cœur que je n'ai pas d'horreur pour cette mort comme pour se noyer, s'empoisonner, se pendre ou se poignarder. Obligez-moi donc en me laissant mourir de cette sorte ; car, puisqu'enfin vous voulez que je meure, que vous importe que ce soit de douleur ou de plaisir ?

Dans une autre lettre, le volage, dépourvu de tout sens

____
(1) *Anecd. hist. et relig.*, p. 138-140.

moral, raconte à une nouvelle « dame de volupté » le rêve qu'il
fit sur deux tétons magnifiques :

Je n'ai point dormi cette nuit, Madame, ou du moins, le songe que
j'ai fait occupoit si sensiblement mon esprit, que j'ai cru veiller en
fort bonne compagnie. J'ai cru avoir toujours auprès de moi les deux
tétons de Madonte, et les voir avec ce même éclat qui me surprit,
hier au soir, quand votre main obligeante les délivra de la prison qui
les enfermoit. Vous pouvez bien croire, Madame, que je n'ai pas
gardé le silence dans une si belle occasion de parler : mais, pourrez-
vous croire que ces jolis tétons m'ont aussi parlé, et que notre conversation a été fort agréable ? Que ceci ne vous surprenne point, les
tétons ont, pour ceux qui les entendent, leur langage, aussi bien que
les yeux. Comme je les ai trouvez en humeur de causer, j'ai eu la
curiosité de leur faire cent questions sur leurs aventures, auxquelles
ils m'ont repondu le plus galamment du monde. J'aurois bien envie
de vous redire ici tout notre entretien, mais il sera plus aisé de vous
l'écrire. Voici pourtant quelques-unes de leurs paroles que j'ai impatience de vous apprendre, parce qu'elles m'ont semblé les plus
jolies. C'est la réponse qu'ils m'ont faite sur l'étonnement que je leur
ai témoigné qu'ils fussent ainsi separez, et qu'ayant l'un avec l'autre
tant de rapport, ils vecussent en mauvais voisins, sans s'approcher,
sans se baiser, enfin comme des ennemis irreconciliables. Il est vrai,
m'ont-ils dit, nous sommes ennemis, et la ressemblance ne fait point
chez nous ce qu'elle fait partout ailleurs. Elle nous oblige à nous
haïr : et notre réciproque jalousie nous tiendra toujours eloignez.
Quoique nous n'ayons qu'un même cœur et qu'un même intérêt, nous
n'avons aucune disposition à nous unir. L'Amour, qui est un petit
boute-feu, nourrit entre nous cette division. Il nous promet de nous
aimer tous deux pendant que nous nous haïrons, et jure de nous
quitter aussitôt que notre haine cessera. Mais, de bonne foi, aimables
tétons, ai-je répliqué, ne seriez-vous point comme quelques-uns de vos
freres, qui jamais ne se touchent le jour, et qui se baisent pendant
toute la nuit ; qui ont inclination à s'approcher, et qui ne vivent
eloignez que par contrainte ? Vous serez étonnée, Madame, que j'aye
osé leur parler d'une maniere si désobligeante, mais sachez que ce
n'a été que par adresse. Car quoique je n'eusse point de pareils
sentiments, je voulois les obliger à m'ôter le doute que je témoignois,
en souffrant que mes doigts fussent avec mes yeux témoins de leur
division. Ma ruse a réussi comme je l'avois désiré ; les deux tétons
de Madonte s'étant un peu enflez de colère et d'orgueil, à cause de

mon injuste soupçon, ont consenti que je fisse l'épreuve que je souhaitois, et cette épreuve a d'abord fait sentir à mes mains la vérité qui avoit paru à mes yeux.

Après cela, je ne me suis plus étonné qu'ils eussent tant de dispositions à la haine ; car j'ai trouvé tant de dureté dans l'un et dans l'autre, qu'il n'y a pas apparence que rien les puisse jamais attendrir.

Passons à la fantaisie de J. Huysmans, l'*Étiage* (1) :

Dans une boutique au fond des Batignolles toute une série de bustes de femmes, sans têtes et sans jambes, de couturiers.

L'on songe tout d'abord à une Morgue où des torses de cadavres décapités seraient debout ; mais bientôt l'horreur de ces corps amputés s'efface et de suggestives réflexions vous viennent, car ce charme subsidiaire de la femme, la gorge, s'étale fidèlement reproduit par les parfaits couturiers qui ont bâti ces bustes.

Ici, ce sont les poitrines anguleuses des gasconnes, les petites cloques perlées d'une goutte de vin rose, les mignonnes ampoules percées de pointes naines...

Là, ce sont les seins des femmes mûres et décidément maigres, de modiques navets tapotés de lilas, de planches rabotées de sapin à nœuds ; là encore, ce sont les galettes à fève des dévotes usées par la médisance et la prière, les boutons de guêtres plaqués sur le derme distendu des filles que le célibat a laminées et rendues plates.

A l'écart, plus loin, les dégâts de la vie commencent ; la misère apparaît des inconsistantes tourtes, des molles brioches, des pauvres mitons à jamais abattus par les désastres de l'allaitement, à jamais gâtés par le massacre des noces.

Mais à ce début de la croissance et à cette étisie de la chasteté et de la luxure succèdent, dans la boutique, le long des tables, la sage bourgeoisie des corsages mi-pleins, des gorges moyennes, auréolées de bleu d'hortensia, bouchées, autour de leur clou violet, d'un halo de bistre.

Puis, après l'imperceptible embonpoint du ni gros, ni maigre, après la grâce du bien en chair, la corpulence s'accentue, et alors commence la terrifiante série des boursouflures et des graisses ; les mamelles énormes, les bonbonnes crêtées de rouge brique ou de bronze des grosses nounous, les cyclopéennes outres des femmes colosses, les formidables vessies à saindoux des bonnes dondons, les monstrueuses gourdes, les gourdes à pitons olive des vieux poussahs !

À regarder cet étiage des gorges, ce musée Curtius des seins, l'on songe vaguement à ces caves où reposent les sculptures antiques du Louvre, où le même torse éternellement répété fait la joie apprise des gens qui le contemplent, en bâillant, les jours de pluie.

Mais, combien grande est la différence qui existe entre ces marbres inhumains et la percaline rebondie de ces terribles pièces. Les seins grecs, taillés suivant une formule stipulée par le goût des siècles, sont désormais morts; aucune suggestion ne peut plus maintenant émaner pour nous de ces formes convenues, sculptées dans une froide matière dont nos yeux sont las. Mais quel dégoût ce serait si la Parisienne étalait au déshabillage d'impeccables appâts et s'il nous fallait badiner, les jours de fautes, des gorges monotones et des seins pareils !

Combien supérieurs aux mornes statues des Vénus, ces mannequins si vivants des couturiers ; combien plus innocents ces bustes capitonnés dont la vue suscite de longues rêveries libertines, en face des gorges éphébiques de ses seins talés ou blets — rêveries charitables, en face des tétons vieillis, recroquevillés par la chlorose ou bouffis par la graisse, — car on pense aux douleurs des malheureuses qui désespérément regardent leurs formes se sécher ou s'accroître, et sentent l'indifférence prochaine du mari, l'imminente désertion de l'entreteneur, le désarmement final des charmes qui leur permettaient de vaincre, dans ces nécessaires batailles qu'elles livrent au porte-monnaie contracté de l'homme.

II. — VERS

Les pièces en vers relatives aux seins sont innombrables ; pour ne pas grossir outre mesure notre anthologie, nous ne reproduirons que les plus originales.

En tête des œuvres qui célèbrent l'esthétique des seins figure l'apologie du *Beau tétin*, de Clément Marot, badinage élégant composé à Ferrare pour tromper les ennuis de l'exil :

> Tétin refait, plus blanc qu'un œuf.
> Tétin de satin blanc tout neuf :
> Tétin qui fait honte à la rose
> Tétin plus beau que nulle chose

Tétin dur (non pas tétin, voire,
Mais petite boule d'ivoire),
Au milieu duquel est assise
Une fraise ou une cerise
Que nul ne voit, ne touche aussi,
Mais je gage qu'il est ainsi :
Tétin donc au petit bout rouge,
Tétin qui jamais ne se bouge,
Soit pour venir, soit pour aller,
Soit pour courir, soit pour baller :
Tétin gauche, tétin mignon,
Toujours loin de son compagnon,
Tétin qui porte témoignage
Du demeurant du personnage,
Quand on te voit, il vient à maints
Une envie dedans les mains
De te tâter, de te tenir :
Mais il se faut bien contenir
D'en approcher, bon gré ma vie,
Car il viendrait une autre envie.

O tétin ne grand, ne petit,
Tétin meur, tétin d'apétit,
Tétin qui nuit et jour criez
Mâriez-moi tôt, mariez,
Tétin qui t'enfles et repousses
Ton gorgias de deux bons pouces,
A bon droit heureux on dira
Celui qui de lait t'emplira,
Faisant d'un tétin de pucelle,
Tétin de femme entière et belle.

Nous passerons sous silence la réponse de Guichard à Clément Marot ainsi que les stances de Bois-Robert qui, sans manquer de poésie, frisent la banalité. Nous en dirons autant des fades versifications qui comparent la blancheur des seins à celle du lys, de l'albâtre ou de la neige : tels le *Téton de Babet*, de A. de Sommavilly (1664) ; le madrigal de Saumais, accompagnant l'envoi d'un bouquet de jasmin ; celui de Gonbauld, à Phyllis (1657) ; etc., etc. Nous ferons exception pour Jérôme Amalthée, qui dépasse, il est vrai, la mesure du lyrisme en exhaltant la perfection des seins, mais ses vers hyperboliques ont pour excuse d'être charmants et en latin :

> *Fert nitido duo poma sinu formosa Lycoris,*
> *Illa eadem nitido fert duo fraga sinu,*
> *Sunt mammæ duo poma; duo sunt fraga papillæ :*
> *Poma nives vincunt, fraga colore rosas.*
> *Hæc Amor aspiciens : « caleant, ait, ubera matris!*
> *Dulcius hic manat nectar ab uberibus. »*

(A sa blanche poitrine, la belle Lycoris porte deux pommes; — à sa blanche poitrine, elle porte aussi deux fraises : — les deux pommes sont les seins, les deux fraises les boutons; — comme couleur, les pommes surpassent la neige, et les fraises, la rose. — L'amour, en les suçant, s'écrie : « Adieu les tétons de ma mère! — Un bien plus doux nectar coule de ces seins-là ».)

C'est plus beau que nature nécessairement, mais la poésie vit surtout d'imagination.

Benserade, dans un sonnet élégant, décrit le charme des seins à leur adolescence :

> Beau sein, déjà presque remply,
> Bien qu'il ne commence qu'à poindre,
> Tétons qui ne font pas un ply,
> Et qui n'ont garde de se joindre.
>
> De jeunesse ouvrage accomply
> Que du fard il ne faut pas oindre,
> Si l'un est rond, dur et poly,
> L'autre l'égale et n'est pas moindre.
>
> Sein par qui les Dieux sont tentez,
> Digne échantillon de beautez,
> Que le jour n'a point regardées.
>
> Il garantit ce qu'il promet,
> Et remplit toutes les idées
> Du Paradis de Mahomet.

Un sonnet de Charles Cotin marque le contraste entre l'aurore des seins et leur crépuscule :

> Tandis que deux voisins sans se joindre véquirent,
> Tous deux également de tous furent aimez;
> Tous deux enflez d'orgueil et de grâce animez,
> Partagèrent entr'eux tout l'honneur qu'ils acquirent;
>
> Tous deux avoient quinze ans à l'âge qu'ils naquirent;
> Tous deux sur même moule ils paroissoient formés;
> L'un l'autre ils se fuyoient de dépit enflammés,
> L'un à l'autre enviant les conquêtes qu'ils firent.

> Bien qu'un prince passât, ils ne s'ébranloient point;
> Mais enfin leur orgueil s'enfla jusqu'à ce point,
> Que leur triste union commença de paroître.
>
> Ils se baisèrent tant, qu'ils en firent pitié;
> L'amour de tous naquit de leur inimitié,
> Et de leur union le mépris vint à noître.

Maurice Donnay entonne un hosannah chatnoiresque en l'honneur d'un torse modelé à l'antique — *rara avis* — *A ta gorge :*

> La chemise qui te voilait,
> Lasse enfin du rôle impolitique
> Que ta pudeur lui conseillait,
> À l'heure sainte et fatidique
>
> S'est couchée à tes pieds d'enfant.
> Alors ta gorge de l'unnesse
> M'est apparue, et triomphant
> J'ai vu les splendeurs de jeunesse
>
> Que ta chemise recélait
> J'ai vu sur ta poitrine nue,
> Deux jumeaux, deux frères de lait
> Enfants d'une belle venue,
>
> Modernes, mais non décadents,
> Gonflant leur rigidité ronde,
> Sans l'aide des corsets prudents
> Sachant se tenir dans le monde;
>
> Marbre, satin, roc velouté,
> Ils résolvaient ce grand problème :
> La douceur dans la fermeté,
> Qualité rare et suprême... (1)

Armand Masson, dans les *Litanies des seins* (2), appuie un peu plus fortement sur la chanterelle du réalisme : voici les premières strophes de cette pièce originale :

> Que j'en ai vu de par le monde...
> Et chez la brune, et chez la blonde,
> Des seins qui sembloient se tomber
> Avec des rondeurs sculpturales
> Au fond de leurs niches claustrales!
> Hélas, que j'en ai vu tomber!

(1) Voir la suite dans *Les gaietés du Chat Noir* (Ollendorf, édit.).
(2) Édit. Léon Vanier.

J'en sais qui font, grâce au corsage,
Des illusions de mirage
Sur le désert de l'estomac ;
Mais qui, nus, sont flottants et vagues,
Et font l'effet d'antiques *blagues*
A jamais veuves de tabac.

Nous ne pouvons mieux terminer l'apologie des seins que par la boutade morale de Michel Savon sur les mamelles utiles :

Je vous défie, ô jeunes hommes
Qui sur les chemins où nous sommes
Vous sentez pris de désirs fous,
O viveurs que les nuits d'orgie
Ont dû laisser sans énergie,
Je vous défie, entendez-vous,

D'avoir de coupables pensées,
Des convoitises insensées,
D'être, en un mot, mal inspirés,
Devant les robustes poitrines
S'offrant aux bouches purpurines
De petits êtres adorés.

Qu'aux luxuriantes épaules
Des Laïs et des vierges folles
S'appliquent vos baisers de feu,
Soit ! le poète à ce délire
N'ose rien trouver à redire...
C'est la Nature qui le veut.

Mais les chastes robes défaites
Aux foyers purs, calmes retraites,
Pour le repas du bébé cher,
Certes, imposent une trêve,
Aux bouillonnements de la sève,
Aux rébellions de la chair.

Fuyant la caresse funeste,
Sous le toit paisible et modeste
Où le Devoir est honoré,
Ces douceurs jamais méconnues,
Les seins libres, les gorges nues,
Ont quelque chose de sacré !

Êves aux grâces accomplies,
Aux blanches mamelles remplies

> D'un lait puissant et généreux.
> C'est là surtout qu'il vous acclame,
> L'artiste qui donne à la femme
> Des enthousiasmes fiévreux.
>
> Oui, les nudités glorieuses,
> Aux adulations pieuses,
> Forcent bientôt mon jeune vers,
> Je m'élève au-dessus des fanges,
> Lorsque pour la lèvre des anges
> Je vois les corsages ouverts.
>
> Je comprends que vous soyez fiers;
> Bonnes et vigilantes mères,
> Votre saint courage grandit
> En ces sublimes tête-à-tête;
> Pour vous toutes l'enfant qui tète
> C'est l'avenir qui resplendit!

Après les beautés des seins, leurs laideurs. Opposons au blason du *Beau tétin*, de Clément Marot, la contre-partie du même auteur, le *Laid tétin* :

> Tétin qui n'as rien que la peau,
> Tétin flac, tétin de drapeau,
> Grand tétine, longue tétace,
> Tétin, doy-je dire besace,
> Tétin au grand vilain bout noir,
> Comme celui d'un entonnoir,
> Tétin qui brimballe à tous coups
> Sans estre esbranlé, ne secous,
> Bien se peut vanter qui te taste
> D'avoir mis la main à la paste.
> Tétin grillé, tétin pendant,
> Tétin flestry, tétin rendant
> Vilaine bourbe au lieu de laict.
> Le diable te fit bien si laid.
> Tétin pour tripe réputé,
> Tétin, ce cuide-je, emprunté,
> Ou desrobé en quelque sorte,
> De quelque vieille chèvre morte :
> Tétin propre pour en Enfer
> Nourrir l'enfant de Lucifer,
> Tétin, boyau long d'une gaule,
> Tétace à jeter sur l'espaule
> Pour faire (tout bien compassé)
> Un chaperon du temps passé,

> Quand on te voit, il vient à maints
> Une envie dedans les mains,
> De te prendre avec les gants doubles ;
> Pour en donner cinq ou six couples
> De soufflets, sur le nez de celle
> Qui te cache, sous son aisselle.
> Va, grand vilain tétin puant,
> Tu fournirois bien en suant
> De civettes et de parfums
> Pour faire cent mille défuncts.
> Tétin de laideur despiteuse,
> Tétin, dont Nature est honteuse,
> Tétin des vilains le plus brave,
> Tétin, dont le bout toujours bave,
> Tétin fait de poix et de glus ;
> Bran, ma plume n'en parlez plus,
> Laissez-le là, ventre Saint-George,
> Vous me feriez rendre ma gorge.

Benserade a fait du sein flétri une peinture plus courte mais non moins expressive, que ne désavoueraient pas nos décadents :

> Pendantes et longues mamelles
> Où les perles ni l'oripeau
> N'imposent à pas un chapeau,
> Molles et tremblantes jumelles.
>
> Tétasses de grosses femelles
> A couvrir d'un épais drapeau,
> Peau bouffie et rude, moins peau
> Que cuir à faire des semelles.
>
> De vieille vache, aride pis,
> Que ne puis je dire encore pis
> D'un sein qui tombe en pourriture ?
>
> Sein d'où s'exhale par les airs
> Un air qui corrompt la nature,
> Sein propre à nourrir des cancers.

A côté de ces horreurs, *La Géante* de Baudelaire paraîtra bien pâle :

> Du temps que la nature en sa verve puissante
> Concevait chaque jour des enfants monstrueux,
> J'eusse aimé vivre auprès d'une jeune géante,
> Comme aux pieds d'une reine un chat voluptueux.

> J'eusse aimé voir son corps fleurir avec son âme
> Et grandir librement dans ses terribles jeux ;
> Deviner si son cœur couve une sombre flamme
> Aux humides brouillards qui nagent dans ses yeux ;
>
> Parcourir à loisir ses magnifiques formes ;
> Ramper sur le versant de ses genoux énormes,
> Et parfois, en été, quand les soleils malsains,
>
> Lasse, la font s'étendre à travers la campagne,
> Dormir nonchalamment à l'ombre de ses seins,
> Comme un hameau paisible au pied d'une montagne.

L'école réaliste s'affirme avec plus de vigueur dans les strophes pessimistes de Jacques Redelsperger, que la magnifique diction d'Yvette Guilbert mettait si bien en valeur.

> On en voit de mous, de petits,
> Avec des airs de confettis,
> Au bord des corsets aplatis.
>
> D'autres à la mine morose,
> Pâlis déjà par la chlorose,
> Semblent mourir de la névrose.
>
> Concaves plutôt que bombés,
> Plaignons les innocents bébés
> Qui sur ce festin sont tombés.
>
> On dirait de modestes figues
> Qui sans entraves et sans digues
> Dans le corset dansent des gigues,
>
> On en voit de très grands,
> Vieux de la vieille, vétérans
> Voulant toujours sortir des rangs.
>
> Sous la gaze qui les recouvre
> Le passant intrigué découvre
> Ces mots : « Au Bon Marché, au Louvre ! »
>
> Et les appas de nos anciennes,
> Flasques évadés des baleines,
> Chauffent des ventres en persiennes.

Mais cette école dépasse toute mesure et pousse à l'outrance extravagante, dans le sonnet, *A celles-là*, d'Eugène Plouchart :

> Femmes aux seins mous, je vous veux,
> Quadragénaires adorées
> Des collégiens et des morveux.
> Donnez-moi vos lèvres beurrées

> De tendresse et de volupté ;
> Je veux, dans de moites flanelles,
> Reposer à satiété
> Sur vos poitrines maternelles ;
>
> Car j'ai beaucoup souffert, ailleurs,
> Pour des yeux rieurs et railleurs...
> Qu'importe, après tout, qu'on potine !
>
> Qu'importe ! épaules de saindoux
> Ou poitrines de gélatine,
> Je vous veux, femmes aux seins mous !

Après pareil piment, combien sembleraient fades les vers mellifluents de *Jocelyn*, où le héros de Lamartine reconnaît le sexe de Laurence, par la vue des seins, à la suite de sa chute dans les rochers ? Aussi nous garderons-nous de les reproduire.

Aux productions des réalistes et des incohérents, nous préférons les pièces simplement fantaisistes, tant anciennes que modernes : les unes aimables, avec une pointe de grivoiserie ; les autres franchement érotiques. Savourez ce gracieux badinage de Théodore de Bèze (1519-1605), traduit par Alexandre Machard :

AD FIBULAM CANDIDÆ

> Quæso, fibulula illa, fibula illa,
> Quæ pectus dominæ meæ coerces,
> Quæ sinum niveum, measque flammas,
> Illos quæ globulos duos rubentes
> Intra cæca jubes manere claustra :
> Quæso, fibula, ne mihi misello,
> Istis ne miseris meis ocellis
> Thesaurum hunc nivum invidere pergas,
> Nam quid commeruisse, quid patrasse
> Pectus hoc niveum, sinusque candens,
> Dignum carcere, vinculisque possit ?
> Non cernis, rogo, non vides ut illæ
> Mammæ, isti globuli duo laborent
> Luctantes avide, suoque pulsu
> Testentur, sibi non placere claustra ?
> Non times, rogo, fibula, ista ne nix
> Liquatur, nimio calore cocta ?

Pergis, fibula ? pergis innocentes
Intra vincula continere mammas ?
Meas divitias, opes, talenta
Non vis reddere, fibula ? At jubebit
Hoc tandem Venus ipsa : quippe et illam
Ausa es, pessima, vulnerare nuper,
Cum Martem cuperet suaviari.
Hæc illa est Cytherea, quæ jubebit
Thesaurum hunc oculis meis patere,
Thesaurum hunc manibus meis patere,
Quem nunc invidia premente celas.
Tunc tu, fibulula illa, fibula illa,
Quæ pectus Dominæ meæ negabas,
Ipsis sordida sordibus tegeris.

A L'AGRAFE DE CANDIDE

De grâce, agrafe mignonne, agrafe
Qui resserres la poitrine de ma maîtresse,
Les neiges de son sein et mes feux ;
Qui retiens ces deux globules rougissants
Entre d'aveugles barrières ;
De grâce, agrafe, à l'amant infortuné,
A ses yeux infortunés que tu vois,
Cesse d'envier ce trésor de blancheur :
Quel mal ont pu faire et quel crime accomplir
Cette poitrine de neige et ce sein éblouissant,
Qui vaille la prison et les chaînes ?
Tu ne vois donc pas, dis-moi, tu ne remarques pas comme ces
Tétins, ces deux globules souffrent
Dans leur lutte ardente, et par leur choc
Témoignent que ces barrières leur déplaisent ?
Tu ne crains pas, agrafe, dis-moi, que cette neige
Fonde sous la cuisson d'une chaleur excessive ?
Tu continues, agrafe ? tu continues à enfermer
Dans les fers ces boutons innocents ?
Mes richesses, mes trésors, mes lingots,
Tu ne veux pas me les rendre, agrafe ? Mais, Vénus en personne
Enfin te les fera rendre ; car, tu n'as pas craint,
Méchante, de blesser l'autre jour la Déesse,
Qui voulait baiser tendrement Mars.
Oui, c'est la Cythérée, qui te fera
Ouvrir à mes yeux ce trésor,
Ouvrir à mes mains ce trésor,

> Que tu caches maintenant avec les griffes de l'envie
> Alors, agrafe mignonne, agrafe,
> Qui ne refusais le sein de ma Maîtresse,
> Avare sordide, les ordures te recouvriront (1).

Régnier met dans la bouche de Cloris de bien vilains conseils, pour engager son amie Philis à l'infidélité :

> La foi n'est plus aux cœurs qu'une chimère vaine,
> Tu dois, sans t'arrêter à la fidélité,
> Te servir des amans comme des fleurs d'été,
> Qui ne plaisent aux yeux qu'étant toutes nouvelles ;
> Nous avons de nature au sein doubles mamelles,
> Deux oreilles, deux yeux et divers sentimens,
> Comment ne pourrions-nous avoir divers amans ?
> Je connois mainte femme à qui tout est de mise,
> Qui change plus souvent d'amant que de chemise.

De nos jours, Cloris fréquenterait « la laïque » et aurait tiré parti de la dualité anatomo-pathologique de notre cœur ; elle aurait achevé de convaincre Philis, en lui démontrant que les deux cœurs — le droit et le gauche — autorisent, encore mieux que les deux seins, deux amours à la fois.

Un sonnet anonyme, l'*Amour sur une gorge rebondie* (2), explique comment le dieu malin impose aux seins la devise gouvernementale : « Diviser pour régner »

> C'est ici qu'on peut voir qu'en l'un et l'autre monde
> Je règne également et je donne des loix,
> J'en ai deux aujourd'hui que j'habite à mon choix
> Et dans chacun des deux ma gloire est sans seconde.
>
> Sur deux fermes tétons mon empire se fonde,
> J'y soumets sans efforts les plus superbes rois ;
> Il n'en est point qui puisse éviter mes exploits
> Et que ma politique à la fin ne confonde.
>
> Je ne crains pas, comme eux, les moindres changemens ;
> J'aime à voir remuer, et les soulévemens
> Servent à ma grandeur, s'ils font leur décadence.
>
> Et quoy que les prudens et les plus advisés
> Imputent la foiblesse aux Etats divisés,
> Si les miens ne l'étoient, j'aurois moins de puissance.

(1) Comment rendre le jeu de mots *sordida sordibus* ? Les traducteurs soupçonnent seuls ces difficultés.
(2) Cité par Mercier, de Compiègne, dans l'*Éloge du sein des femmes*.

Le Pays composa une épitaphe anticipée sur une aimable personne qui, malgré les moyens coercitifs en usage dans les couvents pour réprimer les soulèvements mammaires, avait pris de la gorge depuis qu'elle était religieuse :

> Ci-gissent les tétons de la jeune Sylvie :
> Pitoyable passant, admire et plains leur sort ;
> Ils n'avaient pas du ciel encor reçu la vie,
> Qu'on les avait déjà condamnés à la mort !
>
> On ne consulta pas leur naturelle envie ;
> Leur courroux fait bien voir qu'on leur a fait grand tort ;
> Puisqu'on les voit souffler contre la tyrannie
> Qui les mit au tombeau par un barbare effort.
>
> Mais ce qui te fera plaindre leur aventure,
> C'est qu'on les tient vivants dans cette sépulture,
> Comme étant convaincus d'un horrible forfait.
>
> Tout leur crime, pourtant, n'est que de pouvoir plaire !
> Pour moi, ne voyant pas quel mal ils avaient fait,
> Je crois qu'on les punit de ce qu'ils pouvaient faire.

On sait qu'au XVIe siècle, la *Puce de Mademoiselle Des Roches* fut un instant le point de mire de tous les beaux esprits. En 1579, lors de la tenue des Grands jours à Poitiers, Estienne Pasquier, avocat au Parlement, se trouvant chez les dames Des Roches, où se réunissaient une société d'élite et beaucoup de lettrés, aperçut une puce qui s'était « parquée au beau milieu du sein de Mademoiselle Des Roches » ; il s'écria que « cette puce mériterait bien d'être enchâssée dans leurs papiers, et qu'il ferait volontiers des vers sur un pareil sujet ». Toute l'assemblée applaudit à cette proposition, et il en résulta un recueil de quarante-trois pièces de vers grecs, latins, français, italiens et espagnols (1), publié sous le titre de la *Puce de Mademoiselle Des Roches*, Paris, 1582, in-4°, rare (2). Ce serait le cas d'appliquer à ces pièces multiples la réflexion d'un auteur du moyen âge : « Rime est molt plaisans et molt bèle, mais molt est longe ».

---

(1) Cette multiplicité de pièces cosmopolites a fait dire au père Garasse : « Cette puce a tant couru et sauté dans les esprits frétillants des Français, des Italiens, des Flamands, qu'ils en ont fait un Pégase. »

(2) Réimprimé par Jouaust, 1868, sur l'édition de 1610.

LA PUCE DE CATHERINE DES ROCHES

Petite Puce frétillarde,
Qui d'une bouchette mignarde
Succotes le sang incarnat
Qui colore un sein délicat,
Vous pourroit-on dire friande
Pour désirer telle viande?
Vrayment nenni, car ce n'est poinct
La friandise qui vous poingt,
Et si n'allez à l'adventure
Pour chercher vostre nourriture,
Mais, pleine de discrétion,
D'une plus sage affection,
Vous choisissez place honorable
Pour prendre un repas aggréable,
Ce repas seulement est pris
Du sang le siège des esprits,
Car, désirant estre subtile,
Vive, gaye, prompte et agile,
Vous prenez d'un seul aliment,
Nourriture et enseignement.
On le voit par vostre allégresse
Et vos petits tours de finesse,
Quand vous sautelez en mon sein,
Fuyant la rigueur d'une main.

Nous ne tirerons des autres pièces de ce concours poétique,
renouvelé des *Jeux floraux*, que celle d'Estienne Pasquier; on
y trouve de gracieux détails quelque peu égrillards; c'est du
reste la note dominante de ce tournoi littéraire.

Puce qui te viens percher
Dessus cette tendre chair,
Au milieu des deux mamelles
De la plus belle des belles;
Qui la picques, qui la poingts,
Qui la mors à ses bons poincts,
Qui, l'enyvrant sous son voile
Du sanz, ains du nectar d'elle,
Chancelles et fais maint sault
Du haut en bas, puis en haut;
O que je porte d'envie
A l'heure fatal de la vie,

> Ainsi que dedans le pré,
> D'un vert email drappé,
> On voit que la blonde avette
> Sur les belles fleurs volette,
> Pillant la manne du Ciel,
> Dont elle forme son miel,
> Ainsi, petite Pùcette
> Ainsi, Puce pucelette,
> Tu volettes à tâton
> Sur l'un et l'autre téton,
> Puis tout à coup te recelles
> Sous l'abri de ses aisselles ;
> Or, panchée sur son flanc,
> Humes à longs traits son sang ;
> Or, ayant pris la pasture,
> Tu t'en viens à l'adventure
> Soudain après héberger
> Au milieu d'un beau verger,
> Ains d'un Paradis terrestre,
> D'un Paradis qui fait naistre
> Mille fleurs en mes espris.

Ce n'était pas la première fois qu'une puce, aperçue sur le sein d'une jolie femme, inspirait les poètes ; Ronsard, bien avant Estienne Pasquier, avait envié le sort de cette désagréable bestiole.

> Ah ! seigneur Dieu ! que de grâces écloses
> Dans le jardin de ce sein verdelet
> Enflent le rond de deux gazons de lait
> Où dès Amours les flesches sont encloses !
>
> Je me transforme en cent métamorphoses
> Quand je te voy, petit mont jumelet,
> Ains du printemps un rosier nouvelet,
> Qui le matin caresse de ses roses.
>
> S'Europe avoit l'estomach aussi beau,
> De t'estre fait, Jupiter, un taureau
> Je te pardonne. Eh ! que ne suis-je puce ?
>
> La baisottant, tous les jours je mordrois
> Ses beaux tétins : mais la nuit je voudrois
> Que rechanger en homme je me pusse.

La Fontaine reconnait à la mouche les mêmes priviléges qu'à la puce, quand il fait dire à la fourmi :

> Mais, ma mignonne, dites-moi,
> Vous campez-vous jamais sur la tête d'un roi,
> D'un empereur, ou d'une belle ?
> Je le fais ; et je baise un beau sein quand je veux.

Terminons la série des animaux, qui prennent accidentellement contact avec les seins, par cette pièce anonyme : *Sur une sangsue qui pique le sein de Sylvie* :

> Quel objet de courroux se présente à ma vue !
> Un insecte cruel, une noire sangsue
> Pique un sein plus blanc que les lys,
> Dont tous les traits sont accomplis.
> Crois-tu bien te soulager du sang de ma Sylvie ?
> Sa blancheur te devroit détourner du dessein
> De lui piquer le sein ;
> Si tu veux contenter ta malheureuse envie,
> La peine suivra ton souhait,
> Car soudain tu perdras la vie
> Et tu n'auras sucé que des gouttes de lait.

A. Desmoustier, dans ses *Lettres à Émilie, sur la Mytholo-gie*, imagine la *Création poétique des seins* :

BÉBÉ ET L'AMOUR

> Ce dieu malin qui sans cesse varie
> Ses goûts légers, ses plaisirs, ses travaux,
> Conçut un jour la docte fantaisie
> De professer, au milieu de Paphos,
> Les éléments de la géographie.
>
> Dans ce dessein, lui-même il façonna
> D'un marbre blanc la surface arrondie,
> Et d'un bleu tendre avec art dessina
> Sur ses contours la Grèce, l'Italie,
> Londres, Paris, Cythère et cœtera.
>
> La jeune Bébé qui toujours le seconde
> Dans ses projets grandement l'assista,
> En se chargeant de la machine ronde ;
> Aux écoliers que l'amour enseignait
> En tout les sens Bébé la retournait
> Pour leur montrer les quatre coins du monde.
>
> Mais la déesse à la fin se lassant
> De ce travail, Cupidon, pour bien faire,
> Avec adresse ayant coupé sa sphère
> Par l'Équateur, la fendit justement

En deux moitiés, par quoi les antipodes,
Mis de nouveau, furent moins incommodes
A transporter. L'Amour de ci, de là,
Contre le sein d'Hébé les accoupla.

Or de l'amour la gentille écolière,
Flore, un beau jour, ayant touché, dit-on,
Du bout des doigts les pôles de la terre,
Chaque toucher fit éclore un bouton :
Bouton naissant de rose printanière
Ne brille pas d'un plus beau coloris
Que ce bouton éclos du sein des lis.
A s'en parer Hébé fut la première ;
L'Amour lui-même en paraît enchanté :
La mode en vint ; chaque divinité
Modestement promenait à la ronde,
Sous un tissu gonflé par le zéphyr,
Les deux boutons prêts à s'épanouir,
Qui couronnaient sa double mappemonde.

Chez les humains cette mode passa
Rapidement, et l'adroite Nature
Pour le beau sexe avec art imita
Des déités la nouvelle parure,
Comme elle avait, à quelque temps de là,
De Cythérée imité la ceinture.
Mais ces trésors qui sont d'un si grand prix
Dans la saison du règne de Cipris,
Sont dédaignés par l'austère vieillesse.
Dans l'âge mûr, nous voyons nos mamans
Laisser tomber ces frêles ornements
Qu'avec tant d'art éleva leur jeunesse,
Jouets légers de l'amour et du temps
Que la sagesse abandonne aux enfants.

Je conviens, Émilie, ajoute l'auteur, que ce trait d'invention, dont les imitations ont été si multipliées, n'est point consigné dans l'histoire de l'antiquité ; mais il nous est parvenu par la tradition, dont le rapport, depuis tant de siècles, est appuyé sur une expérience aussi heureuse que constante. Je vous engage donc à le croire, d'autant que vous êtes moins que personne en état de le contester :

Car si vous osiez démentir
La vérité de ce système,
Vous pourriez je crois nous fournir
Double argument contre vous-même.

Abordons les fantaisies gauloises qui seront de plus en plus épicées ; les lecteurs chastes, craignant les mots crus et les sujets un peu croustilleux, feront bien de tourner quelques feuillets.

Charles Sorel, sieur de Souvigny, l'auteur de la *Vraie histoire comique de Francion*, nous fournira un savoureux sonnet, *Sur un jeune sein* :

> Je vois s'augmenter chaque jour
> En leur petite enflure ronde
> Ces jeunes tétons que le monde
> A pris pour le trône d'amour.
>
> Mon désir aimant leur séjour
> Plus que le ciel, la terre et l'onde,
> Accroît sa flamme vagabonde
> A mesure que croît leur tour.
>
> Dieux ! faites qu'il en soit le maître,
> Si, comme eux, vous le voyez être
> En parfaite maturité ;
>
> Et permettez-moi qu'à mon aise
> Sans blâme de témérité,
> Un jour je les touche et les baise.

Voisenon complimente adroitement de leur fermeté les *Tétons de sa cousine* :

> Il te souvient de ce Pygmalion,
> De la statue élégante qu'il aime,
> Et que Vénus, pour sa dévotion,
> Avoit changée en une autre elle-même.
>
> En toi le cas pareil est arrivé ;
> Tu fus statue ; car, par expérience
> J'en suis certain, et ce qu'ici j'avance
> Est dans ces vers un peu plus bas prouvé.
>
> Étant encor bloc de marbre insensible
> Tout étoit dur ; tu n'avois nul ressort ;
> Vénus voulut t'amollir tout le corps
> Pour te le rendre aux plaisirs plus flexible.
>
> Pour recevoir et donner un baiser
> Bien tendrement à l'amant qui te presse,
> Elle amollit ta bouche enchanteresse,
> Elle amollit tes bras pour t'embrasser.

Jambes d'abord et ce qui les surmonte
Gardent encor un peu de dureté,
Moins que le marbre, et si plus haut on monte,
On trouvera de l'élasticité.

Mais ce qui peut mieux prouver mon système,
Elle oublia de changer les tétons;
Ils sont taillés aussi juste, aussi ronds
Et blancs et durs comme le marbre même.

Les strophes de Gabriel Martin, sur les *Seins*, tirées des *Psaumes de la Beauté* (1), sont un peu plus émoustillantes :

Ô blancs, ô fermes seins!
Qui remplissez nos mains!
Splendides beautés qu'à tort l'on nous cache!
Vous préféreriez, sur l'honneur,
Le bonheur
D'être effleurés d'une rude moustache

Au suçon persistant
Du bébé s'allaitant,
À nu, convenables non pas énormes,
Le jour où l'œil vous reluqua :
— « Eurêka! » —
Cria le cœur, saisi devant vos formes.

Le soleil, les frimas,
Ne vous atteignant pas,
Pourquoi ne produisez-vous que deux fraises?
Farouches seins! haut arrosés
De baisers!
Vos terres pourtant ne sont pas mauvaises!

Les *Nichons*, de Paul Martinet, toutes voiles au vent, attirent les caresses de l'amant :

Ils sont deux petits jumeaux
Frais comme un bouton de rose,
Deux petits coquins si beaux,
Et si mignons qu'ils sont cause.

Lorsque je les aperçois
Par la chemise entr'ouverte,
Que je les prends sous mes doigts
Heureux de ma découverte!

(1) Édit. J. Ferroyrol.

Et je les sens palpiter
Sous ma caresse fougueuse,
Se redresser, s'agiter,
Les ... de l'amoureuse!

Parfois, repoussant ma main,
Elle dit : Assez! — Mais, vite,
Ma main reprend le chemin
Des nichons à ma petite.

Les *Seins*, de Rollinat (1), dégagent une atmosphère cantharidienne des plus excitantes :

J'ai fait ces vers subtils, jolis comme des bagues,
Pour immortaliser la gloire de tes seins
Que mon heureux désir fait toujours de ses vagues.

Qu'ils y fleurissent donc éternellement sains,
Et que, dans la rondeur fière des pics de glace,
Ils narguent à jamais les siècles assassins !

Sur ta chemise, enfant, mon œil baise la place
Qu'use le frottement de leurs boutons rosés,
Et voilà que déjà le vertige m'enlace,

Si j'osais ! Tu souris, semblant me dire : « Osez !
« Mes seins voluptueux sont friands de vos lèvres,
« Et de larmes d'amour veulent être arrosés. »

Et pour m'indemniser des nuits où tu m'en sèvres,
Tu ne les caches plus que sous tes noirs cheveux
Drus comme les buissons que mordillent les chèvres.

Ivresse ! Ils sont alors à moi tant que je veux !
Car mes doigts chatouilleurs ont des caresses lentes,
S'entrecoupant d'arrêts et de frissons nerveux.

Et quand vibrent sur vous mes lèvres harcelantes,
Libellules d'amour dont vous êtes les fleurs,
Votre incarnat rougit, pointes ensorcelantes !

Rubis des seins, vous en rehaussez les pâleurs
Et vers vous aiguisez, jusqu'à piquer ma joue,
Comme le bec hideux des obscènes siffleurs.

Et tu frémis avec une adorable moue
Tandis qu'au cliquetis de tes bracelets d'or
Ta main dans ma crinière indomptable se joue !

(1) Les *Névroses*, Charpentier, édit.

> En vain la brise hurle au fond du corridor,
> Tu souris de langueur sur le sopha d'ébène,
> Devant l'âtre paisible où la flamme s'endort.
>
> Moi, je brûle affolé, je me contiens à peine ;
> Et pourtant mon désir qui rampe à tes genoux
> Sait que sa patience a toujours bonne aubaine.
>
> Mais tu laisses tomber ton provocant burnous,
> Et, moderne houri des paradis arabes,
> Tu bondis toute nue en criant : « Aimons-nous ! »
>
> Oh ! comme nous râlons ces magiques syllabes,
> Dans la chère seconde où, pour mieux s'enlacer,
> Nos jambes et nos bras sont des pinces de crabes !
>
> Ma convoitise enfin peut donc se harasser !
> Pas un coin de ton corps où mes lèvres ne paissent !
> Tu me bois, je t'aspire ! et, pour me délasser,
>
> J'admire tes beaux seins qui s'enflent et s'abaissent.

Il serait difficile de ne pas rencontrer le rabelaisien Armand Silvestre dans cette galerie anacréontique :

> J'aime les tétons de Margot,
> Ses tétons durs et sans reproche,
> Où la clarté du jour s'accroche,
> Droits comme des coqs sur l'ergot !
>
> Il faudrait être Wisigoth
> Pour ne pas préférer l'approche
> De ces deux jolis bouts de roche
> Même au talent de Monsieur Got.
>
> Dans ma chair, quand elle me presse,
> Meurtri sous sa rude caresse
> Sa poitrine se moule en rond ;
>
> Alors quand, d'amour, je m'y cogne,
> Tête en avant, comme un ivrogne,
> Je me fais des bosses au front !

Notre délicat et regretté confrère Camuset, habile à faire passer sous la fine ciselure de ses vers les plus fortes énormités, a écrit sur les seins l'un de ses meilleurs sonnets, *Auscultation* :

> — Comment ! c'est toi, belle Margot ?
> — Mais oui, m'sieu Paul, et j'm'épouvante ;
> Quel malheur pour un' pauv' servante !
> Mais quoiqu' j'ai donc ben dans l'jabot ?

> Pourvu qu'çà s'rait pos quéqu'pierrot !
> Ça m'porte au cœur, çà m'grouille au ventre ;
> Pas comm' vous, moi ; j'suis pas savante.
> P'têt' ben que vous m'direz l'fin mot.
>
> — Là donc !... Baisse encor ta chemise...
> Complaisamment l'oreille est mise,
> Sur deux seins plus durs qu'inhumains ;
>
> Et, dans des gestes téméraires,
> L'étudiant à pleines mains
> Palpe ses premiers honoraires.

Abordons franchement les gaillardises qui réjouissaient nos aïeux, moins collets-montés que nos contemporains. L'*Avant-propos sur les tétins*, de Deslauriers, dit Bruscambille, qui ne connaît ni la gaze ni le voile, ouvrira la marche :

> Tétin de laiet, et de fusane,
> Tétin qui mon cœur enflame
> Je te consière mes yeux ;
> Ta veue qui me ravles,
> Me fait songer en idée
> Au centre où j'ay pris mes feux.

Du même genre licencieux, une plaisanterie de Claude de Pontoux, un confrère du XVI° siècle, né à Chalons-sur-Saône, en 1530, et qui a surtout chanté l'amour :

> Ma petite Jeanneton
> Me permet bien que je taste
> Son beau col et son menton,
> Et veut bien que je m'ébaste.
>
> Maïs sitôt que je me haste
> De ravir le beau bouton
> Qui fleurit sur son téton
> Et les fraisettes jumelles,
> Elle me dit en riant :
> Ne touchez pas là, triaul ;
> C'est le joyau des pucelles.

Une galante énormité du XVIII° siècle, l'*Amateur de musique*, abuse effrontément des sous-entendus :

> Je voudrois bien, belle Brunette,
> Voyant votre sein rondelet
> Jouer dessus de l'épinette,
> Et au-dessous du flageolet

Pour finir, quelques jeux d'esprits, plus ou moins innocents.
Énigme anacréontique, sous forme de sonnet :

> Tandis que deux voisins sans se joindre naquirent,
> Tous deux également des cœurs furent aimés ;
> Tous deux enflés d'orgueil et de grâce animés
> Partagèrent entr'eux tout l'honneur qu'ils acquirent.
>
> Tous deux avaient quinze ans à l'heure qu'ils naquirent,
> Sur un moule tous deux semblaient être formés ;
> L'un l'autre ils se fuyaient de dépit enflammés ;
> L'un à l'autre enviant les conquêtes qu'ils firent.
>
> Bien qu'un prince passât ils ne s'élevaient point,
> Mais enfin leur orgueil enfla jusqu'à ce point
> Que leur triste union commença de paraître.
>
> Ils se baisèrent tant qu'ils en furent pitié,
> L'amour se nourrissait de leur inimitié
> Et de leur union le mépris vint à naître (1).

Autre *Énigme*, tout aussi transparente :

> Quels que soient les appas d'un visage charmant,
> J'ajoute néanmoins aux beautés d'une dame.
> Si je me montre un peu, je consume un amant,
> Et si je parais trop, bien souvent on me blâme.
> Dans un petit palais entouré de corail,
> Souvent je suis contraint, pour éviter du mal,
> D'exprimer mon fardeau par un bouton de rose.
> Je sens au moindre coup une extrême douleur,
> Quand par hasard je suis tout rempli d'une chose ;
> Dont je voudrais n'avoir que la couleur (2).

Opinions, est une fabliette portant sa moralité,

> Il n'i a fables ne folie
> Où il n'i a de filosophie,

disait-on au moyen âge.

> Les femmes sont d'avis divers en fait d'appas,
> Suivant ce qu'elles ont ou ce qu'elles n'ont pas.
> Les femmes minces, mignonnettes,
> Prônent avec ardeur les petites mamelettes,
> Celles dont les nichons ont de flasques replis
> Vantent d'un sein moelleux les contours accomplis.

(1) Mamelles.
(2) Une belle gorge.

Les mastodontes, les énormes,
Disent que rien ne vaut l'opulence des formes;
Les femmes qui n'ont rien du tout
Trouvent que la maigreur est de bien meilleur goût.

Bref, chaque femme chez une autre,
Avec des airs de bon apôtre,
De son propre portrait fait l'éloge à dessein.

MORALITÉ

Chacun prêche pour son sein.

Variations poétiques sur le *Ballottage!* par un auteur qui signe *Tournesol* :

La veille on rêvait le succès
Et tout était couleur de rose,
Le lendemain c'est autre chose,
Et l'on est triste avec excès.
On comptait régner sans partage,
Et c'est un spectre de Banco
Que cet épouvantable mot :
        Le Ballottage !

Consolez-vous, ô candidat !
Vous n'avez pas le monopole,
Je vous en donne ma parole,
De ce très ennuyeux état...

Et la dame aux charmes vainqueurs
Qui, grâce au *Jersey* qui la moule,
Ne peut passer dans une foule
Sans y mettre en feu tous les cœurs !
Croyez-vous donc lorsque vient l'âge
Qui brise les plus fiers appas
Qu'elle aussi ne maudira pas
        Le Ballottage !

Au Salon de 1884, le tableau *Affaire d'honneur*, représentant deux donzelles nues jusqu'à la ceinture et croisant le fer, a inspiré ce quatrain tintamaresque :

Est-ce pour Alphonse ou pour Georges,
        Que de si beaux appas
        Affrontent le trépas
De ce dangereux... *coupe-gorge!*

Sizain polisson adressé par un soupirant à une dame qui se plaignait d'un mal de gorge :

> Il est bien peu galant de vous prendre à la gorge,
> Ce mal qui dedans vous regorge,
> C'est être à vous saisir un des plus maladroits ;
> Si j'avais, comme lui, sur vous droit de m'étendre,
> Et, comme lui, le choix de ce qu'on peut vous prendre,
> Je vous saisirais bien par de meilleurs endroits.

Une clause du testament anticipé de Mlle S. B., artiste dramatique, par Jules Blanche, les *Pauvres* :

> « Je veux, pour apaiser après ma *f*» la leur,
> Sur son sein — s'il se peut (?) — qu'une main pure et blanche
> De pin bénit dépose un rameau dans sa fleur :
> Ils auront du *pain* sur la planche!! »

Réflexion en aparté d'un loustic, devant le portrait d'une Margoton quelconque, au plantureux corsage :

> J'aimais fort ton visage,
> Mais ce qui, Margoton,
> Me plaisait davantage :
> C'était ton, c'était ton,
> C'était ton corsage!!

Il nous reste à liquider, le plus rapidement possible, la poésie (?) dite chantante. Parmi ces débordantes vulgarités des cafés-concerts, combien de couplets, ou même de chansons tout entières consacrés aux seins. Le sujet prête d'ailleurs à la gaudriole et émoustille infiniment le public ordinaire de ces sortes de réunions, qui font « pouffer », « bosser », « gondoler » et « tirbouchonner » les productions de cet acabit. Mais elles manquent généralement d'originalité, ayant toutes la même facture ; elles ne diffèrent guère entre elles que par la variété de l'air.

Mentionnons, entre autres pièces à succès, qu'ignorent l'inspiration et les règles de la prosodie : les *Deux Sœurs*, de Nicolas ; la *Gorge de Rosine*, par A. Bagnot ; les *Deux pommes d'api*, de Delormel ; *Aux deux hémisphères*, du même avec la collaboration de Laroche ; *L'avant-scène de Lisette*, de Garnier Rimbault ; le *Petit Noël de bébé*, de F. Muffat ; la *Gammele de Bidochard* ; la *Ronde des tétons*, de P. Rey ; les *Oranges de mon étagère*, de Blondeau et Monréal ; *Oh ! les Nichons*, de Disle et Lelièvre ; les *Nichons*, de E. Lemercier, etc., etc.

Nous ne retiendrons que deux échantillons de ce genre, et encore ce sont des chansonnettes déjà anciennes, les *Tétons*, d'Aug. Gilles, qui a l'entrain d'un joyeux badinage, et les *Deux saints*, signés Felix, empreints d'une douce et aimable philosophie :

LES TÉTONS

Air : *Elle aime à rire, elle aime à boire !*

J'ai pris pour muse une égrillarde
À qui la romance déplaît ;
Chaque jour elle se complaît
À rendre ma muse gaillarde
La gaudriole en mes cartons,
À ses yeux offre une lacune,
Elle me garderait rancune, } *Bis*
Si je ne chantais les tétons. }

Dans le sein fécond qui le porte,
L'homme fait neuf mois de séjour ;
Impatient de voir le jour,
De ses pieds il frappe à la porte.
À peine est-il né qu'à tâtons
Le jeune espiègle entre en licence,
Et, sans égards pour la décence,
À sa mère il prend les tétons.

Chacun de vous a sa manie,
Amis, mais je ne doute point
Que votre penchant sur ce point,
Avec le mien ne s'harmonie.
Et je crois bien que nous goûtons
Même plaisir et même ivresse
Quand notre main frôle et caresse
Tour à tour deux jolis tétons.

Il est un usage contraire
À la pudeur qui vous régit
Votre modestie en rougit ;
Mais elle ne peut s'y soustraire,
Belles, quand nous vous arrêtons,
De l'arc-boutant de la nature
Votre œil furtif prend la mesure,
Le nôtre toise les tétons.

Dumont dit à son fils Hilaire :
— Il faut enfin te décider,
Et conduire, sans plus tarder,
Au temple d'hymen Rose ou Claire.
— Papa, mon choix est fait ; partons :
De Claire la beauté me flatte,
Mais elle a la poitrine plate
Et sa sœur a de gros tétons.

Paul et Justine se conviennent,
L'amour paraît combler leurs vœux ;
C'est à leurs mutuels aveux
Pourtant que l'un à l'autre ils tiennent :
Grâce à leurs marchands de cartons,
Aux amateurs ils font des niches,
L'un avec des mollets postiches
Et l'autre avec de faux tétons.

Nature dit à la fillette,
Qui les voit poindre en son corset :
Craignez que le nœud d'un lacet
N'en comprime la peau douillette ;
Qu'entre leurs deux jolis boutons
Le même espace s'interpose :
Et dans vingt ans, où je les pose,
Qu'Amour trouve encor les tétons.

A notre liberté publique
Je tiens par goût et par devoir,
Et dans aucun temps le pouvoir
Ne m'a fait changer de tactique,
Au diable les ventres gloutons
De Villèle et de Bonaparte,
Car la liberté sans la Charte
C'est une femme sans tétons.

LES DEUX SAINTS

Air : *La Fête des bonnes gens.*

Qu'en ce jour tout résonne,
Des chants dictés par nos cœurs,
Dérobons à l'automne
Ce qui lui reste de fleurs ;
Pour les belles, qu'on appelle
Des bouquets et des refrains ;
C'est aujourd'hui la fête,
La fête de tous les saints.

Tous les saints, ah! Glycère,
C'est beaucoup pour un seul jour.
Toi, qui n'adores guère
Que le plaisir et l'Amour,
Deux patrons, c'est bien honnête;
Comme toi, je me restreins,
Et désormais je ne fête,
Ne fête que les deux saints.

Ces deux saints que je chante
N'ont que des dehors flatteurs,
Et chacun d'eux m'enchante
Par de riantes couleurs.
Leur parure se compose
Du plus brillant des satins.
Ce sont deux boutons de rose
Qui couronnent les deux saints.

Longtemps sans les connaître,
Je ressentis leur pouvoir;
Il t'en souvient peut-être,
C'est toi qui me les fis voir.
A ce spectacle sensible
Vers eux j'étendis les mains.
Non, non, il n'est pas possible
De voir de plus jolis saints.

Quoiqu'ils soient, ma Glycère,
Presqu'aussi durs qu'un rocher,
Parfois à ma prière
Ils se sont laissé toucher;
Jaloux de les voir encore,
Je donnerais, je le dis,
Pour ces deux saints que j'adore,
Tous les saints du Paradis.

Signalons enfin une saynète à deux personnages de J. Raymond, les *Deux nourrices* (l'une à quinze francs; l'autre, prise au bureau, à trente). La perte d'un enfant placé entre les mains d'une de ces femmes, a inspiré à l'auteur cette chanson, en 1846.

LA NOURRICE À 15

Quel mal que d'être nourrice
A quinze malheureux francs;
Ça crie ou pleure ou ça pisse,
Réveille amis ou parents.

> Ça m'é té mettre en couture,
> Qielle scie, âh! oué, ma fané.

La nourrice à 30 lui conseille de prendre deux nourrissons et, à l'objection de sa voisine « Que me dirons lés mâtres », elle répond, avec aplomb: « Les mâtres? eh! y né le souront pas. »

> Je reçu d'uné baroune
> Ma chare, hier, un petit mou
> Qui doumande une persoune
> Pour lui nourrir un marmou.
> Un dé plus est votre affaire,
> Jânnette en a trois, jé cranst.

La nourrice à 15 hésite, mais finit par accepter:

> Enfin j'accepte, nourrice,
> J'en ourai dieux en sourret.
> Dieu veuille à ce bénéfice
> Que j'en aye oucun regret;
> Tronés et plus, c'est ourdinaire
> En tout lieux, oué, je lé vouét.

Avec la loi Roussel, sur la surveillance des enfants en bas âges, ce petit manège n'aurait plus de succès et la nourrice à 15 serait obligée, comme le maréchal, de « se soumettre » à son maigre salaire ou de « se démettre ».

III. — CURIOSITÉS PHILOLOGIQUES ET LITTÉRAIRES SUR LES SEINS

Proverbes et locutions populaires. — *Plate comme une Anglaise.* — On connaît l'image caricaturale de « l'insulaire »: aux pieds énormes, à la mâchoire de gorille, aux mains osseuses, à la *gorge plate*, avec un chapeau rond, un voile vert, des lunettes, un châle écossais, des bas en vrille tombant sur des chaussures de plongeur.

—

Les durs tétins font les enfants camus. — C'était l'opinion d'A. Paré: « D'abondant, dit-il, l'enfant imprime le bout de son nez à la mamelle; la trouvant trop dure, se fâche, il ne veut tester et quelquefois en devient camus. »

Rabelais, dans son *Gargantua* (liv. Ier, chap. 40), plaisante agréablement ce préjugé ; nous retrouverons bientôt ce curieux passage.

La vingt-quatrième *Sérée* de Bouchet, consacrée aux nourrices, traite sérieusement ce même sujet.

—

Dames à la grande gorge, se disait des dames de qualité sous François Ier, parce qu'à la cour toutes les femmes étaient décolletées. « On marche à pourpoint déboutonné, à la franche Marguerite et à poitrine ouverte », dit le chanoine Jean Palmon, en 1635.

—

Je ne vole point sur ma gorge ; ce vieux proverbe, tiré de la fauconnerie, signifiait : Je ne danse pas en sortant de table.

—

Qui donne le sein avant de mourir, qu'il s'apprête à bien souffrir, proverbe espagnol qui conseille de ne pas faire abandon de sa fortune avant sa mort.

—

Un homme qui porte les mains dans son sein, se disait, chez les anciens, d'un paresseux : *Manus habet insinuatas* (1).

—

Réchauffer un serpent dans son sein : Être payé d'ingratitude après un service rendu.

—

Rire à gorge déployée : Rire à faire craquer son corsage.

—

Ne savoir à quel sein se vouer : Ne savoir quel parti prendre.

—

Avoir quelque chose sous la mamelle gauche : Avoir du cœur.

(1) Apulée, liv. 9

Aux innocents les mains pleines : s'applique fort bien aux bébés qui tripotent à pleines mains les seins de leur nourrice.

Petit vocabulaire analogique. Synonymie et définitions fantaisistes. — ALLAITE. — *Tette de Louve*. — *Brane*.

ARÉOLE. — *Halo*.

COTON. — *Une seconde nature* (Dr Grégoire).

DÉCOLLETER (se). — *Faire boutique de sa poitrine* (François Colletet). — *Être escoletée*. — *Montrer sa viande; ses salières*. — *Mettre la gorge au vent; à l'air*. — *Se dépoitrailler*. — *Être en peau; en carte postale*, c'est-à-dire sans enveloppe. — *Être entripaillée*. — *Montrer ses Berthes*; (à Lyon, les boîtes au lait s'appellent des Berthes).

MAMELLE. — *Mastos, Mazos* (grec). — *Mamma, Uber* (latin). — *Brustdrüse* (allem.). — *Breast* (angl.). — *Mammilla, Mammella, Poppa* (ital.). — *Mamila, Mama, Teta, Ubre* (esp.). — *Mamella* (cat.). — *Mamilla, Mamella* (provenç.).

Jargon scientifique : *Hémisphères glanduleux*. — *Glandes mammaires; lactaires*. — *Organes de la lactation*. — *Touton* : Extrait d'un rapport du 23 octobre 1672, rédigé par les matrones jurées de la Ville de Paris, appelées à examiner la femme Olive Tisserand : « Le tout vu et visité au doigt et à l'œil, nous avons trouvé qu'elle a les *toutons* dévoyez » ; c'est-à-dire la gorge flétrie.

Synonymie : *Mammelettes* (Belleau). — *Mamelotte* :

> J'ai mis mon cœur en une bourde,
> Qui est très belle bacelotte;
> Mais elle a la *mamelotte*
> Aussi grosse que la cabource.
>
> (HENRI DE CROY, *L'Art et Science de rhétorique pour faire rimes et ballades*, 1493.)

Nénés, Nenets, Nenais. — On a fait venir ces mots de l'espagnol *nenex*, petits enfants, ou du latin *nenia*, bagatelles dont on amuse les enfants. On lit dans le Dictionnaire de la langue romane de 1768 : « Nenet, Cupidon, petit dieu ». D'après Lorédan Larchey, ce mot appartient au vocabulaire enfantin,

qui se forme par le redoublement de la même syllabe : pa-pa,
bo-bo, man-man.

Exemples tirés d'auteurs connus :

Tenez, mon cœur, voilà le corset, ajustez-moi ça sur mes *nénets*
(A. Ricard). — Clémence, remettez votre camisole, dit Gervaise,
Madame Putois a raison, ce n'est pas convenable... On prendrait
ma maison pour ce qu'elle n'est pas. Alors, la grande Clémence se
rhabilla en bougonnant. En voilà des giries (1)! Avec ça que les
passants n'avaient jamais vu des *nénets* !

(E. Zola. L'Assommoir.)

Légende d'un des *Enfants terribles* de Gavarni :

— Grand papa s'a fiché de petite maman, parce que petite maman
s'est fait des *nénets* avec du coton, na !

Certains enfants disent aussi des *Nunus* ; et des grandes
personnes des *Nichons* :

C'est encore pour te faire des *nichons* dans ton corsage avec des
boules de papier, comme l'autre dimanche.   (Zola.)

Tétin. — Primitivement, les anatomistes réservaient ce nom
au bout de sein, mais les poètes ont toujours pris la partie pour
le tout ; François Villon, dans son *Grand testament*, dit :

> A fillettes monstrant *tétin*
> Pour avoir plus largement hostes.

De François Perrin, chanoine libertin, de la cathédrale
d'Autun :

> Je sais bien le mal qui vous pique
> C'est l'œil, la bouche et le *tétin*
> De la fille au sire Martin.

Du même, dans sa comédie des *Escoliers* :

> Mais est-il chose plus heureuse
> Que de tenir son amoureuse,
> Taster son *tétin*, le baiser
> Et avec elle deviser ?

Tétinette (Cl. Marot). — *Téton :* Voltaire, dans la *Pucelle*, fait

(1) Zola employait à tort, comme le peuple, du reste, cette expression de *giries*, qui
n'a aucun sens ; c'est *chicorés*, traduction littérale de l'italien *ciccaris*, qui est la véritable forme du mot.

tenir, sur Agnès Sorel et Charles VII, un discours, d'où nous tirons ce passage :

> Je suis Denis, et saint de mon métier,
> J'aime la Gaule et l'ai catéchisée,
> Et ma bonne âme est très scandalisée
> De voir Charlot, mon filleul tant aimé,
> Dont le pays en cendre est consumé,
> Et qui s'amuse, au lieu de te défendre,
> A deux *tétons* qu'il ne cesse de prendre.

A. Barbier dit aussi :

> Sur le *téton* de sa mère expirante
> Tout endormi j'ai pris le nouveau-né.

Gorgelette. — Estomac : Le Dʳ Brissaud, dans l'*Histoire des locutions populaires*, explique ainsi cette synonymie :

L'estomac n'a que de faibles rapports avec la poitrine, mais il n'y faut pas regarder de si près, puisqu'on appelle ainsi par extension les mamelles :

> Quand je vois Barbe en habit bien duisant,
> Qui l'*estomach* blanc et poly descouvre
>
> (MAROT, III, 126.)

De même dans ce passage des *Nuits de Straparole*, il ne s'agit pas seulement du haut de la poitrine, mais de la région des seins : « Monstrant aucunes fois son gentil *estomach*, où il y avait deux petits tétins qui semblaient deux pommes. »

Le grec στῆθος désignait à la fois les seins et tout le devant de la poitrine. Par un retour analogue vers le sens primitif du latin *pectus*, le mot « pis » a été également appliqué aux mamelles et employé pour désigner le *poitrail*, même chez l'homme : « L'abbé de Saint-Cyran, après avoir mis la main au *pis*, promit et jura sur les Saints Ordres de dire la vérité » (1).

Légende d'une caricature de Grévin, représentant un mari courroucé, disant un jour de mi-carême à un déguisé trop entreprenant :

— Oui jeune homme, je vous l'dis et je ne crains pas de vous le r'dire : on peut très bien présenter ses civilités à une dame sans lui prendre ses *estomacs* !

____

(1) Cité par Littré.

Avant-cœur : N'étouffons-nous pas un petit brin? lui dit-il en mettant la main sur le haut du busc. Les *avant-cœur* sont bien pressés, maman.   (Balzac.)

Avoir beaucoup d'*Avant-main*, était autrefois l'expression familière des écuyers.

Poitrine : Quand une femme a soupé dans tous les cabinets particuliers de tous les restaurants de Paris, ses joues qui furent roses sont flétries et tannées, sa *poitrine* est tombée aussi bas qu'elle est tombée elle-même (E. Deschaumes). — Flavie était une nature superbe. Oh ! ses cheveux, dont elle avait trop et qui débordaient partout, sur ses yeux, sur ses oreilles, dans son cou! Oh ! sa *poitrine*, sa jeune poitrine de bronze, triomphale, ignorante des corsets !
                                                   (Alphonse Allais.)

Gorge (de *gorges*, gouffre) :

La *gorge* des femmes est un précipice où il est doux de se laisser choir (Daniel Darc). — La gorge est le vallon des larcins (Ariss).

> Son écharpe qui vole au gré de leurs soupirs
> Laisse voir les trésors de sa *gorge* d'albâtre.
>
>   (La Fontaine.)

Sein. — *Godets* : Extrait du poème de *Chau* ; le poète peint son héroïne surprise dans le simple appareil :

> Elle clôant l'euche et s'sauve, en sarant ses deux mains
> Sû les premins *gidats* où boivent les humains.

Fesses du devant, en opposition aux *Mamelles du derrière* :

Une femme est d'autant plus belle qu'elle a les *mamelles du derrière* fessues et rebondies.   (Bruscambille.)

Titi. — La *Table de bébé* :

> Un moine, en voisin, vint chez nous
> Il entre sans que le chien jappe,
> La mari sort, et l'homme roux
> De ma *table* felpe la nappe,
> Hélas ! l'odeur du Récollet
> Fait pour neuf mois tourner mon lait.
>
>   (Béranger, Ma nourrice.)

Bouteilles de bébé. — *Sa gougoutte*. — *Son garde-manger*. — *Salle à manger de bébé et salle de récréation de papa.*

— *Le premier bock de l'enfant.* — *Avant-postes.* — *Avant-scènes.* — *Avantages* :

C'est trop petit ici ; la société y sera comme les *avantages* de Madame dans son corset.   (VILLEMOT.)

Nourricières de l'humanité. — *Boîtes au lait.* — *Rotondités.* — *Les vrais saints du Paradis.* — *La Voie lactée.* — *Tumeurs pectorales.* — *Vitrine.* — *Étalage.* — *Devanture.* — *Étagère. Charmes.* — *Appas.* — *Les jumeaux.* — *Les jumelles* : *Mes jumelles sont braquées sur ses Jumelles.* — *Attraits.* — *Gourdes* :

> Mais en attendant que tu sourdes,
> Fontaine, du bien souterrain,
> L'inconsolable pèlerin
> Se désaltère à ces deux *gourdes.*

> (RICHEPIN, *Les Sens.*)

Boules. — *Pendards.* — *Tétasses.* — *Plate-forme.* — *Nourrice sèche* (femme dépourvue de seins). — *Femme mamelue.* — *Un corsage mûr* (Marcel Prévost). — *Gorge à la montgolfière* (1783). — *Avoir du monde au balcon.* — *Avoir beaucoup de ça.* — *Un corset bien garni ; millionnaire.* — *Dilatation de l'estomac.* — *En avoir gros sur le cœur.* — *Fluxion de poitrine.* — *Poitrine tétonnière ; rebondie ; plantureuse ; avantagée ; bien meublée ; d'anarchiste* (à cause des deux bombes). — A la vue d'un corsage volumineux, Gavroche crie : *Complet !* ou encore : *Je suis capitonné !* allusion aux voitures de déménagement qui portent ces mots.

Langage des précieuses : *Réservoirs de la maternité.*

Argot : *Édredons.* — *Pelotes.* — *Biberon.* — *Bossoirs.* — *Les deux font la paire.* — *Mise en train.* — *Reposoirs.* — *Rondelets.* — *Boudins.* — *Sébiles.* — *Les deux toupies.* — *Minets* (petits et fermes). — *Gardes-côtes.* — *Tripes.* — *Le balochard.* — *Le forçat du corset* (G. DELMARE).

MAMELON. — *Thélé* (en grec). — *Mamilla, papilla* (en latin). *Tétillons* (ALBERT DÜRER). — *Bout de sein.* — *Bouton.* — *Tétin.*

Anim. : *Trayon.* — *Tétine.* — *Tette.* — *Pis.*

Le mamelon de la femme, dit le Dr Brissaud, est encore appelé *Pis*

dans le style familier des campagnes, surtout, paraît-il, dans la
Suisse romande, avec des variantes de prononciation. On dit aussi le
« pé » ou le « pei » en Bourgogne et le « pect » en Champagne.
Exceptionnellement le vieux français employait la forme dérivée du
latin « chicheron » (Cicer, cicaris).

> Sur vos tetins flétris les chicherons tont noirs
> Représentent les bouts de deux vieux entonnoirs.
>
> (Des Accords, cité par La Curne.)

> Il li regarde et le cors et le vis,
> Et nes et bus, le menton et le pis;
> Les mammelettes il vit amont saillir
> Que li soslievent le pelicem hermin.
>
> (Li Romans de Gaus, XIIIe siècle.)

MAMMALOGIE. — Nom hybride, formé de mots empruntés à
deux langues différentes, désigne la partie de la zoologie qui
s'occupe de la classe d'animaux vertébrés, appelés mammifères.

MAMMIFÈRE. — Animal qui porte des mamelles.

MAMMITE. — Inflammation de la glande mammaire.

PATINER. — *Peloter*. — *Tripoter*. — *Tripatouiller*:

> Le vieux plus que le jeune aime à polissonner,
> Parfois il lui suffit de voir, de *patiner*.

POILE. — *Trichiase*. — *Sparganose*. — *Engorgement du
sein*. — *Galactophorite* (Dr BUDIN).

POLYMASTIE. — *Pléiomastie*. — *Mamelles surnuméraires*.

POUPE. — Mamelles de l'ours et d'autres animaux féroces.

SEINS POSTICHES. — *Suppléants*. — *Sous-lieutenants* (Directoire).

SILLON INTERMAMMAIRE. — La véritable *gorge* (du latin
gorges, gouffre). — Le *bénitier*. — Le *porte-bouquets*. — La
boîte aux lettres.

SYSTOLE ET DIASTOLE DES TÉTONS. — Mouvements des seins
suivant ceux du thorax.

THÉLALGIE. — *Névralgie de la mamelle*. — *Mamalgie*.

TÉTON DE VÉNUS. — Pêche qui se termine par un mamelon,
comme le sein.

Comparaisons. — A. — **Du sein.** — 1° EMPRUNTÉES AU
RÈGNE ANIMAL. — *Faons de chevreuil*: Salomon chantait ainsi sa

bien-aimée, la belle Sulamite : « Tes deux seins ressemblent à deux *faons de chevreuil*, deux faons jumeaux, qui paissent parmi les lis ».

Limande. — *Punaise* : On dit d'une femme maigre : Plate comme une *limande*, une *punaise*. — *Plumage de cygne* :

> Le *plumage du cygne* et la neige nouvelle
>   N'égalent pas l'albâtre de son sein.
>
> (BAOUR-LORMIAN.)

Ivoire :

> Mal toy, plus avisé, poussant ton petit six
> Sur l'*ivoire* poli de sa chaste mamelle...
>
> (PIERRE SOULFOUR.)

Nacre :

> Souriantes, à peine ouvertes,
> Sur la *nacre* des seins bombés,
> Du lait maternel imbibés,
> Au bord des guimpes découvertes,
> Elles vont et viennent alertes,
> Les lèvres fraîches des bébés.
>
> (Y. RESSLSPERGER. *Pessima*.)

Mou de veau :

> L'autre dit que sa gorge a l'air d'un *mou de veau*...
>
> (*Examen de Flora*.)

Œuf :

> Tétin joli, plus blanc qu'un *œuf*
> Tétin qui fait honte à la rose,
>
> (CL. MAROT.)

La fraise et l'œuf, de MERCIER, de Compiègne :

> De fraises fraîchement cueillies,
> Hélène portait un panier ;
> La rosée y faisait briller
> Mille perles des plus jolies.
> Hélène, encore à ses quinze ans,
> Autant que ses fruits pouvait plaire
> Aux connaisseurs les plus friands ;
> Par-ci, par-là, notre laitière
> Avait rangé de très gros œufs,
> Frais pondus, blancs comme albâtre,
> Et dont l'éclat, sur le fruit amétiste,
> Formait un tout harmonieux.

            Pour plaire à l'engageante Hélène,
        Qui les offrait d'un air si gracieux
        En la lorgnant, de sa corbeille pleine,
            Au hasard je tire un d'entre eux,
            Que cinq doigts entouraient à peine,
            Que vois-je! Effet délicieux!
        Sur le gros bout une fraise écrasée,
            Et là, par le hasard placée,
            Sur l'auréole carminée
            Forma ce bouton radieux
            D'où distille l'humeur lactée,
            Imprégné de l'onde sucrée,
            L'ensemble rendait au mieux
            Un sein naissant, digne des dieux,
        Je contemplais, avec avidité,
            Cette image simple et fidèle
            Des sources de la volupté,
            En voulant mettre en parallèle
            L'image et la réalité.
        Près des tétons dévoilés de la belle,
        Qui se prêtait, en riant, à ce jeu,
        L'œuf fut placé; mais si la pastourelle
            Y gagna, ce fut de bien peu.

Dialogue :

— La mienne est d'un maigre! *Deux œufs sur le plat!*
— Ah! mon cher, la mienne c'est bien pis... Il ne reste que le plat.

Macarons :

            Ceux d'la pâtissière étaient ronds
            On aurait dit deux *macarons.*

                        (Distl. *Oh! les nichons!*)

Fromage mou :

            Ceux d'ma crémière me rendaient fou.
            On aurait dit du *fromage mou,*

                        (Distl.)

Satin :

            Tétin de *satin* blanc tout neuf.

                        (Cl. Marot.)

Lait : A. Willette, dans une légende d'un de ses dessinsréclames, fait dire à un laitier, pétrifié devant le décolletage d'une femme qui lui ouvre la porte :

— Foie-de-veau! les nichons de madame sont aussi blancs que le *lait* du domaine des Pins.

Un poëte du moyen âge dit :

> Et qui portait sur sein de *lait*
> Soleil d'août en mantelet.

2° EMPRUNTÉES AUX ÉLÉMENTS. — *Neige.* — *Glace.* — *Brasier.* — *Feu* :

Gorge pétrie avec la *neige* des sommets sacrés.   (GUICHARD.)

> Quel transparent tissu de *neige* éblouissante.   (*Ibid.*)

Le conseiller Desmarets adresse à Mme de Longueville les adulations suivantes :

> Sein qui rendez tant de raisons malades
> Monts de *neige* et de *feux*,
> Où volent tant de yeux,
> Sur qui l'amour dresse ses embuscades.

Autre antithèse de Dumay :

> Ton sein est un *brasier* environné de *glace*.

Vague :

> Ceux qui disent que les tétons
> Flottent au vent comme des *vagues*,
> Suzanne, sont des polissons :
> On voit bien que ce sont des blagues.
> > (B. D. C. *Parnasse satyrique.*)

3° EMPRUNTÉES AU RÈGNE MINÉRAL. — Blancheur et fermeté du *marbre* ; de l'*albâtre* :

> Robert voyait ces malheureux appas,
> Ces yeux éteints, ces bras, ces cuisses rondes,
> Ce sein d'*albâtre*, à la merci des ondes.
> > (VOLTAIRE. *Guerre civile de Genève.*)

> *Hic corpus solidum invenies hic stare papillas*
> *Pectore marmoreo...*
> > (LUCILIUS.)

(Tu trouveras là une chair ferme et des tétons droits sur une poitrine de *marbre*.)

> Le plumage du cygne et la neige nouvelle
> N'égalent point l'albâtre de son sein.
>
> (LAMARTINE.)

> Siècle heureux ! âge d'or, en vertus si fécond !
> Le nom de mère alors n'était pas un vain nom ;
> D'un enfant nouveau-né chaque épouse idolâtre
> Déployait à ses yeux ces deux *globes d'albâtre*,
> Emblème ingénieux de la fécondité,
> D'où par flots jaillissaient la vie et la santé.
>
> (Dr SACOMBE, *La Lucinéïde*.)

Adieu donc, charmante brune... Et toi, belle blonde, adieu ! — Je me rappelle encore ton regard languissant... Hélas ! tu n'as que trop régné sur mon cœur, et ces deux *globes d'albâtre*!... Ah ! je crains bien que cette image ne vienne souvent troubler jusque dans ma retraite mes sombres méditations.

(Traduit de GESSNER. *Poèmes champêtres*.)

4° EMPRUNTÉES AU RÈGNE VÉGÉTAL. — *Jasmin*. — *Lis* :

> Gorge de *lys*, pommes d'albâtre.
> De qui mon œil est idolâtre.
>
> (BOIS-ROBERT.)

> Je rêve, à tes genoux, les blancheurs éternelles
> De ton buste pétri dans la neige et les *lys*.
>
> (RAOUL PASCALIS. *Le Missel*.)

Pommes. — *Poires* :

Alors elle laissa voir le sein le plus charmant que la nature eût jamais formé. Un bouton de rose sur une *pomme* d'ivoire n'eût paru auprès que de la garance sur du buis, et les agneaux sortant du lavoir auraient semblé d'un jaune brun.   (VOLTAIRE. *Zadig*.)

> Un beau bouquet de roses et de lis
> Est au milieu de deux *pommes* d'albâtre.
>
> (VOLTAIRE.)

> O seins, *poires* de chair, dures et savoureuses,
> Monts blancs où vont brouter mes caresses fiévreuses.
>
> (ROLLINAT.)

La forme *pomme* est plus ronde, plus harmonieuse, plus classique plus « pompier ». La forme *poire* est généralement plus ferme, elle peut « poignarder » le ciel, elle constitue la patère la plus agréable pour y accrocher... des baisers.

(G. Delmare.)

Petits tétons ronds qu'on sent baller comme une paire de *poires*.

(*Journal des Goncourt*.)

Couplet des *Cloches de Corneville* (*Le cidre de Normandie*) :

> C'est dans l'pays d'ousque nous sommes
> Que, monté sur un tabouret,
> L'beau Nicolas jetait des *pommes*
> Dans le tablier de Babet.
> A chaqu'pomme Babet s'haussait :
> Ça faisait craquer son corset. (*bis*)
> Et l'beau jeune homme, l'beau jeune homme,
>   En lançant chaque *pomme*,
>   Disait, c'est merveilleux,
> Je n'en jett'qu'une et j'en vois deux.

Pièce anonyme, les *Pommes* :

> Le ciel, pour enchanter les hommes,
> Vous a fait présent de six pommes :
> Sur votre visage il a mis
> Deux petites pommes d'apis
> D'un bel incarnat empourprées,
> Et que nature a colorées ;
> Les soucoupes et les cristaux
> Ne portent pas de fruits si beaux.
> Plus bas une fraîche tablette,
> En supporte deux de rainette,
> Et l'on trouve encore plus bas
> Deux autres qu'on ne nomme pas.
> Elles sont de plus grosse espèce,
> Et n'ont pas moins de gentillesse ;
> Ce sont deux pommes de rambour,
> Qu'on cueille au jardin de l'amour.
> Voilà trois paires de jumelles
> Qui font tourner bien des cervelles.
> Ève perdit le genre humain,
> N'ayant qu'une pomme à la main ;

Mais notre appétissante mère,
En laissait voir deux sur son sein.
Et l'attrait des fruits de Cythère,
Dont l'aspect le mettait en train,
Fit succomber notre bon père.
Satan, dont l'esprit est malin,
Entrait aussi dans le mystère.
Pressés, comme Adam, de manger,
Nous pétillons d'impatience
Auprès du jardin potager
Dont vous portez la ressemblance.
Vive la pomme et les pommiers !
Leur aspect seul nous ravigote :
On doit baiser les deux premiers,
Avec les seconds on pelote ;
Triomphe ! amour ! aux deux derniers.
Heureux qui les met en compote !

Oranges : Les *Oranges de mon étagère*, chanson de Blondeau et Monréal. — *Grenades* (poésies arabes). — *Grappe de raisin* (Théocr. Idyl. XI. V, 21). — *Groseille* :

Elle a beau teint, un parler de bon zèle
Et le tétin rond comme une *groseille*.

Gourdes. — *Citrouilles*. — *Melon* :

Mon cœur brûle à Cavaillon
Pour une forte fillette,
Appétissant cotillon,
Brune, vive et grassouillette,
Plantureuse Madelon
A la lèvre purpurine,
Je crois voir sur sa poitrine
Gonfler un double *melon*,
Frais melon de Cavaillon.
          (E. MAZADE, *Voyage au pays de la Bouillabaisse*.)

Gomme. — *Raisin* :

Ceux d'l'épouse du pharmacien
Deux *boul's de gomme*, presque rien.
Ceux d'la sœur du marchand de vin
On aurait dit deux grains *d'raisin*.

                                             (DISLE.)

Arbrisseau :

> Comme un *arbrisseau* dont la sève
> Féconde les boutons naissants,
> Votre jeune sein se soulève
> Aux douces vapeurs du printemps.
>
> (COLMANCE, *L'Ingénue.*)

Fleurs des prés : Un auteur du moyen âge dit :

Poitrine doit porter que petites mamelettes dures comme pumeles et blanches comme *flours de pré.*

Planche : Dans une de ses pièces, Pailleron compare une femme maigre à une « *planche* sans le moindre nœud ».

Roses :

> Phyllis me donnoit, sans dessein,
> Des roses qu'elle avoit au sein,
> Où tant de beautez sont écloses ;
> Hélas ! dy-je, belle Phyllis,
> Puisque vous m'en donnez les roses,
> Ne m'en refusez point les lys.
>
> (GOMBAULD, 1657.)

> Dans les bois de Paphos je cherchais un bouquet
> De fleurs nouvellement écloses.
> L'amour m'appelle et me dit en secret :
> — Pourquoi chercher si loin et des lis et des roses ?
> Dis à Zulmé de t'ouvrir son corset.   (A. R.)

Froment :

Autrefois, dans le bon temps, on aurait comparé son cou à une tour et sa gorge à un boisseau de *froment.*

> (VOLTAIRE, *Princesse de Babylone.*)

Coton : (Sein mou comme du *coton* enfermé dans une boîte). — *La candidezza d'un seno molle come cotone restretto in scatola ;* singulier compliment de Gregorio Leti, duc de Giovenazzo, ambassadeur d'Espagne près la cour de Turin.

> Les uns fabriqués en *coton*
> Auraient pu servir d'édredon.
>
> (DISLE.)

Gelée de pomme : Seins mous. — *Pains au lait* : Dans une fête donnée à la maréchale de Luxembourg, le chevalier de Boufflers, rencontrant la charmante duchesse de Lauzun, déguisée en boulangère, lui tourna un madrigal où se lisent les vers suivants : Charmante Boulangère, lui disait-il.

> Que j'aime la tournure
> Des petits *pains au lait*
> Que la simple nature
> A mis dans ton corset.

Pains de munition :

> J'en pince, mon p'tit trognon,
> Pour vos *pains d'munition*,
>
> (DELORME, *L'avant-scène de Linotte.*)

5° A LA RELIGION : Th. Gautier, célébrant la beauté de Rosalinde, écrit qu'elle avait une gorge à faire descendre les dieux du ciel pour la baiser. — *Temples écroulés.* — *Autels :*

> *Oreillers* jumeaux de chair blanche !
> *Autels* où notre front se penche
> Et dont on célèbre à genoux
> Les glorieux et saints offices !
> Seins cléments, soyez-nous propices !
> Seins pleins de grâce, exaucez-nous !
>
> (A. MASSON.)

6° A L'ASTRONOMIE. — *Astres :*

> Ces deux roches qui jusqu'aux cieux
> Élèvent leur chef sourcilleux
> Qui comme deux *astres* flamboyent...
>
> (OBET TOURNEUX.)

Lune :

> J'aime ta chevelure brune
> Et tes regards allant au cœur,
> Tes beaux seins ronds comme la *lune*,
> Et ton sourire ensorceleur.

7° GÉOGRAPHIE. GÉOLOGIE. — *Pics.* — *Monts.* — *Tertres :*

> Puce, tu l'es bien dansée
> De te prendre à un tel morceau ;
> Où penses-tu estre posée,
> Volant sur ce *tertre* jumeau ?
>
> (PIERRE SOULFOUR.)

Collines :

> Que vos deux *collines* jumelles
> S'espassent pour laisser entre elles
> Un intervalle où nos baisers
> Puissent un peu reprendre haleine,
> Au moment de quitter la plaine
> Et d'affronter vos pics rosés.

(A. MASSON.)

Roc :

> Ses tétons bruns mais fermes comme un *roc*
> Tentent la robe et le casque et le froc.

(VOLTAIRE, *La Pucelle*.)

Vieille chanson picarde :

> Pour la bouche, elle est plus rouge
> Que n'est la creste d'un cocq :
> Et la gorge qui ne bouge,
> Paroît plus ferme qu'un *roc*.

Globes : Évariste Parny a chanté les *globes* d'Éléonore, sa maîtresse, la fille de son portier. — *Hémisphères* : Vous avez, Madame, les *globes* les plus beaux des deux hémisphères et les *hémisphères* les plus beaux du globe. — *Sphère d'amour* : Dumay adresse des stances amoureuses au sein d'une certaine Angélique qu'il se disputait avec Monfuron, à coup d'hémistiches enflammés ; il qualifie le sein de sa belle de « *sphère d'amour* ».

8° OBJETS USUELS ET DIVERS. — *Oreillers* (V. la strophe de A. Masson, citée à 5°). — *Escarcelles*. — *Bissac* :

> Votre estomach faict en estrille
> Pourroit encor servir de grille,
> Vos flancs de herse ou de rateau,
> Et de vos pendantes mamelles
> Un *bissac* ou des *escarcelles*
> Pour mettre l'argent du bordeau.

(SIGOGNE. *Satyre contre une vieille sorcière*.)

Blague à tabac, au fond de laquelle on met un sou. — *Mouchoir* : Le *Virgile travesti* (p. 47, liv. VII) parle d'un téton tellement mou qu'il servait à se moucher. — *Drapeau* :

> Tétin qui n'as que la peau,
> Tétin flac, tétin de *drapeau*.

(Ch. Mazot.)

Battoirs. — *Tire-bouchons* : se donner des claques avec des seins en *tire-bouchons*. — *Bossoirs* (marins). — *Pièces d'artillerie.* — *Batterie.* — *Boulets de canon* : Distique de l'auteur du *Harem* :

> Ses seins noirs et luisants, dressés sur sa poitrine,
> Ont l'air des deux moitiés d'un *boulet de canon*.

Redoutes. — *Mamelons.* — *Gamelles* :

> ... La pauvre mère en gésine,
> Bête hagarde qui s'enfuit
> Et cherche à tâtons un réduit,
> Les reins lui pèsent. Ses mamelles
> Que gonflent des cuissons jumelles
> Sont pleines comme des *gamelles*.

(J. Richepin, *Nativité.*)

Boules : Un des *Charbonniers* de Philippe Gilles compare les deux seins de sa voisine à deux *boules pyrogènes*. — Le sieur Motin, dans une épigramme trop libre pour être reproduite, assimile les seins à des *boules* qui font dresser les quilles au lieu de les abattre. — *Ballon* :

> Un grand *ballon captif*, vu seul aux Tuileries,
> Fait venir, de tous lieux, les masses ébahies,
> Moi, sans quitter ma chambre, et doublement heureux,
> Dans ton corset dodu, chaque jour j'en vois deux.

(*Le Sans-culotte.*)

Nous trouvons encore les ballons dans le *Petit Noël de bébé*, court monologue versifié de F. Muffat. Voici le résumé des deux premières strophes. Avant de se coucher, le jour de Noël, la mère du petit Edmond lui dit de ne pas oublier de mettre ses galoches dans la cheminée. Le bambin ne se fait pas prier et se promet de ne pas fermer la paupière pour voir Noël quand il viendra. Au coup de minuit, la mère entre en chemise, portant vers la cheminée un chargement de joujoux.

> Mon goss' crie : « Ah ! te voilà prise !
> Petit Noël, c'est toi, maman ! »
> Il prit tout, le cheval, les guides,
> Imag's, pistolet et bonbons,
> Et quand ma femme eut les mains vides,
> Prenant pour des jouets ses nichons ;
> — C'est-il aussi pour moi, p'tit' mère,
> Dit-il, ces deux *ballons* que v'là ?
> — Non, répondit ma ménagère,
> Ça, c'est l'Noël de ton papa !

Confettis : Seins réduits à leur plus simple expression. — *Grains de chapelets :*

> Ceux d'ma nièce étaient aplatis
> Ainsi qu'deux mignons *confettis.*
> Ceux d'ma sœur étaient maigrelets,
> Et r'semblaient à des *grains d'chapelet.*

(Disle.)

Zéros :

> Ils étaient p'tits comm' deux *zéros,*
> Les Uns et les Autres,

(Delormel.)

Coupe :

> Ton sein veiné d'azur, où le désir vient battre
> Ton sein est le revers d'une *coupe d'albâtre,*
> Par le burin des dieux finement ciselé,
> Au lait des voluptés virginales gonflé,
> Il est l'eucharistie et sacro-saint ciboire
> Où mon rêve assoiffé de ton être vient boire
> Et puiser comme un peu de ta suavité,
> Il est le globe au fin tissu pâle et lacté
> Que brode le fil bleu de ton sang, et qu'incruste
> Le rubis de ton cœur, — merveille de ton buste.

(Raoul Pascalis.)

Carafe : Alphonse Karr compare une femme obèse, qui vient de quitter son corset et dont les seins s'affalent de tous côtés, à une *carafe* plein d'eau qu'un choc vient de briser. — *Papître :* distique du vieux poëte Maurice Scève :

> Gorge qui de l'amour fait son *papître*
> Où plusieurs foys Vénus chante l'épistre.
> *Tours : Tours* vivantes d'albâtre,
> D'où l'amour blesse les amants

(Mann.)

Tapabor (1) : La Bouvillon, dit Scarron dans le *Roman comique*, dont la gorge formidable aurait pu être prise de loin pour un *tapabor* d'écarlate.

B. — Comparaisons du mamelon. — A part la comparaison prosaïque de l'aréole d'une nouvelle accouchée à une *Médaille de bronze*, et celle du sein d'une femme étique à une *Lentille sur un échalas* (G. Delmare), les littérateurs se sont plu à comparer le mamelon au *Corail* ou aux produits du règne végétal : *Olives*, *Cerises*, *Grains de raisin*, couleur du *Vin*, et surtout aux *Fraises* et aux *Boutons de roses*. Suivent les exemples :

> Mes douces passions j'allicige,
> Toujours sur quelque doux téton,
> Qui d'un *Corail* fait rejetton
> Sur le milieu d'un plat de neige.
> >   (*La farce du valet à tout faire*. Lyon, 1606.)

> Nos grisettes avaient des tailles fines,
> Leur poitrine lisse comme l'émail
> Les avait fait surnommer « mandarines »,
> Car elle avait le bouton de *corail*.
> >   (L. Xanrof, *Rouleau des étudiants*.)

> Sa poitrine mignarde
> Que le vent du souffler
> Fait, quand dehors se darde
> Relenter, puis enfler,
> Monstre deux testons, voire,
> Mais deux boules d'yvoire.
>   Puis, sur le bord,
> Deux *cerises* encor
> Qui donnent vie et mort.
> >   (Bastin Philibert, 1565.)

Autres cerises :

> Le rossignol, ce gai ténor,
> L'été dernier avec prouesse
> Chantait et modulait encor
> Son refrain rempli d'allégresse,

(1) Le *tapabor* était une espèce de bonnet en drap dont on rabattait les bords sur les oreilles, pour se garantir de la pluie ou du vent (étymologie, *tape* et *bord*), ou pour se cacher la figure quand on allait en expédition amoureuse :
>   Il est temps d'avancer, baissons le *tapabor*.   (Corneille.)

Et le soleil aux rayons d'or
Se jouait, folâtre caresse,
Sur son sein demi-nu, trésor
D'amour, de grâce et de tendresse.

Soudain l'oiseau parut distrait ;
Il prit son vol et guilleret
Se posa gentiment sur Lise,

Et là, devinant son butin,
Il vint béqueter son tétin
Qu'il prenait pour une *cerise.*

(CAPDEVILLE. *Erreur d'oiseau.*)

Les *Fraises d'amour au lait*, de Charles Pitou, sont un mets capiteux pour les grands et savoureux pour les petits :

Je la surpris un beau matin
Comme était Diane d'Éphèse,
Alors qu'elle laissait à l'aise
Palpiter son cœur puritain...

Ses yeux semblaient une fournaise
Et je vis, à quel doux butin !
Sur ses deux globes de satin
Pointer le carmin d'une *fraise...*

« Fruit mûr, dit-elle, il faut cueillir »
Dans un baiser je fis jaillir
La chaude liqueur ivoirine...

Quelles délices, Monselet !
Mets exquis et sauce divine
Que les fraises d'amour au lait.

Achevons la cueillette des fraises :

.............De pudiques tétons,
Bien séparés, bien fermes et bien ronds,
Et couronnés par une double *fraise,*
Chrétiens ou juifs, pour celui qui les baise
N'en sont pas moins de fort jolis tétons.

(PARNY. *Guerre des Dieux.*)

Le liége qui vacille au bout de la ficelle
Chatouille en taquinois la *fraise* de son sein.

ROLLINAT.

Au tour du *grain de raisin* et de son jus divin :

Tel qu'une *graine vermeille de raisin*, un petit tétin, frais et poli, s'élève mollement sur un sein arrondi, et la couleur de rose contraste avec cette touffe de lys.   (JEAN D'HOUVILLE, 1517.)

> O parfum de beauté ! tu montes à la tête.
> Les boutons des beaux seins, si charmeurs qu'on les fête
>   Ont aussi la couleur du vin.
> Ils nous donnent bientôt, alors qu'on les caresse,
> Comme le vin léger une excitante ivresse.
>   On éprouve un plaisir divin.
>   (EMMANUEL DUCROS. *Chanson gauloise.*)

Quant aux *boutons de roses*, il y a de quoi en faire plusieurs bottes :

> Les lis, les *boutons de rose*
> De tes deux globes naissants
> Sont à mon âme enflammée
> Comme les vins bienfaisants
> De la fertile Idumée.
>   (VOLTAIRE. *Précis du Cantique des Cantiques.*)

De la *Pucelle*, du même :

> De la cuirasse, il défait les cordons ;
> Il voit (ô ciel ! ô plaisir ! ô merveille !)
> Deux gros tétons de figure pareille,
> Unis, polis, séparés, demi-ronds,
> Et surmontés de deux petits *boutons*
> Qu'en sa naissance a la *rose* merveille.

En offrant une rose à sa maîtresse, un de nos poètes lui dit :

> Reçois sans l'alarmer cette modeste rose
> Qui, belle comme toi, n'a pas de rejetons.
> L'amour, qui soigne tout quand il fait quelque chose,
> Pour achever ton sein lui vola ses *boutons*.   (A. R.)

Extrait d'une épître de Dorat :

> Ce sein qu'amour sait embellir.
> Qui s'enfle, s'élève ou s'abaisse
> Au moindre souffle du désir,
> Où la *rose* semble fleurir
> Sous la bouche qui le caresse.

Épithètes appliquées aux seins. — *Mous.* — *Tétons qui marquent un peu trop la cadence en dansant* (Tallemant des Reaux). — *Pommelés :* en forme de pomme. — *Beaux.* — *Layds.* — *Pendants.* — *Pendards :*

> C'que j'en ai connu d'ces *pendarts*
> Très peu d'rupins, beaucoup d'tocarts.
>
> (DISLE.)

Flasques. — *Maigrelets.* — *Naissants.* — *Plats.* — *Chétifs.* — *Aplatis.* — *Flaccides* (Jean Liébaut). — *Indigents.* — *Frazés* (Coquillart). — *Rudimentaires.* — *Impalpables.* — *Lilliputiens.* — *Microscopiques.* — *Évanescents.* — *Profonds.* — *Pleins.* — *Larges.* — *Lisses.* — *Polis.* — *Blancs :*

> Ainsi qu'en bosse eslève moy son sein
> Nei *blanc, poly, large, profond et plein.*   (RONSARD.)

Elle a un chief blondet, eux verz (yeux vairs), boche sadete (savoureuse) Un cors pour embracier, une gorge *blanchette.*

> (*Poésie de la fin du XIIe siècle.*)

> J'ay *blanche* gorgette
> J'ay dur sain,
> Et par le fanix (taille) sui greslette.
> (EUSTACHE DESCHAMPS, XVe siècle.)

Ronds. — *Rondelets.* — *Petits.* — *Retraits :*

> Si j'étais un vrai Marseillais
> J'aimerais tes folles grisettes ;
> Grands yeux noirs, beaux seins *rondelets,*
> Gai sourire et fraîches risettes.
> (E. MAUZAIZE. *A Marseille.*)

La jolie gorge de Doriméne :

Vous allez être à moi depuis la tête aux pieds, dit Sganarelle, et je serai maître de tout... de vos *petits* tétons *rondelets...*

> Qu'est devenu ce front poly,
> Ces cheveux blondz, sourciz voultiz,
> *Petits* tétins, hanches charnues,
> Ces gentes espaules menues ?
> . . . .
> Le front ridé, les cheveux gris,
> Les sourcils cheux. . . . .
> Les espaules toutes bossues,

> Mamelles, quoy? toutes retraictes ;
> Telles les hanches, que les tettes.
>
> (FRANÇOIS VILLON. *Les regretz de la belle Heaulmière ja parvenue à vieillesse.*)

Droits :

> Hic corpus solidum invenies, hic stare papillas
> Pectore marmoreo..
>
> (LUCILIUS.)

(Tu trouveras là une chair ferme et des tétons *droits* sur une poitrine de marbre.)

En arrêt :

> La gorge ronde et petite, *en arrêt*.
>
> (TH. GAUTIER.)

Fermes :

> Des seins *fermes* qui poignardent le ciel.
>
> (BARBEY D'AUREVILLY.)

Nacrés. — Pâles :

> Plaquant à ton contour un ovale échancré,
> Ton corsage où ma main appendit ses offrandes
> Laisse voir — ô faveur ! — ton sein *pâle et nacré*
> Où des ombres se jouent, jalouses et friandes.
>
> (RAOUL PASCALIS. *Le Missel.*)

Gros. — Gras. — Grassouillets. — Replets. — Massifs. — Rebondis. — Opulents. — Formidables. — Volumineux. — Énormes. — Débordants. — Considérables. — Immenses. — Monstrueux. — Gigantesques. — Colossaux. — Sans bornes. — Étincelants :

> .... qui caresse
> Les seins *étincelants* d'une jeune maîtresse
>
> (A. DE MUSSET.)

Puissants :

> Ceux d'ma nourrice étaient *puissants*
> Et j'pouvais fich' mes deux poings d'dans.
>
> (DISLE.)

Pointus : Du même parolier :

> Ceux d' ma tante étaient si *pointus*
> Qu'on n'pouvait pas s'asseoir dessus.

Turgescents :

> . . . . la gorge, où s'en viennent nicher
> Mes désirs roucouleurs, au versant de ton être
> Est comme un val profond qui s'enfonce et pénètre,
> Mystérieux, plein d'ombre et de lis fleurissants,
> Entre les monts neigeux de tes seins *turgescents*.
>
> (RAOUL PASCALIS.)

Pleins : Richepin appelle la mer :

> Mère aux seins toujours *pleins*, toujours nus et sans voiles,
> Où plantes, animaux, hommes, tous nous suçons
> L'intarissable lait qui réjouit nos moelles.

Lourds : Catulle Mendès, dans le *Corset de Cendrillon*, cite
ce vers d'un poète illustre :

> Des seins fermes et *lourds*, au moins c'est positif.

Fascinateurs. — *Aux contours impeccables*. — *Voluptueux*. — *Séduisants*. — *Charmants*. — *Racissants*. —
Suaves. — *Capiteux*. — *Catapultueux* (Meilhac). — *Palpi-
tants*. — *Agités*. — *Sororiants* (qui grossissent chez la jeune
fille). — Sein *fin* et *délicat*, jargon des précieuses ; pour gorge
unie et bien faite. — *Éhontés* :

> Celles qui vont la nuit, le long des trottoirs, lentes,
> Le peignoir entr'ouvert sur leurs seins *éhontés*,
> Ont, pour tous les passants, des promesses troublantes,
> Et se font des gros sous de leurs lubricités.
>
> (G. PARE)

Gonflés :

> Lorsque je rencontrai Jeannette,
> Sa taille finement coquette,
> Ses seins *gonflés*, ses yeux brillants,
> Soudain embrasèrent mes sens.
>
> (GABRIEL MARTIN. *Cantiques impies*.)

Orgueilleux :

> Loin du bal qu'une foule indifférente encombre,
> J'oserai saccager le corsage soyeux
> Qui gante votre torse, et vos seins *orgueilleux*
> Bondiront révoltés sous mes baisers sans nombre.
>
> (ALBERT TINCHANT. *Luxure*.)

Vermeil :

> De ses cheveux elle santelle
> Sur son sein *vermeil* qui pommelle.
>
> (LOMMEAUD.)

Vermeillet :

> D'Agathe blanchement douillet,
> Folastrement tu te promènes
> Entre les beautez surhomaines
> De ce sein blanc et *vermeillet.*

Albastrine :

> Tu vas ses esbas choisir
> Dessus sa gorge *albastrine*
> Ou sur sa large poitrine.
>
> (BRISSON-PASQUIER.)

Amoureux : Du même :

> Tu fais mille et mille jeux
> Dessus son sein *amoureux.*

Appas *sirénéens. — Candides :*

> Sous le peplum brodé ces guerrières d'amour
> Ont enfermé leurs seins *candides* . . . .
> . . . . . . , pourtant elles furent esclaves !
> Des sabots de noyer leur servirent d'entraves.
> Et dans le dur sayon de toile leurs *appas*
> *Sirénéens* étaient comme s'ils n'étaient pas.
>
> (ÉMILE GOUDEAU. *Les fleurs du bitume.*)

Gorge *tentatrice :*

> Mais je contemplerais, à genoux et mains jointes,
> Ces corselets d'amour exactement remplis
> Où, derrière la gaze aux lumineux replis,
> La gorge *tentatrice* embusque ses deux pointes !

Seins *d'ébène* du poëte des *Orientales :*

> Les Vierges au sein *d'ébène,*
> Belles comme les beaux soirs,
> Riaient de se voir à peine
> Dans le cuivre des miroirs.

Pensées et réflexions sur les seins. — Aphorismes scientifiques ou prétendus tels :

> En authonne on vendangera,
> Les vierges ne donneront
> Le tétin aux enfants.
>
> (*Pronostication nouvelle* de Mousang.)

Il faut redoubler le soin qu'on a des filles dès que leurs mamelles commencent à grossir.   (Aristote.)

La fême cômâce davoir mamelles et luy croissent à xiiii ans et viennent les fleurs et leurs purgatiõs naturelles et doihvõt estre, selõ Aristote, de couleur de sãg d'une ieune beste nouvellement tuée.

> (L. Champir. *La nef des dames vertueuses*, 1503.)

Cancer du sein ulcéré, périt dans l'année.

Aphorisme d'Hippocrate, mis en distique par le Dr L. de Fontenelle :

> Ventouses sur mamelles mises
> Arrêtent sang mouillant chemises.

On évitera, dit Oribase, d'appliquer des ventouses au voisinage des seins, car ces organes tombent quelquefois dans les ventouses et rendent fort difficile, en se gonflant, l'enlèvement de ces instruments.

C'est l'office des médecins de voir les tétons des nourrices, dit Sganarelle.

Figures de rhétorique appliquées à l'économie politique et à la religion :

Socrate appelait l'agriculture la mère et la *nourrice* de tous les arts.

M. de Sully s'en exprimait à peu-près comme Socrate, quand il disait que le labourage et le pâturage étaient les deux *mamelles* dont un État est alimenté.

> *(Encyclopediana, 1791.)*

L'impôt foncier agit sur l'agriculture comme le jeûne sur le *sein* d'une nourrice.

> (Proudhon.)

L'administration est au peuple ce que la *mamelle* est à l'enfant.

> (E. de Girardin.)

Ce que je reproche surtout aux orateurs, c'est de désapprendre le français à la nation. Le *sein* d'une commission *n'allaitera* jamais personne.

> (Franklin.)

De V. Hugo (*Voix intérieures*) :

> Paris.
> Mamelle sans cesse inondée
> Où pour se nourrir de l'idée
> Viennent les générations.

Il a plu à Jésus-Christ que l'unité catholique fût la *mamelle* qui donnait le *lait* à tous les particuliers de l'Église.

> (Bossuet, *Réfut. catéch.*)

Massillon appelle le paradis « le *sein* de Dieu » :

> L'âme juste s'envole dans le *sein* de Dieu.

Aperçu philosophique de Hugues Le Roux :

Il y a un vers d'Alfred de Vigny où l'amante apparaît liée au souvenir de la mère et qui bourdonne dans nos mémoires d'hommes :

> Il rêvera partout à la chaleur du sein

Est-ce le souvenir de l'enfance heureuse, de la place où jadis nous avons si doucement dormi? Toute la vie, aux heures de joie et de bouillonnante jeunesse, aux heures où la consolation est nécessaire, l'homme se réfugie vers cette gorge de la femme qui a été le premier appui de son rêve, et qui sera le dernier, après la bataille des jours, s'il a mérité l'assistance de l'amour unique.

—

Sur le rôle physiologique des seins. — Aulu-Gelle, dans les *Nuits attiques*, parle des femmes qui se font avorter de peur que leur ventre ne soit déformé par la grossesse :

Penses-tu, dit cet auteur, que la nature ait donné les mamelles aux femmes comme de gracieuses protubérances destinées à orner la poitrine et non à nourrir les enfants? Dans cette idée, la plupart de nos merveilleuses (*prodigiosæ mulieres*) s'efforcent de dessécher et de tarir cette fontaine sacrée où le genre humain puise la vie et risquent de corrompre ou de détourner leur lait, comme s'il gâtait ces attributs de la beauté. C'est la même folie qui les porte à se faire avorter, à l'aide de diverses drogues malfaisantes, afin que la surface polie de leur ventre ne se ride pas et ne s'affaisse point sous le poids de leur faix et par le travail des couches.

—

Même idée chez Laurent Joubert :

Pensez-vous que nature ayt donné aux femmes les poupeaux des mamelles, comme quelques poreaux de bonne grâce, pour ornement de leur poictrine, et non pas nourrir leurs enfants?

—

Remarque d'anatomiste :

> Seigneur, vous avez fait les épaules d'albâtre
> Et le sein palpitant et le beau col penché;
> Mais sous les blancs contours que l'amant idolâtre,
> Un squelette est caché!
>
> (Dr Marchal de Calvi.)

—

Le récit d'une partie que Jean-Jacques fit avec Mlles Graffriend et Galley, véritable madrigal en prose, contient une charmante idée inspirée par les seins de cette dernière :

Nous allâmes dans le verger achever notre dessert avec des cerises. Je montai sur l'arbre, et je leur en jetais des bouquets dont elles me rendaient les noyaux à travers les branches. Une fois Mme Galley, avançant son tablier et reculant la tête, se présentait si bien, et je visai si juste, que je lui fis tomber un bouquet dans le sein : et de rire ! Je me disais en moi-même : Que mes lèvres ne sont-elles des cerises ! comme je les leur jetterais ainsi de bon cœur !

La conversation s'engagea sur les femmes. Pellerin n'admettait pas qu'il y eût de belles femmes (il préférait les tigres) ; d'ailleurs, la femelle de l'homme était une créature inférieure dans la hiérarchie esthétique ;

— Ce qui vous séduit est particulièrement ce qui les dégrade comme idée ; je veux dire les seins, les cheveux...

(FLAUBERT. L'*Éducation sentimentale*.)

Les femmes ont toujours regardé une belle gorge comme un de leurs attraits les plus enviables, témoin le soin qu'elles mettent à la montrer, quand elles en ont, et à la simuler, quand elles n'en ont pas.

(LAROUSSE.)

Les femmes attachent tant de prix à certains appas de leur sexe, et elles seraient si honteuses d'en être déshéritées ou peu pourvues, que moins elles en possèdent, plus elles cherchent à en montrer.

(ACHILLE POINCELOT.)

Les femmes qui n'ont point de gorge, trouvent toujours, comme le renard de la fable, que celles envers qui la nature s'est montrée plus généreuse, en ont de trop. Mais celles-ci se consolent aisément de ces envieuses critiques, en songeant que les hommes, juges suprêmes en cette matière, admirent et prisent beaucoup le superflu qu'on leur reproche.

(ADOLPHE RICARD.)

L'amour ressemble à un jeu de paume, quand une fille se laisse baiser la main, cela vaut quinze ; si elle souffre que l'on prenne un baiser sur ses lèvres, cela vaut trente ; si elle permet que ce soit sur la gorge, cela vaut quarante-cinq ; il ne faut plus qu'un coup, et le jeu est gagné.   (MERCIER, de Compiègne.)

—

Du même auteur :

Un renard pris au piège, au moment où il se propose de croquer une poule, un créancier qui se repaît avec volupté de l'espérance de faire saisir les meubles d'un malheureux débiteur et trouve la maison vide, éprouvent moins d'humeur et de surprise qu'un galant qui, après mille efforts pour découvrir et dévorer de son œil furtif une belle gorge, n'en trouve que la place.

—

Inadvertance de Musset :

> Avez-vous vu dans *Barcelone*
> Une *Andalouse* au sein bruni ?

—

LA POITRINE. — Cette région demande à être fortement accidentée.
Dans un ménage, il faut que l'épouse soit ferme et que le mari ait de la fermeté. Malheureusement, le coton constitue trop souvent une seconde nature, et les corsets sont des digues que l'on oppose généralement à des marées basses.
Lorsqu'on songe aux mille désirs, qui ont frissonné autour de certaines gorges parisiennes, dont pas une ride n'a fêlé le marbre blanc, on se demande de quelle argile la nature a dû les pétrir, pour qu'elles ne soient pas rongées et émiettées.   (D' GRELLETY.)

—

Sur les limites du décolletage :

> ... Attraits voilés en deviennent plus chers.
> Qui ne les voudrait pas un peu moins découverts !
> La Pudeur le demande et la santé l'exige.

>   (GUICHARD.)

—

Celui qui craint pour ses trésors les dérobe à la vue ; et la femme, prodigue du spectacle de ses appas, laisse à penser qu'elle ne saurait pas les défendre.
                          (D' MARIE DE SAINT-URSIN. *L'Ami des femmes*, 1804.)

Fantaisies. — *Sur une outre*, de J. Richepin :

Outre, pourquoi n'es-tu pas semblable aux seins de ma maîtresse ?
Plus j'y tette, plus ils durcissent. Toi, c'est le contraire.

—

Écoles littéraires. Il ne s'agit que de s'entendre.

LA NATURE. — Sein, fécondant et chaste, d'une mère allaitant son nourrisson.

LE NATURALISME. — Gorge, désaffectée, du décollettage obligatoire, et pas toujours gratuit, des soirées parisiennes.   (*Le Sphinx*.)

—

Au souteneur l'ambition vient avec le succès. Il ne se contente plus de transformer les baise-gorges en coupe-gorges ; il s'amuse à assasiner les gens qui passent.   (GEORGES MONTORGUEIL.)

—

Encore un duel !
Quand nous serons à cent, nous ferons une croix.
Deux gentilshommes viennent de croiser le fer pour une de nos divinités les plus diaphanes.
Je ne comprends pas qu'on se coupe ainsi la gorge pour des femmes qui n'en ont pas !   (ALPHONSE LAFITTE.)

—

Réflexion de votre serviteur :

> L'affriolante POMME
> Qui, jadis, perdit l'HOMME
> Et le perd aujourd'hui,
> C'est le SEIN de la FEMME — image de ce fruit.

—

Du même carnet :

On demande souvent si la femme est un être *supérieur* ou *inférieur* ? Nous pensons qu'elle n'est ni l'un ni l'autre et qu'en raison de ses *éminences* naturelles, c'est un être *éminemment postérieur* et parfois *antérieur*.

—

Ce chiffre 8, à le bien examiner, n'est-il pas celui de tous qui donne la sensation la plus exacte de l'art païen? Ne semble-t-il pas qu'il soit l'harmonieux résumé de ces grâces hémisphériques, dont Diane de Poitiers, dans un moulage idéal, nous a laissé le modèle impérissable?... Ne symbolise-t-il pas ce qu'il y a de plus exquis, de plus audacieusement chaste dans les chefs-d'œuvre de l'art grec ?

(Parisis.)

—

Dans la *Souris* de Pailleron, un mot à l'usage des couturiers, qui l'adopteront pour désigner les corsages ouatés, destinés aux personnes peu... avantagées par la nature : la robe *Mamilla* !

—

Notre globe tourne au caprice de la femme qui le fait rouler en lui opposant ses rotondités.   (Armand Sylvestre.)

—

Un avantage des seins maigres, signalé par Louis Bouilhet :

On est plus près du cœur quand la poitrine est plate.

—

Du *Courrier Français :*

Précepte le plus sacré de l'évangile conjugal : « Bienheureux ceux qui ont les mains pleines. »

—

Note d'album :

— Qu'y a-t-il de plus dangereux en amour?
— L'emballage chez l'homme, et le déballage chez la femme.

(Gil-Blas.)

—

Quelle chose étrange que la mamelle! elle est à la fois une montagne... et une gorge !

—

Le sein est la clef des cœurs et celle des coffres-forts.

Pensées tintamaresques :

Le lait ou *mets de sein* est le meilleur *médecin* de l'enfant.

Ce mot grec : *matmioteton* (1) prouve péremptoirement que les femmes de ce pays portaient la taille au-dessous de leurs hémisphères.

(NASTURLEY.)

Définition fantaisiste :

SEIN. — Situé sur les côtes de la France et sur celles de la femme.

(G. REMI.)

Le sacrifice que faisaient les Amazones d'une partie de leurs appas a marqué l'origine des *coupe-gorges*.   (CHAPELOU.)

Le correspondant d'un journal, signalant la présence à Luchon de plusieurs actrices aux formes opulentes, ajoute que jamais cette station n'en avait autant vu.

Il aurait pu dire que la ville en *regorge !*

Si je devais mourir crucifié, — ce qui heureusement n'est pas probable, — je demanderais à l'être sur la croix de Mlle Dodu; plus heureux que Jésus, au Golgotha, je serais entre deux *saints*.

Si j'étais créancier de Mlle Croizette, je prendrais plaisir à lui mettre le poing sur la gorge.

Les dames qui se mettent du coton dans le corsage mentent par la gorge.

(1) Ma taille aux tétons.

Les femmes qui remplacent les nichons absents par du coton dans leurs corsages, ont ainsi une *fiction* de poitrine.

—

Sarah Bernhardt est très intelligente, mais elle manque de saillies.

—

Une *mamelle* cancéreuse va de *pis* en *pis*.

—

Une négresse ne peut jamais dire : j'ai un blanc-seing.

CHAPITRE II

Sur le lait et l'allaitement.

I. — POÉSIE

1º Sur le lait. — Débutons par l'hymne de reconnaissance d'un versificateur anonyme du XVII° siècle, guéri par le régime lacté. Il chante les vertus de la « pierre laicteuse », dite *galactite*, sorte d'argile qui passait pour avoir la propriété de donner du lait aux nourrices — en vertu de la médecine des signatures — parce qu'elle communique à l'eau la blancheur du lait; il pourfend de ses mauvaises rimes les mécréants qui osent mettre en doute l'efficacité de son remède. C'est l'éternelle application du sophisme : *Post hoc, ergo propter hoc*; l'origine de tous les préjugés.

LA FIÈBRE LAICTEUSE

Je serois trop ingrat, ayant tiré ma vie
Des serres de la mort qui me l'avoit ravie
Sans le secours du laict, si du laict ne chantoy
La puissance et l'effet, dont j'ay fait preuve en moy.

Je ne veux commencer par la trace laicteuse
Qui paroist dans le ciel, lors que l'ombre nuiteuse
Descouvre en temps serein les feux qui sont aux cieux,
Droit chemin pour entrer dans le palais des Dieux,

Qui fut lors que Junon par le ciel vint espandre
Comme un torrent de laict, quand de la lèvre tendre
Honteuse retira le bout de son tétin
D'un bastard supposé qu'on nommoit Herculin.

Car le vouloir chanter, c'est charge trop pesante
Pour le dos affaibli de celuy qui le vante :
Mais s'il peut une fois rendre force à ses nerfs,
Je te jure dévot, par l'âme de mes vers.

Et par le Délien qui sa fureur m'inspire,
De te chanter, ô laict, sur les nerfs de ma lyre.
Car si quelque soupir reste encor dedans moy
Pour vivre ou pour chanter, à toy seul je le doy.

Seulement je diray les vertus de la pierre
Qui dérobe ton nom, et dans ses flancs enserre
Comme un poudreux amas, qui trempé dedans l'eau
Se caille et se blanchit comme le laict nouveau,

Retenant sous le frais de sa pierreuse escorce
Une vertu secrète, un pouvoir, une force
Qui seroit, n'estant veue, incroyable aux humains,
Si de la voir à l'œil ou toucher de leurs mains.

Ou d'esprouver sa force ils n'avoyent cognoissance,
Hommes outrecuidez, enjurez d'ignorance,
Qui pensant tout sçavoir, ne recognoissent tous
La moindre des vertus qui naissent entre nous,

Soit au ciel, soit en l'air, sur terre ou dans les ondes,
Ou ès boyaux dorez des minières profondes,
Et disent estre faux ce qu'ils ne sçavent pas :
Impudens, effrontez, mendieurs de repas,

Qui, souls et bien gorgez se moquent de leur hoste,
Médisant de celuy qui n'a rien qui ne s'oste
Pour tenter, libéral, l'imposture et l'erreur
De ce fat qu'il admire, et n'est qu'un imposteur.

Or ceste pierre donc, qu'on appelle laicteuse,
Fait enfler le tétin de l'humeur gracieuse
Qui arrose en maillot la lèvre des enfans,
Et qui les nourrissant fait accroistre leurs ans.

Car si l'on recognoist que ceste humeur tarisse,
Comme il advient souvent au sein de la nourrice,
La beuvant destrempée à jeun, sortant du bain
Elle devient féconde et rend son tétin plein.

Ou faut percer la pierre, et d'un cordon de laine
Prise dessus le dos d'une brebis jà pleine,
L'enfiler proprement et te la pendre au col,
Nourrice, et tu verras ton tétin flasque et mol

Soudain gonflé de laict, et sentiras estendre
La peau qui flétrissoit et commençoit à pendre.
Si tu veux que le pis de ton jeune troupeau
Ne tarisse jamais, et que de laict nouveau

Il foisonne en tout temps, il faut que tu nettoyes
Et laves bien le tect ; et puis que tu poudroyes
Le fond de sel menu, alors que le soleil
Redore le matin de son pourpre vermeil :

Puis broyant ceste pierre et la mettant en poudre
Avec eau de fontaine, afin de la dissoudre,
Tourné vers le Levant, arrose bien le tect.
Tu verras ton troupeau gras et gonflé de laict,

Et qui plus est encor, ô chose trop célée,
Bien purgé du pourri et de la clavelée,
Bien revestu de laine, et fécond et gaillard,
Franc des regards sorciers, et tout autre hazard.

S'il est vray ce qu'on dit (chose digne de gloire)
Que d'un mauvais vouloir tu trompes la mémoire
Et que cil qui te porte en la bouche n'a plus
Souvenance du mal, de cervelle perclus :

Pleust à Dieu que ceux-là qui ne sont en la France
Que pour se souvenir de meurtre et de vengeance,
Te portant sous la langue, eussent entièrement
La mémoire esgarée avec le sentiment.

Le Nil et l'Achelois, grands fleuves de la terre,
Dans leur sein limoneux nourrissent cette pierre,
De couleur blanchissante et de mesme saveur
Que le laict, des enfans le père nourrisseur.

Il est à remarquer que, chez les Romains, la pierre de Naxos
passait pour avoir une propriété contraire à celle de la galactite,
aussi les *mammosæ* en saupoudraient-elles leur *fascia mamil-
laris*,

Autre *Hymne du lait*, d'une tournure plus moderne, de
Georges Nazim :

Voyez dans les bras de sa mère
Téter cet ange radieux
A peine éveillé sur la terre
Du grand sommeil qu'on dort aux cieux ;
Voyez cette chair ferme et grasse
Se pelotonner avec grâce,
Et sous la veine, bleu filet,
La vie et le sang se répandre
Dans la blancheur nacrée et tendre,
C'est mon œuvre : Je suis le lait ! —

> Matériel et saint échange
> D'un amour immatériel,
> Échange de la femme à l'ange,
> Échange de la terre au Ciel ;
> Je suis le sublime héritage
> Qu'ayant reçu dans son jeune âge,
> L'enfant, faite femme, transmet
> A cet ange, qui lui rappelle
> La mère qui la nourrit, elle !...
> — Doux legs d'amour, je suis le lait ! —
>
> Je suis l'orgueil des jeunes mères,
> Qui tendent vers le Ciel leurs mains
> Avec de suaves prières,
> En sentant se gonfler leurs seins ;
> Je suis cause que, rougissantes,
> Des saints mystères ignorantes,
> Elles font un aveu discret
> Tout bas à l'oreille ravie
> Du guide de leur douce vie,
> De leur mari. — Je suis le lait !
>
> Puis je deviens leur espérance,
> Espérance d'un dévoûment :
> Pouvoir de leur intime essence
> Faire le sang de leur enfant !
> Puis enfin leur coquetterie,
> Le beau jour où dans leurs bras crie
> L'ange qu'hier on attendait,
> Quand entre ses lèvres avides
> Elles peuvent, d'amour splendides,
> Me faire jaillir, moi, le lait ! —
>
> Breuvage sacré de l'enfance,
> Première ivresse des humains,
> A la richesse, à l'indigence,
> J'offre également mes festins.
> Je suis la source universelle,
> Source inépuisable, éternelle,
> Incommensurable bienfait
> De la Providence Divine,
> Devant qui tout homme s'incline
> Et rend grâces ! — Je suis le lait !

Le lait, qui peut déterminer des troubles cérébraux chez une
nouvelle accouchée et la tuer, fournit à Hugo de sublimes anti-

thèses, dans la dernière strophe de cette poignante élégie, *Fiat voluntas* :

> Et moi je dis : « Seigneur ! votre règle est austère ;
> Seigneur ! vous avez mis partout un noir mystère,
> Dans l'homme et dans l'amour, dans l'arbre et dans l'oiseau,
> Et jusque dans ce lait que réclame un berceau,
> Ambroisie et poison, doux miel, liqueur amère !
> Fait pour nourrir l'enfant ou pour tuer la mère.

Un spécimen de versification scientifique, le seul du reste :

Petit Radel, dans son poème sur l'*Hygiène*, passe en revue les différents laits utilisés pour l'allaitement et accorde la palme à celui de la femme :

> Le même lait, pourtant, ne convient pas à tous ;
> Aussi l'on doit choisir les diverses femelles
> Dont cette liqueur pure a gonflé les mamelles.
> Plusieurs offrent un lait aussi léger que doux :
> Tels la fière jument, le troupeau d'Arcadie,
> La chèvre au pied léger ; mais c'est dans nos guérets
> Que la vache féconde en puise un plus épais.
> Nul autre, cependant, avec plus d'énergie,
> Ne réussit à rendre un mourant à la vie,
> Que celui qu'une femme épanche de son sein,
> Nectar vraiment ami des sucs du corps humain.

De même, Geoffroy, docteur régent de la Faculté, dans son poème latin, l'*Hygiène* (1774), préconise le lait de la femme. Voici le passage où il en est question, d'après la traduction du D^r De Launay :

Nourrissez-vous de lait, vous dont les maladies ont exténué les forces et qui, dans l'état de convalescence où vous êtes, n'avez guère plus de vigueur qu'un enfant à la mamelle. Déjà l'usage de cet aliment ranime vos traits ; il dissipe insensiblement cette pâleur mortelle qui couvrait votre visage ; il remplit vos joues que les os semblaient vouloir percer ; il vous rend l'embonpoint, ce gage de la santé. D'ailleurs on peut alimenter les malades de plus d'une espèce de lait. Les femelles de tous les genres d'animaux en fournissent en abondance. Le lait de jument, d'ânesse et de chèvre est plus clair et plus léger ; celui de vache est plus gras et plus épais ; mais il n'en est point de plus propre à vous rendre les forces et la santé ;

que celui que votre bouche exprimera de la mamelle même d'une femme.

Nous savons que Ricord, dans un quatrain déjà reproduit (1), donne la préférence au lait « des tétons ».

Finissons par la plaisanterie d'un malade revenu à la santé, et nécessairement ingrat, qui fait l'éloge du lait d'ânesse aux dépens de ses sauveurs :

> Par sa bonté, par sa substance,
> Le lait de mon ânesse a refait ma santé,
> Et je dois plus en cette circonstance
> Aux ânes — qu'à la Faculté !

De l'*Éclat de rire*, nous tirons cette *Élégie falsificatoire* :

> *Quantum, et quot, mutat.*
> (D'après VIRGILE.)

> Aux seins féconds de ma nourrice
> J'ai tété du bon, du vrai lait.
> Nuit et jour, mon gourmand caprice
> Trouvait table mise, au complet,
>
> Quand je songe à ces adorées
> Mamelles, mon regret tremblant
> Revoit ces Wallaces sacrées,
> D'où coulaient des flots de lait blanc,
>
> Et, que tout le monde le sache !
> Que personne n'en soit surpris !
> Ma nourrice était une vache ;
> Comme on n'en voit pas à Paris.

Aujourd'hui, ça n'est plus ça du tout ; les vaches ne servent guère qu'à faire des petits, dont la peau est destinée à être délicatement tailladée en forme de bottines, à l'usage des deux sexes.

Quant au lait ? *Macache !* Toutefois, notre impartialité nous oblige à confesser :

> Que de Marseille à Brest, et de Paris à Dax
> On en voit circuler, tout frais, par train rapide.
> Aux cahots des wagons de peur qu'il ne trépide
> Et ne tourne, on y met plus ou moins de borax.

____

(1) Page 57.

2° **Sur l'allaitement.** — Phèdre, l'un des premiers, sinon le premier, dans sa fable : *Le Chien et l'Agneau* (1), fit l'apologie de l'allaitement maternel, en démontrant que « la véritable mère est celle qui allaite » et non celle qui a enfanté :

> Partout à haute voix la nature le dit,
> La véritable mère est celle qui nourrit.

LE CHIEN ET L'AGNEAU

Un chien entendit bêler un agneau parmi les chèvres : « pauvre bête ! lui dit-il, tu te trompes, ta mère n'est pas ici », et il lui montra un troupeau de brebis paissant à l'écart. « Je ne cherche point, répondit l'agneau, celle qui conçoit quand il lui plaît, qui porte pendant certains mois un fardeau qu'elle ne connaît pas, et s'en débarrasse ensuite en le déposant à terre ; mais je cherche celle qui me nourrit en m'offrant ses mamelles, et qui, pour m'élever, dérobe à ses enfants une partie de leur lait. — Cependant tu dois préférer celle qui t'a donné le jour. — Non, certes, répondit l'agneau ; savait-elle seulement si je naîtrais noir ou blanc ? et, quand elle l'aurait su, elle ne m'a pas rendu un si grand service en me donnant le jour, puisque je suis un bélier, attendant à chaque instant le couteau du boucher. Lorsque ma mère a conçu, sa volonté n'y était pour rien, pourquoi la préférer à celle qui a eu pitié de moi et qui m'accorde

(1)

CANIS AD AGNUM

Inter capellas Agno balanti Canis :
Stulte, inquit, erras, non est hic mater tua ;
Ovesque segregatas ostendit procul.
Non illam quaero, quae quum libitum est, concipit,
Dein portat onus ignotum certis mensibus,
Novissime prolapsam effundit sarcinam ;
Verum illam, quae me nutrit admoto ubere,
Fraudatque natos lacte, ne desit mihi.
Tamen illa est potior quae te peperit. Non ita est.
Unde illa scivit niger an albus nascerer ?
Age porro, scisset ; quem crearet uterculus,
Beneficium magnum satis animi dedit,
Ut exspectarem lanium in horas singulas !
Cujus potestas nulla in gignendo fuit ;
Cur hoc sit potior, quae peperit uterlis vix ?
Dulcesque sponte praestat benevolentiam ?
Fecit parentes bonitas, non necessitas.

His demonstrare voluit auctor versibus,
Obsistere homines legibus, meritis capi.

bénévolement des soins si touchants ? C'est l'affection qui fait la parenté et non la loi de la nature. »

L'auteur a voulu démontrer dans ces vers que les hommes qui résistent aux lois cèdent aux bienfaits.

Cette fable rappelle la maxime de Justinien : *Meritis magis filios ad paterna obsequia provocandos, quam pactionibus adstringendos.* (Mieux vaut pour un père inspirer à son fils l'obéissance par des bienfaits, que l'enchaîner par des contrats.)

Le chancelier de L'Hospital (1505-1573), qui taquina la muse en ses loisirs, éleva aussi la voix contre l'allaitement mercenaire ; on trouvera ce morceau d'éloquence dans ses *Épitres et autres poésies latines*, imprimées en 1778. (V. nos *Addenda*).

Vers la même époque, Scévole de Sainte-Marthe (1536-1623) publia sa *Pædotrophia ou Manière de nourir les enfants à la mamelle* (1584). Ce poème latin, traduit par messire Abel de Sainte-Marthe, petit-fils du précédent, en 1698, est encore un plaidoyer en faveur de l'allaitement maternel (1). Le traducteur donne, dans l'*Avertissement*, la genèse de ce poème :

Il n'est pas inutile de remarquer l'occasion qui engagea Scévole à la composition de cet ouvrage. Un de ses fils se trouvant affligé de grandes maladies, dans le temps qu'il était en nourrice, il employa les plus habiles médecins pour le secourir. Mais leurs soins furent inutiles ; ils désespérèrent de sa guérison. Et comme il était un très bon père et très docte, il entreprit lui-même de le guérir...

Scévole de Sainte-Marthe dédia son ouvrage à Henri III, « dans le temps que ce prince témoignoit le plus d'ardeur pour avoir des enfans ». Il y résume les principes de son époque sur la pédiatrie. C'est donc une œuvre quasi-scientifique, composée par une personne étrangère à l'art de guérir.

Le chant neuvième de la *Luciniade* du Dr Sacombe, auteur souvent cité dans nos précédents ouvrages, est consacré à la défense de l'allaitement maternel. Ce fatras rimé et encombrant n'a rien de commun avec la poésie ; nous n'en détacherons que deux extraits rapportant des faits historiques ou légendaires connus. Donnons d'abord l'origine des nourrices :

(1) Voir l'analyse détaillée de nous, dans nos *Essais sur les accouchements*.

Dis-moi, fille du jour, dis-nous, chaste Lucine,
Des vendeuses de lait la honteuse origine,
Comment un être vil sevrant son propre fils,
De son sang, de son lait calcula les profits
Comment l'or corrupteur, en dégradant la femme,
Du plus saint des devoirs fit un métier infâme,
Métier, qui chez les Grecs toujours fait à vil prix,
Vouait toute allaiteuse au plus profond mépris.
Une dame Troyenne, à la misère en proie,
Dit Euripide, après l'embrasement de Troie,
Esclave et sans ressource, abaissa son grand cœur
A nourrir, de son lait, le fils de son vainqueur ;
La prostitution, état vil, exécrable,
Au métier d'allaiteuse était seul comparable,
Elle eut un nourrisson et le prix de ses soins,
Pouvait suffire à peine a ses pressans besoins.
L'immortel Orateur et l'Oracle d'Athènes,
Le Dieu de l'éloquence, en un mot, Démosthènes,
Cite, entre autres, un fait qui prouve évidemment
A quel point était vil l'art de l'allaitement
Au métier d'allaiteuse, une femme réduite,
Par sa famille, un jour, au sénat est traduite ;
De la déshonorer on ose l'accuser
L'allaiteuse en deux mots répond pour s'excuser :
De l'état que je fais j'ai senti la bassesse ;
Mais si de votre sang je dégueus la noblesse,
Du moins ne l'imputez qu'à la nécessité.
Malheureuse et réduite à la mendicité,
J'ai fait choix d'un état qui répugne à mon âme,
Pour ne pas exercer un métier plus infâme.

Plus loin il cite les personnages célèbres qui allaitèrent leurs
enfants :

Le chantre d'Ilion, l'incomparable Homère,
Atteste que d'Hector la digne et tendre mère,
Hécube de son sein allaita ce cher fils,
Si lâchement traîné par le fils de Thétis,
Andromaque, fidèle au vœu de la Nature,
Ne frustra point son fils du lait, sa nourriture ;
Sur le sein maternel Il s'abreuvait encor,
Le jour où son époux, le malheureux Hector,
L'âme de noirs chagrins et d'ennui dévorée,
Reçut les derniers vœux d'une épouse adorée,
Le jeune Astianax agitait de sa main,
Le panache flottant sur son casque d'airain,

Insensible aux adieux d'Hector et d'Andromaque,
Pénélope à son fils, le sage Télémaque,
Transmit avec le lait ces nobles sentimens,
Garans de sa sagesse, en dépit des amans.
Cornélie à l'hymen, à ses devoirs fidèle,
De la mère nourrice est l'illustre modèle.
« Mes enfans, disait-elle, images d'un époux,
Sont mes vrais diamans, mes trésors, mes bijoux. »
Le jeune Machabée, à son heure dernière,
De sa mère nourrice exauça la prière ;
Six frères, à ses yeux, égorgés sans pitié,
La voix du sang, le cri perçant de l'amitié,
Des bourreaux furieux l'insatiable rage,
Les apprêts du supplice ont glacé son courage.
    « Mon fils, lui dit sa mère, es-tu digne de moi ?
A l'aspect du trépas, bannis un lâche effroi,
Tes frères ne sont plus, c'est à nous de les suivre,
Et de les imiter ! Voudrais-tu leur survivre,
Voudrais-tu, peu sensible à la voix de l'honneur,
Renoncer à la gloire, à l'éternel bonheur ?
Au nom du Dieu vivant, mon fils, je t'en conjure,
Épargne un tel affront, ne fais pas cette injure
A celle qui neuf mois te porta dans son sein ;
A celle qui du Ciel remplissant le dessein,
Te berça dans ses bras, les nuits et les journées,
Qui de son propre sang te nourrit trois années. »
    A ces mots le jeune homme ordonne à ses bourreaux
De hâter son supplice et meurt en vrai Héros.
    De l'empire des Lys illustre souveraine,
Plus fière d'être mère encor que d'être Reine,
Blanche, de la Nature admirant le dessein,
Prodiguait à son fils les trésors de son sein.
Le soin des malheureux, chers à sa bienfaisance,
Loin du Palais, un jour, exigeait sa présence ;
Elle sort, et Louis fut, jusqu'à son retour,
Confié par sa mère aux Dames de la Cour.
Les mortels bienfaisans, humbles dans la fortune,
Qui sèchent nuit et jour les pleurs de l'infortune,
Savent qu'il est si doux, aux cœurs nés généreux,
De s'oublier soi-même en faisant des heureux !
Blanche oublia son fils, privé de nourriture,
L'auguste enfant semblait implorer la tature ;
Ses pleurs, ses cris aigus, le besoin très pressant,
Tout parlait en faveur de cet être innocent ;
Une Dame à Louis donne son sein. Sa mère

> Entre, immobile, en proie à sa douleur amère,
> J'ai donc perdu, dit-elle, un titre précieux,
> Que m'avaient accordé la Nature et les Cieux !
> J'étais mère. A présent une autre a l'avantage ;
> Non, non. Ne souffrons point un indigne partage ;
> Elle dit : et son fils, par son doigt secondé,
> Vomit, et d'un lait par le marbre est inondé.
> De l'amour maternel auguste et beau délire,
> J'ai dû te consacrer aux accords de ma lyre.

A relever la virulente admonestation d'un autre docteur, J. Sarrazin, aux mères qui hésitent à nourrir leurs enfants :

> Se peut-il qu'outrageant la nature et les cieux,
> Sourde aux cris du remords, et brisant tous les nœuds,
> D'une mère, un instant, la coupable faiblesse
> A de vains préjugés immole sa tendresse !
> Et comment, sans frémir, peut-elle de sa main
> Repousser son enfant, lui refuser son sein ?
> Quoi ! l'innocent sourire ou la plainte touchante,
> En vain réclamerait la pitié consolante !
> Oh ! plaignons le destin de ces infortunés,
> Par des parents cruels, flétris, abandonnés.

Notre confrère, Marchal de Calvi, a cru aussi devoir adresser une exhortation rimée *Aux jeunes mères* :

> Mères, offrez le sein à l'enfant nouveau-né ;
> C'est son bien ; c'est pour lui que Dieu vous l'a donné.
> En vous, pendant neuf mois, se forme la substance
> Qui doit développer la nouvelle existence,
> Et, si vous le gardez, cet aliment si doux
> Tôt ou tard se transforme en un poison pour vous.
> Mères, offrez le sein à ce cher petit être,
> Acquittez votre dette, et l'on verra peut-être
> Ce jour si désiré, redouté tour à tour,
> Où l'hymen attendri cueille le fruit d'amour,
> Moins souvent obscurci d'une ombre sépulcrale
> Par le fléau nommé fièvre puerpérale.

A cette phraséologie didactique et antiparnassienne, combien nous préférons la spirituelle boutade d'Ernest Pion :

POUR VOUS, MESDAMES (1) !

Vers deux seins beaux et blancs, avec mamelon rose,
Je tourne mes regards pleins d'envie, et je n'ose
Y reposer mes yeux ; c'est un crime, cela ;
Mais, écoutez-moi bien, pudeur effarouchée ;
Vous devez le pardon à ma tête penchée :
    Je suis père, j'ai ce droit-là...

Quel lait pur va couler sous cette peau si fine,
Que de son filet bleu le sang brode et dessine !
Pour qui la sentira, quelle douce chaleur !
Arrière, curieux ! dont le désir s'empare ;
C'est un moment sacré : la mère se prépare ;
L'enfant, éveillé presque, ouvre sa lèvre en fleur.

Elle le prend, l'enlève, et le petit qui tète
Fait un divin tableau, cher aux yeux du poète ;
Sans avoir, comme nous, le souci de demain,
Il a sa coupe pleine, et, pour sa nappe mise,
Il a les plis légers d'une chaste chemise,
    Heureux, et son pied dans sa main.

O femmes ! nourrissez vos garçons et vos filles,
C'est le premier devoir ; la santé des familles,
Cet apanage exige un dévoûment jaloux ;
La plus riche des dots, c'est la mamelle ronde.
La force d'un pays s'établit et se fonde,
Vous n'y faillirez pas, avec vous et par vous !

Faites des cerveaux sains, afin que la Patrie
Ait la joie et l'espoir, quand elle vous marie ;
A cette demandeuse, un par un, accordez
Les grains par vous mûris, qui seront sa parure,
Mais ne confiez pas cette semence pure
    A des soins tant par mois soldés !

L'égoïsme et le luxe ont fait les âmes sèches ;
La loi surveille mal ; il nous manque des crèches ;
Et, pour ces vertus-là, nous sommes apprentis.
Je m'emporte, et, sentant la rougeur qui me monte,
Je pleure de salir ma strophe à cette honte,
Hélas ! l'on fait métier de tuer nos petits !

Aussi, je t'en supplie, ô puissante Nature,
Donne sans mesurer, donne à la créature,

____

(1) Loi du 23 décembre 1874, sur la protection des nourrissons.

> A nos femmes surtout, le maternel amour ;
> Que leurs fécondités soient, par toi, plus certaines,
> Et que, sur la poitrine, elles aient deux fontaines
>   De bon lait coulant nuit et jour !

Lebrun, dans un passage de *Mon dernier mot sur les femmes*, vise particulièrement les bas-bleus, qui croient pouvoir accorder le culte des muses et les devoirs de la maternité.

> L'enfance qui vous tend les bras
> Vous demande un lait pur, et non l'eau d'Hippocrène.
> Ah ! tarisse à jamais la poétique veine,
> Plutôt qu'un sein pressé de ses doigts délicats !

Entre autres pièces incolores en faveur de l'allaitement, signalons la *Linotte*, fable de l'abbé Aubert ; une interminable épître de Mᵐᵉ Laurencin ; une autre pièce, non moins longue, d'un auteur qui a bien fait de garder l'anonyme, tout en concourant pour le prix de l'Académie, en 1766, *Épître à une dame qui allaite son enfant*, où il est démontré que :

> Ce devoir maternel, utile à la santé,
> Conserve en même temps la vie et la beauté (1).

La *Linotte* de l'abbé, en bonne mère, s'inquiète du sort de ses petits, qui lui ont été enlevés :

> A certaine linotte un jour on enleva
> Le précieux trésor qui tenait enfermée
>   Sa tendresse avec sa couvée
> . . . .
>   Elle va conter son malheur
> Dans tout le voisinage. On la plaint ; mais qu'y faire !
> — Il faut vous consoler, lui dit on : vos petits
> Sont peut être en bon lieu, bien choyés, bien nourris ;
> . . . .
> Croyez que de leurs jours le fil si délié
> N'a pas senti la main de la Parque cruelle.
>   — Eh ! quand cela serait, dit-elle,
> Quand la main du trépas les aurait respectés,
> Leur perte pour mon cœur en est-elle moins dure ?
>   D'un autre ils prennent leur pâture,
>   Par un autre ils sont caressés.

(1) Note de M. Palexherd, citoyen de Genève : « Toutes les mères en Géorgie nourrissent leurs enfants ; aussi conservent-elles si bien leurs attraits, qu'à l'âge de quarante ans elles inspireraient encore la plus vive passion à un Européen. »

Un autre a le plaisir de les voir à toute heure ;
J'en suis seule privée ; il faudra que j'en meure.
— Mais si l'on a pour eux des soins vifs, empressés...?
— On n'en aura jamais assez.
Cet autre, est-ce une mère attentive, zélée,
Sachant ce qu'il leur faut, et ce qui leur nuirait ?
Cette main, qui sans eux arrange le duvet,
            Par l'amour est-elle guidée ?

Dans sa lettre, que nous abrégeons, Mme Laurencin expose
à une amie les devoirs de la maternité.

Tu connais les devoirs qu'un saint nœud nous impose,
Ton vœu le plus ardent sera de le remplir.
Il en est un, surtout, bien cher à la nature,
Dont l'oubli peut coûter un remords éternel :
Qu'il soit sacré pour toi ! Dans le sein maternel,
Ah ! laisse tes enfans puiser leur nourriture :
Ces fruits d'un chaste hymen, par nos maux achetés,
Quoi ! nous les confions à des mains mercenaires,
Tandis que des forêts les hôtes sanguinaires
Allaitent les petits que leurs flancs ont portés !
O toi ! qui, sans frémir d'une erreur si funeste,
N'as pas craint d'outrager la nature et l'amour ;
Toi, qui livras ton fils en lui donnant le jour,
Barbare, réponds-moi, c'est ton cœur que j'atteste :
Lorsque, dans un berceau qu'investit le danger,
On élève le fruit, l'objet de tes tendresses,
Songes-tu qu'en son sang coule un sang étranger,
Et qu'une autre que toi jouit de ses caresses ?
. . . .
Sais-tu si ton enfant, loin des yeux maternels,
Reçoit les tendres soins que sa faiblesse exige ?
Tu l'oses reposer sur le choix que tu fis !
Comment veux-tu qu'un jour réponde à ton attente
Celle qui, sans remords, sevra son propre fils,
Pour te vendre le lait dont le tien s'alimente ?
Ah ! de l'humanité prends l'auguste flambeau :
Vois les maux que produit l'abus que je déplore,
Combien d'infortunés, moissonnés dès l'aurore,
Que le soin de leur mère eût sauvés du tombeau !
Mais c'est peu que les lois que tu viens d'interrompre
Appellent sur ton fils la mort et les douleurs ;
Le lait, le même lait que réclamaient ses pleurs,
Repompé dans ton sang va bientôt le corrompre.

> Contemple avec effroi ce redoutable écueil ;
> Peins-toi tous les dangers dont la faute est suivie ;
> Tremble qu'un poison lent ne consume la vie,
> En t'offrant chaque jour l'image du cercueil.

Citons encore une ode de Sabatier, professeur d'éloquence du commencement de ce siècle, qui finit sur le ton de la véhémence :

> En quoi ! mères, rien ne vous touche ?
> Pour vos enfans versant des pleurs,
> Le premier baiser de leur bouche
> Est le signal de vos fureurs ;
> Si, malgré leurs mains suppliantes,
> Et leurs caresses innocentes,
> La Nature vous parle en vain,
> Par votre rage possédées,
> Il falloit, nouvelles Médées,
> Les étouffer dans votre sein.

N'est-ce pas comme la paraphrase de ce vers d'Hugo :

> A quoi bon ce sein blanc sans cette bouche rose ?

Sur le même rythme plaintif, Louis Merex, en 1802, exprime les *Regrets d'une mère de ne pouvoir nourrir son enfant*, et termine ainsi son élégie :

> Quel affreux penser me déchire !
> Une autre le caressera ;
> Hélas ! une autre jouira
> Des prémices de ton sourire !
> Baisers que tu lui donneras,
> Autant de vols faits à sa mère,
> Et ce doux nom si plein d'appas,
> Elle l'entendra la première.

Nous avons réservé pour « la bonne bouche » le magnifique hosannah que l'allaitement maternel a inspiré à notre inimitable Hugo :

> Mère, je te bénis. La nourrice est sacrée,
> Après l'éternité la maternité crée ;

(1) *Mélanges poétiques*, Bruxelles.

Ève s'ajoute à Dieu pour compléter Japhet ;
Et l'homme, composé d'âme et de chair, est fait
Du rayon de l'abîme et du lait de la femme.
L'ineffable empyrée est une vaste trame
De souffles, de beauté, de splendeur et d'amour.
Qu'est-ce que la nature ? Un gouffre, un carrefour,
Une rencontre ; où tout vient pêle-mêle éclore.
Ce que la femme donne à l'enfant, c'est l'aurore ;
Il coule autant de jour d'un sein que d'un soleil ;
D'une sombre mamelle au fond du ciel vermeil
Les étoiles sont l'une après l'autre tombées ;
Les Pléiades en haut, en bas les Machabées
Sont des groupes pareils ; toute clarté descend
Et devient notre esprit, et devient notre sang,
Et dans tous les berceaux l'infini recommence ;
Et l'Éternel emploie à la même œuvre immense,
En ce monde où l'enfant sans l'astre est incomplet,
La goutte de lumière et la goutte de lait.
O bénédiction ! soit à jamais sur l'homme !

A ce concert d'encouragements, nous ne voulons opposer que la note discordante de Guillaume Coquillard, official de Reims ; ce sceptique libidineux ne voit, en la matière, qu'une occasion de raillerie. Ses *Droits nouveaux* contiennent un dictionnaire qui forme une sorte de « code du libertinage ». Par exemple, entre autres cas douteux à résoudre, on demande si une jeune mère doit nourrir elle-même son enfant : le jurisconsulte libertin, qui ignore l'art du véritable esprit « gaulois » — tout dire sans dire tout — et préfère appeler « un chat un chat », répond :

Elle a le beau petit téton,
Cul troussé pour faire virade,
Le sein poignant, tendre, mignon.
Il n'est rien au monde plus sade (1).
S'elle est nourisse, elle sera fade,
Avalée, pleine de lambeaux !
Faisanites deviennent bécasses,
Les culz troussez deviennent peaux
Les tétons deviennent bésasses.
Nourrisses aux grandes pendasses,
Gros seins ouvers remplis de laictz,

(1) Succulent.

Sont pansues comme chiches-faces
Qu'on vend tous les jours au Palays.
Tétins rebondis, rondeletz,
Durs, piquans, gettez bien au moule,
Tendus comme un arc à jaletz,
Deviennent lasches comme soule.

Peu de poètes ont osé célébrer l'allaitement mercenaire ; Armand Sylvestre fait une glorieuse exception avec son sonnet de la *Nourrice* :

A la table, au foyer, dans la famille antique,
La nourrice gardait une place à côté
De l'aïeul et c'était une sage pratique;
Son conseil entre tous demeurait respecté.

Comme un hôte sacré qu'environne un mystère,
Des lares endormis religieux gardien,
Passait dans la maison cette figure austère,
Et l'homme lui disait : Ma mère ! — Et c'était bien !

Car montée dans tes bras, mieux que ton ventre, ô femme,
C'est ton sein patient qui nous donne notre âme,
Car c'est, pour qui le cherche, un symbole puissant

Qu'au-dessus de ton flanc, bien, dressent la mamelle
Ait assis sur ton cœur la colline jumelle
Où nous buvons le lait, cette fleur de ton sang.

Quant aux détracteurs des nourrices, ils sont légion. La diatribe de Bessières à son ami le Dr D... sur le *Choix d'une nourrice*, résume tous les griefs qu'on peut relever contre celles que vient d'exalter Armand Sylvestre. L'auteur avait d'autant plus de mérite à écrire en vers qu'il ignorait les règles élémentaires de la versification :

Vous me dites, ami : « Pour ma femme, il me faut
Une perle, un trésor, un être exempt de vice,
Qui va droit dans la vie et qui jamais ne *faolt*,
Toujours digne, en un mot, du doux nom de nourrice. »

Que vous connaissez peu ce sexe aimable et doux,
Qui fournit à foison l'espèce des trompeurs!
Croyez-moi... pour trouver une semblable fille,
Mieux vaudrait dans le foin rechercher une aiguille.

Désireux cependant de vous être agréable,
Je veux dès aujourd'hui compulser mon dossier,
Et, de mes accouchées, vous présentant la table,
Vous donner à choisir dans tout le colombier.

Voici d'abord Toinon, à la rude encolure,
Elle a trogne rougeaude, et rousse chevelure;
Ses prodigieux appas, pesant sur l'ombilic,
Font rêver... à ces monts, que décrit Copernic,
Sur l'astre de la nuit. Ah! fuyez ce lipome
Qui ne pourrait, de lait, fournir un seul atome.
Préférez-vous la femme à maître Jean Romain,
Elle est alerte et vive, a le cœur sur la main;
Mais on me dit tout bas que sa dernière couche
Fut, pour son pauvre époux, un incident bien louche.
Aussi, dans ce logis entend-on résonner,
Du matin jusqu'au soir, du soir au déjeuner,
Les cris et les gros mots, les coups et la taloche,
Aussi bien que chez feu le marquis de Galoche.
— Et cette belle fille au teint frais et dodu?
Faites-la s'approcher, c'est là mon dévolu.
— Arrêtez, mon ami, voyez..... sous sa mâchoire,
La scrofule inflexible a creusé des sillons
Que l'on croirait tracés avec une lardoire,
Puis j'ai là sous la main d'autres échantillons,
Mais l'une a le visage ainsi qu'une écumoire,
Et l'autre à son bras gauche avive un exutoire.

Cette blonde là-bas a de fort jolis yeux,
Mais ils sont, le matin, de plus en plus chassieux,
Et cette bonne enfin, qui vous semble parfaite,
Cache d'affreux chicots dans une bouche infecte.

Ah! tenez, laissons là toutes ces mercenaires
Qui ne vendent leur lait que pour de gros salaires,
Et dites, de ma part, à votre aimable femme,
Que, partout, de tous temps, en tous lieux, on proclame
La supériorité de la mère allaitant,
Ainsi que Dieu le veut, son trésor, son enfant.
Oh! combien il est doux pour le cœur de l'épouse,
De presser sur son sein le fruit de son amour,
D'enlacer de ses bras, et la nuit et le jour,
L'image de l'époux dont elle est si jalouse.

Mais si je supposais que, pour ce grand devoir,
Sa modeste santé vous mit au désespoir...

> Eh bien, je chercherais et je serais heureux
> De trouver cette perle, espoir de tous vos vœux.
> Dussé-je en essayant me remettre aux lisières,
> Tout dévoué je vous reste et signe   (Brassières.)

Un autre ennemi des nourrices, F. Villemsens, a dressé contre elles, en 1874, un vigoureux réquisitoire : les *Nourrices sur lieux*. Ce « sermon dans le désert », ainsi qualifié par l'auteur, manque d'inspiration, mais il contient une idée assez saugrenue : pour combattre l'allaitement mercenaire, le philanthrope versificateur enjoint aux députés de le frapper d'une taxe :

> Mais chaque jour le mal augmente
> Et réclame un remède urgent.
> Je l'ai trouvé, Légiste intelligent
> Dites ceci : « Dans ce siècle d'argent
> « Où tout est bon qui produit rente
> « Chaque nourrice, en s'engageant
> « *Sur lieux*, devra payer patente. »

François Coppée, plus indulgent, raconte l'odyssée pleine de chagrins et de déboires de la *Nourrice*, et cette touchante fiction pourrait bien être de l'histoire. Orpheline, la pauvre fille épouse un bellâtre ivrogne, qui la rend mère et, par son inconduite, la plonge dans la plus noire misère ; elle se place nourrice à Paris, mais son nourrisson chétif expire sur son sein. Congédiée avec quelques louis, elle revient au pays pour s'occuper de son enfant. Dès son arrivée, elle apprend qu'il est mort depuis plusieurs mois. La malheureuse n'est pas au bout de son calvaire : elle trouve au cabaret son mari ivre mort ; son mobilier a disparu, vendu par l'huissier :

> Elle tomba. C'était la fin du sacrifice...
> Et depuis lors, on voit à Caen, dans un hospice,
> Tenant fixé sur vous ses yeux secs et brûlants,
> Une femme encor jeune avec des cheveux blancs,
> Qui cherche de la main sa mamelle livide
> Et balance toujours du pied un berceau vide.

Les nourrices n'ont pas toujours inspiré des vers aussi tristes ; elles sont encore le sujet de bien des pièces plaisantes, voire

même grivoises. Voici d'abord le *Pain à la main*, de Grécourt,
dont la réputation en ce genre n'est plus à faire :

> Pierre, parmi les domestiques,
> La grosse Jacquine conquit,
> Et de leurs secrètes pratiques
> Un beau petit poupon naquit.
>
> On ne chassa que le complice ;
> La fille de pitié toucha ;
> Bien plus, elle devint nourrice
> D'un fils dont madame accoucha.
>
> Quelle prompte métamorphose !
> Jacquine eut son appartement,
> Un bel habit couvert de rose,
> Et le complet ajustement.
>
> Un jour, en pompeux équipage,
> Promenant son cher nourrisson,
> Pierre se trouve en son passage ;
> Elle descend, et sans façon
>
> Dans ses bras tendrement le serre :
> « J'aurais le cœur bien inhumain,
> « Si j'oubliais que c'est toi, Pierre,
> « Qui m'a mis le pain à la main. »

Les *Deux nourrissons*, d'un anonyme, constituent une historiette d'une centaine de vers, que nous sommes obligé d'écourter.
Dormond, vieux marin, chef d'escadre, rentre en France, épuisé
par ses longs voyages ; la Faculté lui conseille le régime exclusif
du lait pris au sein de la femme. Une jeune veuve s'offre pour
cet office.

> Ah ! ne la blâmez point, c'est pour nourrir sa mère
> Qu'elle nourrit le septuagénaire.

En se dévouant ainsi, elle désespère un jeune soupirant, qui
se trouve être le neveu de Dormond.

> Mais notre veuve ignorait ce mystère,
> Le chevalier, riche de ses soupirs,
> Et c'est là tout, se voyait éconduire,
> Car à son nourrisson, la belle craint de nuire,
> Veut être sage et fuit tous les plaisirs.

Le cousin supplie, gémit, se désespère, rien n'y fait. Il imagine alors un stratagème. En l'absence de son oncle, il prend sa place dans son lit et prie la vieille Argand d'aller au plus vite quérir la nourrice. Celle-ci arrive aussitôt :

On entre, volets clos ; une lampe maussade
  Seule éclairait le sombre appartement.
  Auprès du lit, notre nourrice honnête,
  Approche un sein fait pour tourner la tête,
  Si moribond pouvait rien voir en beau !
Puis la vieille Argand part en tirant le rideau.
  Notre nourrice alors dit : — « Comment va, mon père ?
  « Oui, chaque jour vous renaissez, j'espère,
« Mon père est mon enfant, je l'aime doublement. »
L'enfant allait téter et s'appuyer au vase,
Il détournait déjà légèrement la gaze...
La nourrice l'arrête, en disant fièrement :
  « Rappelez-vous, monsieur, votre serment...
  « Jamais la main, c'est convenu d'avance. »
Mais notre enfant cherchait encor sa subsistance,
  Balbutiait et s'égarait un peu,
En se taisant. Soudain. — « Je suis perdue, ah Dieu !
  « Mon devoir cesse et mon rang recommence ! »
  Dit fièrement la veuve. « De ce lieu
  « Je veux sortir. » Mais, plus elle se fâche,
Dans l'ombre, plus au sein le nourrisson s'attache
  Avec ardeur. La nourrice à son tour,
Le repousse et s'écrie : « Oui, je pars, sans retour,
« Et mon mépris... — « O ciel ! c'est m'ôter l'espérance.
« Et c'est tuer Dormeuil, car je suis son neveu,
Dit alors à genoux notre enfant. » — « Cet aveu,
  « Oui, cet aveu double ma résistance.
  « Vous n'aimez donc, ni votre oncle, ni moi ?
  « Vous me manquez et tarissez sa vie »,
  Dit la nourrice et pudique et jolie,
  Avec un ton indigné, plein d'effroi.
« Allez, jamais ingrat ne recevra ma foi. »
  — « Pardon, criait le chevalier, en larmes,
  « Ce moyen seul put rompre vos serments ;
« De vos vertus, hélas ! je me suis fait des armes ;
« Mais serez-vous cruelle ainsi pour vos enfants ?
  « Ah ! j'attendrai le moment plein de charme,
  « Où de Dormeuil l'hiver sera printemps ;
« Alors il concevra les feux de la jeunesse
  « Et son bonheur doublera notre ivresse. »

> — « Eh bien ! soyez donc époux dès demain,
> Leur dit Dormond qui s'avance soudain,
> Et guettait son neveu, sachant son stratagème :
> « À la santé rendu, je me sèvre moi-même ;
> « Oui, persister, pour moi, serait péril extrême. »

Autre polissonnerie qui dépasse un peu la mesure, l'*Époux nourrice*, de Plancher de Valcour, le petit-neveu de Boccace : bon chien chasse de race.

> Un jour, la jeune Vermeille
> Nommait son mari, maman.
> — Pourrait-on, tendre fanfan,
> Lui dit Damis à l'oreille,
> Savoir pourquoi votre époux
> Est ainsi nommé par vous ?
> — Mais c'est tout simple, dit-elle.
> — Bon ! vous voulez plaisanter !
> — Point du tout, reprit la belle,
> Car si maman je l'appelle,
> C'est qu'il me donne à téter.

Clôturons cette série galante par une fabulette de E. Arbel, sur un thème souvent traité :

> Au bras de sa nourrice, un bébé de dix mois
> Tenait dans ses dix petits doigts
> Un sein qui s'échappait d'un corset sans baleines.
>
> MORALITÉ
>
> Aux innocents les mains pleines.

Les nourrices ont été chansonnées sur tous les tons, plutôt sur le ton de la critique que sur celui de la louange. Le doux Béranger qui, sans avoir l'air d'y toucher, a souvent mêlé le piment à l'ambroisie, ne sera ni leur thuriféraire ni leur Zoïle ; il se contentera, dans la *Nourrice*, d'envisager un des côtés plaisants de la profession.

Air : *Amusez-vous ; trémoussez-vous.*

I

> De Putin j'suis la grosse nourrice,
> Et chacun voit bien
> Qu'il ne manque rien
> Pour son bien-être et pour le mieu

Refrain.

Amusez-vous
Trémoussez-vous,
Amusez-vous tous;
C'qui fait plaisir me rend service;
Amusez-vous tous,
Ça f'ra venir le pain chez nous.

II

N'craignez point pour l'lait d'la nourrice,
Louis, Pierre et l'Curé,
Tous les trois m'ont juré
Qu'chacun d'eux vivrait plus r'tiré.   *Refrain.*

III

Quant au paiement des mois d'nourrice,
A plus d'un tendron
J'dis, montrant l'nourrisson:
C'n'est pour vous que l'prix d'la façon.   *Refrain.*

IV

Les enfants sont l'pain d'la nourrice,
Messieurs, retenez
Qu'c'est vous qui me l'donnez;
L'pain que j'mange vous l'enfournez.   *Refrain.*

La *Nourrice* (air du *Pas redoublé*), de Gisquet, membre titulaire du Caveau (1856), rappelle la chanson bon enfant de nos pères; mais la nourrice qu'il chante, c'est surtout la vigne. Cependant il veut bien se souvenir qu'un sein fut sa première bouteille:

A ce propos, j'ai constaté
Qu'au jour de ma naissance,
Bacchus n'avait pas inventé
Le suçoir en faïence;
Ne pouvant chercher le secours,
De ce téton factice,
Il fallut bien avoir recours
A ceux de ma Nourrice.

Dans un autre couplet, il rappelle une bien mauvaise habitude de cette nourrice « modèle »:

> Chaque nuit pour me réchauffer
>   Cette fille modèle,
> Même au risque de m'étouffer
>   Me couchait auprès d'elle ;
> Et maintenant, pauvre frileux,
>   Je veux qu'on m'applaudisse
> Quand on me voit coucher à deux
>   Comme avec ma Nourrice.

Francis Tourte a critiqué les exigences calculées des nounous dans sa chanson, *C'est pour l'enfant* (1), créée avec tant
de succès par Thérésa, et dont toute une génération a fredonné
le refrain :

>   C'est pour l'enfant !
>   J'en fais l'serment !
>   Je suis sans malice,
>   Car, foi de nourrice,
>   Rien pour moi, tout pour l'enfant !

Autre *Nourrice sur lieux* (2), de H. Bedeau ; celle-ci gémit, à
chaque couplet, sur la continence imposée à ses fonctions, et se
résigne, en soupirant :

>   C'est qu'quand commenc'ra son sevrage,
>   Alors seulement l'mien finira.

Le *Pioupiou et la Nounou*, de E. Voillequin, est une chanson
dont le gros sel ne peut être goûté que dans le milieu enfumé
des « boîtes à musique ». Nous en dirons autant de toutes les
pièces tirées du même répertoire : *Rien qu'un doigt*, de Chapny ;
Veinard avec les nounous, de Lelièvre ; *Je regrette t'y d'avoir
grandi*, de A. Bloch et beaucoup d'autres élucubrations *ejusdem
farinæ*. La *Nourrice sèche*, de M. Flers (3), chansonnette créée
par Yvette Guilbert, procède du genre réaliste, inauguré par les
chansonniers pince-sans-rire du Chat Noir ; en voici le premier
couplet :

>   Quand par les beaux dimanch's d'été,
>   L'cœur débordant d'félicité,

<hr>

(1-2) Musique de A. de Villebichot. (Édit., 15, rue de Tournon.)
(3) Musique de Ducreux. (Édit., 7, rue d'Enghien.)

Les soldats vont mettr' bas les armes
Devant les nourric's et leurs charmes,
Ils regardent tout étonnés
Un' nourric' maigre et sans nénés
Qui s'promène seul' dans les allées
Avec des min's acidulées.

Refrain

Elle s'en va roide et pincée,
Amabl' comme un' maladi' d'foie.
Plaignez-la, c'est une nourrice sèche
Qui r'grett' ses appas d'autrefois,
Car son corsage est tell'ment plat
Qu'on n'y voit mêm' pas d'œufs su' l'plat ;
N'y j'tez jamais un œil avide,
Si vous avez l'horreur du vide.
Elle jaunit et se dessèche,
    La nourric' sèche.

La piécette, par laquelle nous terminons, appartient à un genre hybride — la réclame rimée — qui tient à la fois de la littérature (?) scientifique et de celle des chansonnettes du « dernier bateau ».

Sous le second Empire, un magasin de confections, établi en face de celui qui « n'était pas au coin du quai », a mis à la mode les prospectus versifiés et illustrés, dont il a inondé tout Paris ; bientôt d'autres industriels suivirent son exemple et abusèrent de la versification commerciale. Comme type de ce genre de réclame, nous reproduisons la circulaire relative à un biberon modèle, le *Parfait Nourricier*, 6, cité Trévise :

En cette image savoureuse (fig. 158)
Une nourrice paresseuse
S'étend nonchalante et dormeuse.

Tout près d'elle, son nourrisson,
Laissé seul avec sa boisson,
S'agite dans un grand frisson.

Il tend encore, à paraître,
Le long tube qu'à l'étourdie
Il saisit ; et la Maladie

Vient le prendre au ventre et le mord.
C'est le Microbe sans remord
Du noir Choléra qui le tord.

Il va mourir de sa colique ;
Car ce biberon diabolique,
Qu'à son enfance famélique,

On donna sans trop y penser,
En son tube a su condenser,
Pour pouvoir mieux les dispenser,

Ces vermines aventureuses
Qui, furtives et douloureuses,
Aiment les fins cadavéreuses

Et cultivent, dans leurs girons,
Tous les poisons des Achérons
Pour les verser aux biberons.

Mais un tout autre personnage
Est au premier plan de l'image,
Fort absorbé par son breuvage.

C'est un bel enfant au teint clair,
Appétissant et bien en chair
Et dont tout l'ensemble a bon air.

On sent qu'en lui se renouvelle
Un sang pur et que se révèle,
A chaque heure, une vie nouvelle.

On comprend, sans être sorcier,
Que sa maman sut apprécier
L'emploi du *Parfait Nourricier*.

Elle redoute le Microbe
Qui pullule et, sournois, dérobe
Tant de beaux bébés sur le globe.

Elle donne à son cher fardeau
Un biberon, prudent cadeau,
Que peut laver un courant d'eau

Et qui, pour elle, arme impayable,
Microbicide impitoyable,
Est le seul vraiment nettoyable.

Alors, se retournant soudain,
De son air grave et peu mondain,
Elle regarde, sans dédain,

Le malheureux qui se trémousse
Là-bas sous la mort qui le trousse,
Et qui, peu à peu par secousse,

Tué par un sale biberon,
S'en va, le pauvre moucheron,
Visiter la barque à Caron,

—

La morale de cette histoire,
C'est qu'un biberon méritoire
N'a pas ce tube vomitoire

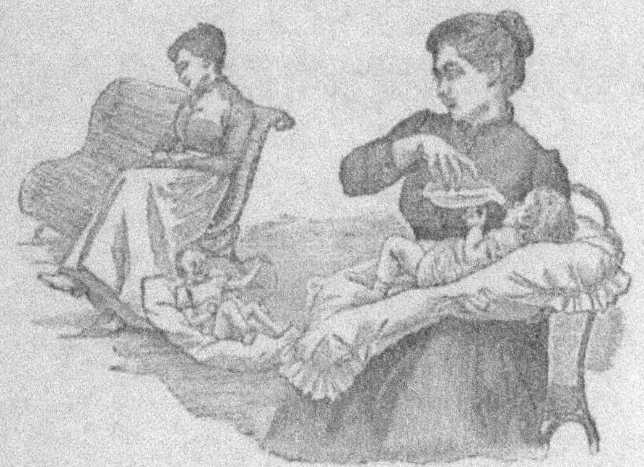

FIG. 178. — Grâce à ce Parfait Nourricier, j'évite à mon cher bébé le sort de ce
petit malheureux.

Qui propage le choléra,
Peste, microbe et cætera,
Désormais chacun le saura.

Mais il faut encor que l'on sache
Que le biberon dont la tâche
Est d'être partout, sans relâche,

Du Microbe, en train d'officier,
Le terrible et prompt justicier,
Se nomme : *l'arfait Nourricier*

II. — PROSE

Sur l'allaitement. — Les moralistes de toutes les époques
ont mis leur éloquence au service de l'allaitement maternel :
Aulu-Gelle, dans ses *Nuits attiques*, Érasme, dans ses *Collo-
ques*, Montaigne, dans ses *Essais*, Rousseau, dans *Émile*,
Mirabeau, dans ses *Lettres à Sophie*, sans compter les profes-
sionnels comme Constant Saucerotte, dans ses *Dialogues*, et
Hecquet, dans sa dissertation sur l'*Indécence aux hommes
d'accoucher les femmes*, ont démontré qu'il était de l'intérêt de
l'enfant et de la mère que les femmes fussent elles-mêmes
nourrices de leurs enfants ; mais ces louables efforts n'ont rien
pu contre la mode et la coquetterie. Comme tous les arguments de ces philanthropes sont à peu près les mêmes, nous
nous contenterons du plaidoyer qu'Aulu-Gelle met dans la bouche
du philosophe Favorinus ; c'est le modèle du genre :

Un jour, en ma présence, on vint annoncer au philosophe Favorinus que la femme d'un sénateur, admis au nombre de ses élèves,
venait d'accoucher d'un fils. « Allons, me dit Favorinus, voir l'enfant
et féliciter son père. »

Nous arrivons et nous entrons ensemble chez le sénateur, dont la
famille était comptée parmi les plus illustres... D'abord Favorinus
embrasse l'époux, le félicite, demande, avec l'expression de l'intérêt
et de la sollicitude, si l'accouchement s'est promptement terminé, ou
si les douleurs de l'enfantement se sont longuement prolongées.

Lorsque le sénateur eut répondu à ces différentes questions, Favorinus mit plus de détail et d'abandon dans son entretien. « Je ne
doute point, dit-il à son disciple, que votre épouse n'allaite son fils. »
Mais la mère de la jeune femme répondit qu'il fallait ménager la santé
de sa fille, et qu'une nourrice déjà retenue et préparée devait la
soustraire à l'ennui et aux soins pénibles de l'allaitement.

Alors Favorinus : « Femme, dites-moi, je vous prie, est-on entièrement la mère de son enfant, en suivant la conduite que vous conseil-
lez ? Mettre au jour un fils et l'exiler ensuite ; le repousser loin du
sein maternel, c'est outrager la nature, c'est ne remplir qu'à demi les
devoirs sacrés de la maternité.

« Une femme porte, nourrit de son propre sang un être qu'elle ne

voit point encore, et le chasse, lui refuse son lait lorsqu'elle jouit du
bonheur de le voir, lorsque son fils, plus vivant et déjà compté parmi
les hommes, réclame les soins et la tendresse de sa mère ! Pensez-
vous donc que le sein de la femme n'est pas destiné pour nourrir
l'enfant, et le regarderiez-vous comme un ornement stérile, une beauté
sans résultats ?

« Ainsi, pour conserver leurs charmes, les dames romaines osent
tarir, avec danger, les premières sources où le nouveau-né doit
puiser la vie !

« Mais, direz-vous, qu'importe que l'enfant soit allaité par sa mère
ou par une autre nourrice ? Ah ! que vous savez mal observer les actes
et les lois de la nature !

« Le sang qu'elle employait pour le développement du germe,
vous le méconnaissez dans les mamelles, parce qu'il a changé de
couleur, et vous n'apercevez pas que, dès l'approche de l'accouchement, ce sang est déjà porté dans le sein de la mère, afin que l'enfant y trouve, aussitôt après sa naissance, un aliment auquel il est
déjà accoutumé. De plus, si, dès la conception, le père donne une
primitive empreinte au moral et au physique de son enfant, pourquoi
la mère, à son tour, n'aurait-elle point, par l'allaitement, l'influence
la plus active et la mieux prononcée ?

« Ces effets, ces modifications importantes que produit l'allaitement s'observent chez les animaux comme dans l'homme. Si la jeune
brebis est nourrie du lait de la chèvre, sa laine devient plus dure, et
la toison de la chèvre devient plus souple et s'adoucit par l'influence
de la brebis qui lui donne son lait. Les plantes elles-mêmes ne pré-
fèrent-elles pas un sol particulier, ne paraissent-elles pas adopter
une patrie ? Souvent un arbre qui brillait de tout l'éclat de la vie et
de la santé, se dessèche et meurt si on l'arrache de la terre natale pour
le transporter dans une terre étrangère.

« Quel mal ne ferez-vous donc pas au rejeton d'une famille illustre,
si, par l'influence d'un aliment dégénéré et impur, vous dégradez à la
fois son corps et son esprit ? Quelles altérations profondes, quelles
déformations n'auront pas lieu, si la nourrice est une vile esclave, ou,
comme il arrive si souvent, une femme aussi repoussante par ses formes physiques que par les vices de son âme ? Cependant, on choisit à
peine ; on accepte la première mercenaire dont les mamelles sont
remplies de lait, et l'enfant se trouve exposé à la double contagion de
la dépravation morale et des difformités de sa nourrice. Alors si, sous
aucun rapport, les enfants ne ressemblent à leurs parents, devons-
nous en être surpris, puisqu'ils reçoivent, avec un lait étranger, des

formes et un caractère dont le type se chercherait en vain dans leur famille.

« Mais si tous ces motifs ne sont point encore assez puissants, que la mère qui veut éloigner son fils et le confier aux soins d'une étrangère, pense, au moins, qu'elle use et détruit pour jamais les nœuds sacrés d'amour et de tendresse qui unissent l'enfant à ses parents lorsque les lois de la nature n'ont pas été violées.

« En effet, lorsqu'un enfant n'est plus près de sa mère, la tendresse maternelle décroît insensiblement, le murmure d'une inquiétante sollicitude se fait à peine entendre, et si la mort venait moissonner l'enfant dans son exil, la mère serait peut-être plus prompte à se consoler que la nourrice.

« L'enfant, de son côté, fait de celle qui le nourrit l'objet de ses premières affections ; et n'ayant pas besoin de la mère qui le délaisse, il ne sait ni la désirer, ni la chérir.

« Ainsi, par l'oubli et le mépris des devoirs de la maternité, la tendresse et la piété filiale sont étouffées, et on met à leur place des sentiments factices que déterminent l'usage et l'opinion. »

Parmi les œuvres d'imagination, nous n'en avons que trois à signaler.

La *Vraie mère*, drame « didacti-comique », en trois actes, de Moissy, joué en 1771.

C'est dans l'honnête médiocrité de la bonne bourgeoisie, dit le D᷉ Sue, que l'auteur a cru devoir choisir les exemples qu'il offre à l'humanité en général. On se doute bien que son principal but dans ce drame a été de prouver aux mères l'intérêt qu'elles ont à nourrir elles-mêmes leurs enfants ; mais je ne vois pas qu'il fût nécessaire pour cela de mettre sur la scène une sage-femme et une garde de femme en couche, qui font tous leurs efforts pour détourner une femme enceinte, presque à terme, du dessein qu'elle a de nourrir, à l'exemple de sa sœur, l'enfant dont elle doit accoucher.

De nos jours, Alexandre Hepp, dans *Le lait d'une autre*, a tiré parti, en les exagérant, des inconvénients et des dangers de l'allaitement mercenaire ; c'est le roman de l'enfant et de la nourrice, dont l'auteur a fait un drame poignant.

La *Confession* de Paul Bourget est une nouvelle inspirée par un admirable sentiment : l'attachement de la mère à l'enfant qu'elle allaite. Une fille-mère, au terme de la grossesse,

s'approche d'un confessionnal et demande au prêtre de l'absoudre
d'avance d'un crime qu'elle va commettre et qu'elle ne peut pas
avouer. L'abbé, très troublé d'abord, après avoir longuement
réfléchi, répond :

— Je vais demander à Dieu, ma fille, de vous pardonner d'avance ce
que vous voulez faire... Seulement j'y mets une condition irrévocable.
— Laquelle, mon père ?
— *Avant de le tuer, vous lui donnerez le sein.*

Passons en revue les auteurs qui se sont occupés peu ou prou
des nourrices.

Les *Sérées* (1), de Guillaume Bouchet, libraire de Poitiers,
offrent une suite d'entretiens, d'un ton assez libre et d'une éru-
dition pédantesque ; ce sont les connaissances d'une bonne femme
qui aurait la cervelle farcie de grec et de latin et bourrée des
préjugés de son époque ; mais il faut dire que, exception faite
pour Rabelais et quelques autres gens du métier, telle était, en
la matière, la science du XVIᵉ siècle. Voici quelques extraits de
la vingt-quatrième *Sérée* de Bouchet, sur les *Nourrices* :

Qui ne sçait, disoit notre hostesse, que la nourrice lousche peut par
son regard rendre l'enfant qu'elle nourrit bicle ? Car ne regardant son
enfant que de costé, lequel a son œil fort humide, par accoustumance
d'estre ainsi regardé, prend aisément le ply de regarder de travers :
comme estant nais le mercredy, regardans la sepmaine de travers.

..., Les Romains, exemplaires de toute vertu et sagesse, ne faisoient pas nourrir leurs enfants à leur mère, ne en leurs maisons,
non plus que nos prédécesseurs François. Les Romains ne voulans
voir leurs enfans josques à l'aage de sept ans non plus que les Perses,
ce dit Valère : parce qu'ils ne permetoient que leurs enfants leur
vinssent en devant, jusques à ce qu'ils eussent appris à les honorer.

..... Et si la prendrois, disoit il encore, plus tost noire que blanche
et blonde : parce que les noires sont plus chaudes, et par conséquent
leur laict est mieux digeré ; et comme dit Sexte Chéroneuse, ainsi que
la terre noire est plus fertile que n'est la blanche, par semblable la
femme brunette porte le laict plus substancieux.

... Les latins appellans ce nouveau laict *Colustrum*, et les François le *Beton*, c'est-à-dire le premier laict d'une nouvelle accouchée,

____

(1) Forme poitevine du mot *seirée*.

et les enfans qui tettent ce laict sont aussi appellez dés latins *Colus-trati*. Mais pourtant, disoit-il, je ne la voudrois pas si loing de son enfantement, ne qu'elle fust vieille nourrice ne vieille d'aage, et seroit bon que la nourrice n'eust que vingt et cinq ou trente ans : l'espace, qui est entre deux estant l'aage de vigueur parce qu'il est tempéré, et plus sain que les autres aages ; et aussi que lors les femmes se montrent belles que si tous nous aimons les choses belles, encore plus les petits enfans, qui s'appaisent au feu, et à la chandelle, car leur baillant une laide et vieille nourrice, ils ne voudront point aller à elle, non plus que les grands : mais tiendront bien les bras à une jeune, belle, et gaillarde nourrice, aussi bien que les grands. Et puis les vieilles nourrices conteront aux petits enfants indifféremment toutes sortes de fables, ce que défend Platon, de peur, dit-il, que leurs âmes de ce commencement ne s'abbreuvent point de folie et de mauvaise opinion, qui pourroit engendrer aux enfans quelque vaine crainte, et sotte superstition. Aussi que ces vieilles s'aydent des démons, se monstrans en formes de femmes monstrueuses, par le moyen desquelles les nourrices empeschent leurs petits enfans de crier, ou de sortir dehors.

Et trouvons en Théocrite qu'une femme nourrice menassé son enfant de la Baboué, ou du Marmot : dont est tiré le mot François Marmot, estant *Mormo* un espouventail d'enfans (1).

Nostre hostesse de nourrice, va demander combien de temps on devoit laisser teter un petit enfant. A qui il fut respondu, qu'on trouvoit aux Machabées et es loix Romaines, que les Juifs ne les Romains ne les sevroient et detrioient qu'ils n'eussent trois ans ; mais qu'aujourd'huy le plus communement on sevroit les enfançons masles à deux ans, et les filles un peu plus tost : à cause qu'elles sont plus humides.

Je ne sçay, répliqua un de la *Sérée*, combien tetoient les enfans du temps passé, et si on les laissoit longtemps après avec leurs nourrices ; parce que Saint-Grégoire affirme qu'un enfant aage seulement de neuf ans engrossa sa nourrice : ce qui est confirmé par Saint-Hiérosme d'un autre qui n'avoit que dix ans. Les anciens, va adjouster quelqu'un, faisoient si grand cas, quand ils ostoient leurs enfans d'entre les mains des nourrices, et trouvoient ce sévrement et privation de laict si préjudiciable au petit enfant, si elle n'estoit faicte bien

(1) Pour Génin, marmot est le masculin de marmotte : « Tout le monde, dit-il, sait que la marmotte, comme l'ours, apprend à se tenir debout sur ses pattes de derrière ; dans cette position, la marmotte représente le contour mal ébauché d'une petite figure humaine. Cette ressemblance est cause que l'on a appelé un petit enfant un marmot. »

opportunément, en son temps, que pour cela ils célébroient de grands
festins, en considération de ce que leur enfant estoit privé de la
nourriture du laict.

Nous avons fait plusieurs fois allusion (1) au passage où
Rabelais examine l'influence exercée par les tétons des nourrices sur la forme du nez. Gargantua demande : « Pourquoi est-ce
que frère Jean a si beau nez ? » Le moyne répond :

Selon vraye philosophie monasticque, c'est parce que ma nourrice
avoit les tétins molletz ; en la tetant, mon nez y enfondroyt comme
en beurre, et là s'eslevoit et croissoit comme la paste dedans la met.
Les durs tétins des nourrices font les enfans camus.

Sganarelle, dans le *Médecin malgré lui*, envisage à un autre
point de vue les tétons des nourrices :

SGANARELLE, *apercevant Jacqueline*. — (*A part.*) Peste ! le joli
meuble que voilà ! (*Haut.*) Ah ! nourrice, charmante nourrice, ma
médecine est la très humble esclave de votre nourricerie, et je vou-
drais bien être le petit poupon fortuné qui tétât le lait de vos bonnes
grâces. (*Il lui porte la main sur le sein.*) Tous mes remèdes, toute
ma science, toute ma capacité est à votre service, et...
LUCAS. — Avec votre permission, mossieu le médecin, laissez là
ma femme, je vous prie.
SGANARELLE. — Quoi ! elle est votre femme ?
LUCAS. — Oui.
GÉRONTE. — Monsieur, voici tout à l'heure ma fille qu'on va vous
amener.
SGANARELLE. — Je l'attends, monsieur, avec toute la médecine.
GÉRONTE. — Où est-elle ?
SGANARELLE, *se touchant le front*. — Là-dedans.
GÉRONTE. — Fort bien.
SGANARELLE. — Mais, comme je m'intéresse à toute votre famille,
il faut que j'essaye un peu le lait de votre nourrice et que je visite
son sein. (*Il s'approche de Jacqueline.*)
LUCAS, *le tirant et lui faisant faire la pirouette*. — Nounain,
nounain ; je n'avons qu'faire de ça.
SGANARELLE. — C'est l'office du médecin de voir les tétons des
nourrices.

(1) V. p. 86 et 217.

Lucas. — Il guia office qui quienne; je sis votre sarviteur.

Sganarelle. — As-tu bien la hardiesse de t'opposer au médecin ?

Lucas. — Je me moque de ça.

Sganarelle, *le regardant de travers.* — Je te donnerai la fièvre.

Jacqueline, *prenant Lucas par le bras, et lui faisant faire la pirouette.* — Ote-toi de là aussi; est-ce que je ne sis pas assez grande pour me défendre moi-même, s'il me fait queuque chose qui ne soit pas à faire ?

Lucas. — Je ne veux pas qu'il te tâte, moi.

Sganarelle. — Fi ! le vilain, qui est jaloux de sa femme.

Souvent les nourrices figurent sur la scène, soit comme suivantes, surtout dans les tragédies (1), soit plutôt dans des rôles épisodiques où les cris et incongruités du marmot mettent le public en belle humeur. On a cependant représenté quelques pièces où la nourrice joue le rôle principal, par exemple : le *Débat de la Nourrisse et de la Chambrière* (2), en langage ordurier; puis le *Bureau de Nourrices*, folie en un acte qui fut représentée, en 1822, sur le théâtre de la Gaîté. La scène se passe rue Sainte-Apolline, dans la cour du Bureau. L'intrigue est des plus banales; nous ne relèverons que quelques couplets, chantés par les nourrices qui se désolent de ne voir personne et « de croquer le marmot depuis plusieurs jours, sans pouvoir en attraper un ».

JEANNETON

> Si l'on veut un' bonn'nourrice,
> C'est mai, j'espèr' qu'on prendra;
> J'peux ben l'dire sans malice;
> J'ai tout ce qu'il faut pour ça.

LOUISON

> J'ons beau m'offrir à tout le monde;
> J'ons beau rir'pour fair'voir mes dents;
> On me répond que j'sais trop blonde,
> Et qu'ça n'vaut rien pour les enfants.

---

(1) Une actrice du Théâtre-Français, dit Soc. Mlle Soin, s'était fait une spécialité des rôles de nourrice dans les tragédies du répertoire.

(2) *Ancien théâtre français.*

GENEVIÈVE

J'n'avons pas le caractère aigre ;
Mais, jarnigoi, je m'fâch' tout net
Quand on me dit que j'suis trop maigre ;
J'vous d'mand' si ça m'ôte mon lait.

JEANNETON

J'suis jeune, et pas trop mal taillée,
Ça fait qu'on m'dit à chaque instant
Que je parais trop éveillée
Pour ben endormir un enfant.

Comme on le voit, « chacun prêche pour son saint ».

En 1828, les Variétés ont donné la *Nourrice sur lieu*, vaudeville en un acte de Théodore. Ce sont les tribulations d'un ménage qui, dans la crainte de nuire à la santé de l'enfant, évite de contrarier la nourrice. Le certificat de celle-ci l'annonçait comme veuve et sans enfants ; or, bientôt on voit arriver son mari avec sa progéniture, deux filles et un garçon. La rusée commère exploite si habilement les craintes de ses maîtres qu'ils consentent à héberger toute sa famille ; de plus, la mégère parvient à faire remercier une cuisinière qui lui déplaît. A la fin, le père, exaspéré par ces exigences intolérables, va chercher une autre nourrice ; mais la mère, timorée, persiste à garder la première avec promesse de nombreux cadeaux.

Plus près de nous, en 1870, le Gymnase a joué *Nounou*, de Najac et Hennequin. Cette comédie a été analysée en détail dans notre *Obstétrique au théâtre*.

Ernest Daudet, en 1884, a composé pour Mlle Reichemberg un monologue intitulé la *Nourrice*, dont l'affabulation rappelle quelque peu celle de Coppée ; mais ici le dénouement est moins tragique : la nourrice, après avoir perdu son nourrisson du croup, revient au pays et y retrouve en bonne santé son « homme » et son garçon qu'elle ne quittera plus.

Notons encore deux études satiriques reflétant les mœurs nourricières de l'époque : la *Physiologie de la nourrice sur place*, par Amédée Achard, où l'auteur décrit, avec esprit, les inconvénients et les roueries de ce tyran domestique, et le *Bureau de Nourrices*, de Paul de Kock, illustré par le crayon d'Adam.

Cette physiologie burlesque nous apprend qu'à cette époque les nourrices sur lieux acceptaient un nourrisson pour dix-huit francs par mois, avec le sucre et le savon, tandis que de nos jours elles exigent un minimum de 40 à 50 francs.

Tout lecteur de *franc alleu* se fera une pinte de bon sang en lisant, sous forme d'un pastiche Renaissance, la véridique épître du Dʳ C..., reproduite par la *Gazette médico-chirurgicale de Toulouse :*

De V... lez Kercy :

AMY TRÈS CHIER,

Je t'escrips icelle lettre pour que tu n'ayes plus à t'enquérir de nourrices, d'abundant pour que tu sursoyes à passer ta main de augure sur leurs tettins souvent trop mieux nourris que nourrissans.

Ce n'est, à vray dire, que contrainct par dure nécessité que j'ai eu à t'enchargier de telle besoigne.

Mais veey le faict : une nourrice allaictant le fils d'un mien amy, tant fist à l'emblée la beste à deux dos qu'elle engressa d'ung ovule irréprouchable et de tout poinct bien conditionné ; d'ond, comme est escript en Hippocrates, la source absconse de son laict en feust tarie, Si maigrissoit-il à vue d'œil le paouvre chier fillot, et s'acheminoit-il à n'estre plus qu'ung diminutif de harenc sauret.

La diete gésine estant doncques par moi congneue et recongneue, fils promptement issir du logis icelle faulse nourrice qui pas plus n'avoit de laict en la mamelle que Panurge d'escutz en bourse quand il se esvada de la main des Turcz.

Voire mais, comment repaistre le dict fillot ? Poinct songer ne falloyt aux souppes de prime, mastines de labourenr ourlées de neuf leczons, ou aultre telle réfection malencontreuse et oultrée, d'ond ne peut provenir que ulcère au gavion, albumine au rognon, caquesangue au croupion.

Alors feus supplyé moult gratieusement m'enquérir si nourrice n'estoit en pays, fut-ce en l'inclyte cité de Tholoze tant renommée par les annales ; et mon premier pensier feust te interroguier sur ce que estoit de faire en cest estrif.

Ce non obstant, cherchions nous mème à l'entour, de tout bois faisant flesche et de nécessité vertuz comme bien recommande le sage Phrygien, quand d'adventure nous feust monstrée à trois pas de icy une belle gouge, belle dis-je, et de bonne trongne, laquelle avoit —

par Dieu, *da jurandi* — tettins ny trop durs, n'y trop mols, en tout cas fort idoynes, selon mon petit sçavoir, à toutes bonnes œuvres de allaictement.

L'avoir incontinent présentée au dict fillot, le bon hommet se est dessus jecté comme Herbault sur paouvres gens et se est repu en père que ce estoit basme, dodelinant de la teste et pettant de gresse, en signe avéré de joye et parfaict contentement.

Très marry serois, amy velouté, et descontict de ceste adventure et faulse alerte si elle ne m'avoit, en fin de compte, esté occasion propice et rencontre soubhaitée de te fairer amentevoir de moy qui feus le copaing, le champion, le cousin de ta haulte fantaisie seigneuriale, on temps de nostre jeunesse gaillarde.

Doneq adieu, amy tres chier, bien et beau s'en va quaresme. Dieu nous voyt, saulvant toujours nos lunettes ensemble icelles des aultres gens de bien.

De ce vingt-cinquiesme de April, an 1885ᵐᵉ de nost benoist Servateur.

III. — CURIOSITÉS PHILOLOGIQUES ET LITTÉRAIRES SUR LE LAIT
ET L'ALLAITEMENT

Proverbes et locutions populaires. — 1° Sur le lait. — *Boire du lait.* — Se dit au figuré pour exprimer un grand plaisir, une douce satisfaction de s'entendre louanger.

—

Être de la confrérie du pot au lait. — Avoir de petits enfants.

—

Ce qu'on suce avec le lait, au suaire se répand. — On conserve jusqu'au tombeau les impressions de l'enfance.

—

En vous pressant le nez, il en sortirait du lait, s'adresse aux personnes qui s'occupent d'affaires au-dessus de leur âge.

—

Doux comme lait. — « Il a avalé cet affront, *doux comme lait* », c'est-à-dire : il n'a pas osé s'en plaindre.

Bouillir du lait à quelqu'un, le flatter.

—

S'emporter comme une soupe au lait, se mettre en colère.

—

Le lait chasse le lait. — Préjugé d'après lequel on doit priver de lait la femme qui nourrit et lui en donner en abondance au moment du sevrage.

—

Le vin est le lait des vieillards. — « Le vin est le lait des vieillards, et le lait est le vin des enfants. »

(BERNARDIN DE SAINT-PIERRE.)

—

Vin sur lait, c'est souhait ; lait sur vin, c'est venin. — Ces préceptes d'hygiène n'ont de bon que leur rime. On dit aussi, sans plus de vérité : *Vin sur lait, parfait ; lait sur vin, malsain.*

—

Le laitage est d'or, le matin ; d'argent, à dîner ; de plomb, le soir. — Ce proverbe ne pourrait certainement pas être entendu d'une façon générale.

Il est des estomacs, dit Fonssagrives, pour lesquels le lait est d'or, à toutes les périodes de la journée ; il en est d'autres pour lesquels il est toujours de *plomb*, mais il est certain que, comme tous les aliments gras qui ont besoin d'exercice pour être digérés, le lait et le laitage sont mieux supportés le matin.

—

Lait de poule. — Proverbe romain qui désignait une chose singulière et très rare, comme on dit chez nous un merle blanc.

(E. JOHANNEAU.)

Pline l'a employé dans ce sens ironique :

Afflua divitiis omni quoque circiter redundans,
Gallinæ ut possis lac reperire queas.

> Lieux charmants où les biens se sont placés en foule,
> Où l'on trouve de tout, jusqu'à du lait de poule.

Il est nourri de lait de poule, il est délicatement nourri.

—

Faire une vache à lait d'une affaire. — En tirer toujours profit.

—

Lait répandu. — *Montée du lait*. — Expressions résultant de fausses interprétations physiologiques ou pathologiques (1).

—

Dent de lait. — *Avoir une dent de lait* contre quelqu'un, c'est avoir contre cette personne une vieille inimitié, si ancienne qu'elle remonte à l'enfance.

—

Poule laitée. — Sobriquet donné autrefois aux hommes sans énergie. On dit encore : c'est une poule mouillée.

2° **Sur l'allaitement et les nourrices**. — *On ne sert pas bien le monde et son enfant*. — Des empêcheurs de danser en rond, comme les docteurs soussignés, émettent ces sages aphorismes :

Une mère qui nourrit doit régler sa vie en vue de cette fonction si importante, et lui faire tous les sacrifices de goûts et de déplaisirs qu'elle impose.   (Fonssagrives.)

La bonne santé, la gaieté, les caresses du nourrisson, voilà les spectacles, les bals, les fêtes d'une bonne mère. (Dessartz.)

On se gardera donc bien de suivre l'exemple que nous avons cité, dans notre *Génération humaine*, de cette jeune femme qui donnait le sein à son enfant entre deux contredanses.

(1) V. *Préfaces*, p. 20.

Troubler le lait à une nourrice, c'est-à-dire : la rendre grosse.

———

Le morceau de la nourrice. — Le meilleur morceau. Les nourrices s'administrent le « premier bouillon » en disant, comme la chanson : « C'est pour l'enfant ! ».

———

Vous nourrissez mal, comme les nourrices. — κατα παρα τιθει.
— Ce proverbe prouve que les nourrices grecques ne s'acquittaient pas mieux de leur devoir que les nôtres.

« Un passage, dit Sue, tiré d'une des Comédies d'Aristophane, les *Chevaliers*, (acte II, sc. 2), en prouvant l'usage où on étoit, de son temps, d'employer des Nourrices, fait voir en même temps combien elles remplissoient mal cette première fonction. Un des Interlocuteurs parlant à un Magistrat d'Athènes, lui dit : « Vous nourrissez très mal le Peuple ; semblable en cela aux Nourrices, qui ne donnent aux enfans que la moitié de la nourriture qui leur est nécessaire. »

Platon n'est donc pas trop sévère en appelant les nourrices de cette catégorie, « l'excrément même de la nature ».

———

De grosses nourrices aulcunes fois moins de laict. — Adage tiré du recueil de Aernan Nuñez et réédité par Luther sous une forme plus pittoresque :

Les grosses mamelles charnues sont fâcheuses, promettant beaucoup et tenant peu.

C'est ce que Parrot exprime plus scientifiquement dans cet aphorisme : *Quand les nourrices engraissent, les nourrissons maigrissent.* Ce qui signifie que la graisse des mamelles se développe aux dépens des lobules glandulaires préposés à la lactation.

———

Nourrir un poupon ou un poupard. — Terme d'argot : préparer un crime.

Croquer le marmot. — Attendre longtemps.

—

Sans compter les mois de nourrice, se dit quand une personne veut se rajeunir : « Elle a vingt-cinq ans… *sans compter les mois de nourrice* (1). »

—

Dépuceleur de nourrice. — Fanfaron qui fait valoir ses conquêtes faciles ; on dit, dans le même sens : *Enfonceur de portes ouvertes.*

—

Il a été changé en nourrice. — Enfant qui n'a ni les traits ni le caractère de ses parents.

—

C'est un enfant qui bat sa nourrice. — Se dit de celui qui attaque les personnes ou les choses auxquelles il doit sa fortune.

(LAROUSSE.)

—

Les nourrices peuvent dormir tranquillement, les enfants s'ébattent, s'applique aux personnes qui se livrent à des jeux d'enfants.

—

Battre sa nourrice. — Attaquer les choses ou les gens auxquels on est redevable de sa fortune.   (LITTRÉ.)

—

Qui donne le sein avant de mourir, doit s'apprêter à bien souffrir. — Proverbe espagnol qui recommande de ne pas faire, avant sa mort, abandon de sa fortune.

(1) A ce propos, relevons une erreur commune sur l'âge de chacun de nous, bien différent de l'âge légal ; nous nous donnons celui qu'indique notre acte de naissance, et nous devons ajouter les neuf mois de la vie intra-utérine, soit un an moins trois mois. Donc la jeune fille qui, née le 1er mars 1877, annonce vingt printemps et trois mois le 1er juin 1897, se rajeunit ; elle a, en réalité, vingt et un ans accomplis et entre dans sa vingt-deuxième année.

Petit vocabulaire analogique. Synonymie. Définitions fantaisistes. — ARCOUSEL. — *Fièvre de lait.* — *Engorgement laiteux.* — *Poil.* — *Trichiase.* — *Sparganose.*

ALLAITEMENT. — *La transfusion du sang blanc.* — *Nourriture :*

Dans les *nourritures* ordinaires, où l'on ne regarde pas qu'au physique, pourvu que l'enfant vive et ne dépérisse pas, le reste n'importe guère. (J. J. ROUSSEAU.)

ALLAITER. — *Donner le sein.* — *Donner à téter.* — *Nourrir.* — *Faire une nourriture.* — *Sucer les mamelles.* — *Se décolleter pour le bon motif.*

BIBERON. — *Bouteille.* — *Sein artificiel.*

BOUT DE SEIN. — *Mamelon artificiel.* — *Tétine.*

EXUBÈRE. — *Enfant sevré.*

LAIT. — *Beton* (de *beter*, coaguler), premier lait ou *Colostrum* d'une accouchée. — *Hydrate d'amidon.* — *Tisane pectorale.*

NOURRICE. — *Abéqueuse* (de *abbécher*, mettre au bec d'un oiseau). — *Usine à lait.* — *Dabuche* (argot). — *Nounou :*

> Dès qu'on est las, des Saintes nous
> Berçant, augustes *nounous,*
> Dans leurs bras ou sur leurs genoux…
> (CATULLE MENDÈS. *L'Assomption de Sarcey.*)

POMPE À SEIN. — *Tire-lait.* — *Téterelle.*

SEVRER. — *Délaiter.*

TÉTER. — *Lecter* (Rabelais). — *Trinquer :* Un tourlourou demande à une nounou s'il n'y aurait pas moyen de *trinquer* un brin avec le moutard.

Pensées et réflexions sur le lait et l'allaitement. — 1° Sur le lait. — Aphorisme d'Hippocrate (sect. V, aph. LXIV) :

> Quand la fièvre n'est pas grande,
> Lait sert de remède et de viande.

—

Le véritable réactif du lait, c'est l'enfant.   (Bouchardat.)

Sous une forme plus triviale, nous dirons : La *balance* indique si une nourrice doit être *balancée*.

—

Les opinions que nous avons sucées avec le lait nous paraissent toujours les plus raisonnables.   (Cyrano de Bergerac.)

—

On craint le lait trié ou caillé ; c'est une folie, puisqu'on sait que ce lait se caille toujours dans l'estomac. C'est ainsi qu'il devient un aliment assez solide pour nourrir les enfants et les petits des animaux ; s'il ne se cailloit point, il ne feroit que passer, il ne les nourriroit pas.

On a beau couper le lait de mille manières, user de mille absorbans ; *quiconque mange du lait, digère du fromage* ; cela est sans exception. L'estomac est si bien fait pour cailler le lait, que c'est avec l'estomac de veau que se fait la pressure.   (J.-J. Rousseau.)

—

Il est certain que les humeurs et les qualités d'une femme doivent passer avec son lait dans le corps d'un enfant. Pourquoi les affections morales ne se communiqueraient-elles pas comme les infirmités physiques ? Ne découlent-elles pas de la même source ?

(Mirabeau. *Lettres à Sophie*.)

Nous avons dit ailleurs (1) ce que nous pensons de ce préjugé, encore enraciné dans l'esprit de la plupart des femmes.

—

Bizarrerie du langage : On dit qu'un lait n'est pas catholique, précisément lorsqu'il est baptisé !

—

Réflexion d'un convalescent facétieux : J'ai pris du lait

—

(1) Page 95.

d'ânesse, de chèvre, de vache, et c'est en allant de pis en pis que je vais mieux.

2° **Sur l'allaitement naturel**. — Extrait des *Quatrains anatomiques*, de Claude Binet :

> Nature qui fait tout par grande prévoyance,
> Au jeune et tendre enfant, ensevelit ces os (1);
> Si dedans la mâchoire elle les tient éclos
> C'est crainte qu'au téton ils ne fassent offense.

—

C'est une loi de la nature que les femmes qui nourrissent deviennent rarement enceintes. On peut comparer la matrice à une terre. Comme les terres qu'on ne laisse pas reposer s'épuisent et produisent peu, de même les femmes étant tous les ans grosses sans interruption, la matrice nourrit mal son fruit. Pendant qu'une femme allaite, cet organe reprend son tout, et répare ses forces perdues pour donner à la famille de beaux enfants et d'une forte complexion.   (Hecquet.)

—

Le lait de femme est le meilleur médecin du nouveau-né, comme le dit Legouvé, dans le *Mérite des femmes* :

> S'il est souffrant, le sein à l'instant présenté
> Dans les flots d'un lait pur lui verse la santé.

—

Y a-t-il printemps pareil à celui que donne un enfant qui mignarde et flatte sa nourrice en tétant ? Quand, d'une main il découvre l'aultre sein, et de l'aultre lui prend ses cheveux ou son colet en s'y jouant; quand il rue coups de pieds à ceux qui le veulent détourner, et en même instant il jette, de ses yeux gracieux, mille petits ris et œillades à sa nourrice!...   (Laurent Joubert, médecin d'Henri III.)

A. — **Sur l'allaitement maternel**. — La nature, en remplissant de lait le sein des mères, montre que les mères doivent nourrir elles mêmes l'enfant qu'elles viennent de mettre au jour.

           (Plutarque.)

—

(1) Les dents.

La femme, dit Marc-Aurèle, est moitié mère pour enfanter, et moitié mère pour nourrir son fruit ; de manière qu'elle ne se peut appeler mère entière que lorsqu'elle a enfanté et nourri ses enfants de ses propres mamelles.

Opinions des Pères de l'Église :

Quelle étrange barbarie ! s'écrie saint Jérôme, en parlant des mères qui abandonnent leurs enfans à des nourrices. Non, je ne puis croire qu'il y ait jamais eu de mères assez cruelles pour cela. (*Lettre à la dame Léta.*)

Quelle différence entre une pauvre femme et une riche, dit saint Chrysostome : la première est la mère et la nourrice de son enfant ; ce n'est plus cela chez la seconde.

Mères d'autant plus barbares, dit saint Paulin, qu'elles sacrifient également leur propre santé et celle des malheureuses victimes auxquelles il eût été à souhaiter qu'elles n'eussent point donné la vie ; car un seul jour ne suffirait pas pour nombrer les maux que cause une nourriture étrangère.

Il est en quelque sorte contre la nature de priver les mères de leurs petits, surtout après leur naissance, lorsqu'ils les déchargent du lait qu'elles ont d'abord en abondance. (CLÉMENT D'ALEXANDRIE, Strom. liv. 2, c. 8.)

De tous les animaux, en est-il un qui ne nourrisse ses petits ? Les oiseaux de nuit, les vipères, élèvent soigneusement leur progéniture, et l'on ne voit que chez nous les mères abandonner leurs enfants.

(ÉRASME.)

Nos beautés, élevées dans les délices d'une vie voluptueuse, uniquement occupées de leurs charmes, refusent la nourriture à leurs enfans. Comme d'injustes marâtres, elles dissipent le plus beau don des immortels, en détournant la source de cette liqueur pure. La conservation de leurs grâces et de leurs attraits les intéresse davantage que la vie et la santé de ces enfans infortunés, qu'un usage dénaturé prive de la vue de ceux qui les ont fait naître. Que de maux résultent de là ! Jeunes encore, nous suçons avec le lait le germe de la corruption.

Cette nourriture est un adultère qui dénature le sang de nos aïeux. Rarement aussi le fils ressemble-t-il à son père; et quand la couche nuptiale serait sans tache, ce lait mercenaire n'en déprave pas moins la nature et le cœur. Et nous-sommes étonnés que les races s'abâtardissent, tandis que nos mères n'ont plus de lait pour nous, et que l'aride sein d'une femme servile est le seul aliment qu'on nous donne!

(Michel de l'Hospital. *Traduction de Moutard*, 1778.)

—

Les ourses même des Alpes, les tigresses et toutes les bêtes sauvages, présentent à leurs petits leurs mamelles; et vous que la nature a doué d'un naturel plus doux, vous avez plus de cruauté que les féroces habitans des forêts... Qu'est-ce qui portera donc entre ses bras ce malheureux enfant, et sur la poitrine de qui se reposera-t-il? Qu'est-ce qui aura le plaisir d'entendre ses premiers cris, et le doux murmure des premières paroles, qu'il prononcera d'une langue begayante, et de surprendre ses premiers ris?

(Scevole de Sainte-Marthe. *Pædotrophia, ou la manière de nourrir les enfans à la mamelle*, 1584.)

—

Après que le petit enfant est né, une vraie mère le doibt nourrir et alaicter de ses mamelles, qui est la belle fontaine que dame nature sage et provide a préparée à cet effet... et quel passe temps plus grand pourroit avoir une femme en ce monde que celui qu'elle en ha, en alaictant ses petits enfants, desquels le petit patois et gorgon gracieux, la difficulté de la prolation de leurs mots, le rys souef et amoureux, la joyeuseté qu'ils donnent à la maison passe tous les badins du monde. (Montaigne.)

—

Du devoir des mères de nourrir leurs enfants dépend tout l'ordre moral..... Un mari qui oserait consentir que sa femme nourrit son enfant serait un homme perdu; l'on en ferait un assassin qui veut se défaire d'elle..... D'autres femmes, des bêtes même, pourront donner à l'enfant le lait que sa mère lui refuse, mais la sollicitude maternelle ne se supplée point... (J.-J. Rousseau.)

—

Il n'y a, dit Buffon, que la tendresse maternelle qui soit capable de cette vigilance continuelle si nécessaire aux enfans; et l'on peut ne jamais l'espérer de nourrices mercenaires et grossières.

(Hist. nat. de l'homme.)

Combien la tendre sollicitude des animaux pour leurs petits ne met-elle pas la brute même au-dessus des mères assez coupables pour refuser d'allaiter leurs enfans?

(VAN SWIETEN. Maladies des enfans.)

Si j'étais consulté, dit Buchan, sur quelque remède contre la plus grande partie, non seulement des maladies, mais encore des vices de la société, je n'en indiquerais pas d'autre que la stricte attention des mères à nourrir elles-mêmes leurs enfans.

(Conservateur des mères et des enfans.)

Quand on approfondit les maux physiques et moraux qui sont les suites de l'allaitement étranger, on se persuade aisément que c'est une des plus grandes cruautés dont le genre humain se soit rendu coupable. (Mémoires sur la perfectibilité de l'homme.)

Une véritable mère ne doit pas seulement produire, elle veut nourrir et entretenir encore, comme la terre, cette mère commune de tout ce qui a vie. (MIRABEAU. Lettres à Sophie.)

Il y a dans la mère deux choses : le lait de la nourrice et l'affection de la mère. Rousseau ne demande l'un que pour avoir l'autre. L'allaitement n'est que le moindre côté du devoir maternel. Il y a beaucoup de femmes qui sont bonnes nourrices et médiocres mères; elles ont les mamelles pleines et le cœur sec. Il y a, par contre, beaucoup de femmes qui sont mauvaises nourrices et très bonnes mères, c'est-à-dire qui aiment le berceau de leur enfant, ses premiers pas, ses premiers ris et ses premiers bégayements! qui ne cèdent à la nourrice que l'allaitement et qui gardent les autres soins, non pas soins ignobles, puisqu'ils sont le signe d'un doux et grand devoir accompli avec patience. Ces soins, voilà le vrai devoir de la mère... Le berceau d'un enfant allaité par sa mère est le plus sûr talisman contre les pensées qui montent de l'enfer. (SAINT-MARC GIRARDIN.)

Un médecin de Rouen, d'un grand sens, M. Leroy, nous disait qu'il valait mieux, au seul point de vue de la vie probable d'un enfant, le laisser entre les bras d'une mère qui manque de tout dans un grenier ouvert à tous les vents, que de le placer dans la crèche la mieux tenue, où il est servi et nourri comme l'enfant des riches. Il y a là une puissance que toute la richesse, tout le génie et tout le cœur des philanthropes ne pourra jamais ni égaler, ni imiter : la puissance de la bonne nature, qui veut que le fruit pende à sa branche et se nourrisse de la sève qui l'a produit.

(Jules Simon. L'ouvrier de huit ans.)

—

En France, comme chez les Romains, les époques d'affaiblissement et de décadence correspondent à celles où l'allaitement maternel a été le plus négligé. (E. Prévost.)

—

Deux catégories de mères se font suppléer par les nourrices : celles qui ne « veulent » pas donner le sein, et celles qui ne « peuvent » pas. (Dʳ F. Brémond.)

—

A peine les enfants ont-ils vu le jour qu'on les purge, pour les débarrasser du méconium ; mais le seul remède alors est le premier lait de la mère. Il est bien singulier que le premier essaye qu'on fait faire à l'enfant de son goût soit de l'essayer par un breuvage désagréable, et que ses premiers pas dans le monde le conduisent dans une pharmacie. (Bricheteau.)

—

Mieux vaut à l'enfant le sein d'une mère de force moyenne, que celui d'une mercenaire robuste. (Michel Lévy.)

—

Il faut persuader les femmes de nourrir, mais ne jamais les y forcer. (Delore.)

—

On rirait d'un individu raisonnable qui parlerait de se remettre à table après un repas copieux, et on ne trouve pas étrange de redonner le sein à un bébé qui vient de se rassasier par une succion prolongée. (Dʳ F. Brémond.)

Les seins et les soins font les enfants sains   (G.-J.W.)

L'abandon de l'allaitement maternel a pu, par diminution fonc-
tionnelle, amener l'atrophie du beau type de sein piriforme dont les
marbres antiques nous conservent la reproduction, peut-être idéalisée.

(D* DE SAINT-GERMAIN. *Chirurg. orthop.*)

B. — **Sur l'allaitement mercenaire** — Les nourrices
devraient soigner au logis les petits enfants qui tettent, au lieu de
les apporter au spectacle. C'est le moyen qu'elles-mêmes ne souffrent
pas de la soif et que leurs poupons ne meurent pas de froid et ne
crient pas comme des chevreaux.   (PLAUTE.)

Je trouve que nos plus grands vices prennent leur ply dez nostre
plus tendre enfance, et que nostre principal gouvernement est entre
les mains des nourrices.   (MONTAIGNE.)

Duos lactant, mactant (en allaitant elles tuent), dit Ethmüller,
parlant de ces nourrices officieuses qui croient d'autant mieux nourrir
un enfant qu'elles lui donnent plus souvent le sein. Elles ignorent
que ce n'est pas ce qu'on *ingère* qui nourrit, mais bien ce qu'on
digère.   (D* F. BRÉMOND.)

Tout ainsi que le bon ou mauvais suc de la terre, meut et change
les vertus des plantes et des fruicts, ainsi fait celuy de la nourrisse
les propres mœurs et vertus de l'enfant.

(PIGRAY. *Épitomé des préceptes de médecine*, 1906.)

Le lait peut être bon et la nourrice mauvaise ; un bon caractère
est aussi essentiel qu'un bon tempérament. Si l'on prend une femme
vicieuse, je ne dis pas que son nourrisson contractera ses vices,
mais je dis qu'il en pâtira.   (J.-J. ROUSSEAU.)

Le choix de la nourrice importe d'autant plus que son nourrisson ne doit point avoir d'autre gouvernante qu'elle, comme il ne doit point avoir d'autre précepteur que son gouverneur. Cet usage était celui des anciens, moins raisonneurs et plus sages que nous. Après avoir nourri des enfants de leur sexe, les nourrices ne les quittaient plus. Voilà pourquoi, dans leurs pièces de théâtre, la plupart des confidentes sont des nourrices : Il est impossible qu'un enfant qui passe successivement par tant de mains différentes soit jamais bien élevé.

(J.-J. ROUSSEAU.)

L'esprit allaite, l'intelligence est une mamelle. Il y a analogie entre la nourrice qui donne son lait et le précepteur qui donne sa pensée. Quelquefois le précepteur est plus père que le père, de même que la nourrice est plus mère que la mère.   (V. HUGO. *Quatre ving-treize*.)

Souvent la meilleure nourrice est celle que rien ne recommande. En cela, comme en toute chose, il faut donc se fier à la Providence.

(PAUL DE KOCK.)

Le grand mathématicien Poisson disait :

Je dois beaucoup à mes souvenirs d'enfance. Savez-vous pourquoi je suis fort sur la théorie du pendule ? C'est que j'avais une nourrice qui, quand elle allait aux champs, m'accrochait tout emmailloté à un clou, et alors je faisais le pendule moi-même ! Je m'imagine qu'il m'en reste encore quelque chose dans l'esprit.

Je me demande parfois comment il se fait qu'il y ait des mères assez bornées pour détruire leurs enfants et risquer la prison, quand elles n'ont qu'à les envoyer en nourrice pour obtenir le même résultat (1).

(C. NETTER.)

Nous sommes tous convaincus qu'il est aventureux d'avoir une nourrice mercenaire. J'admire les nourrices mercenaires qui accomplissent entièrement leurs devoirs.

(Dʳ MAURIN.)

(1) Quelques chiffres édifiants : en 1879, sur 960,000 naissances annuelles, on a perdu, par l'allaitement mercenaire, 167,000 enfants, au lieu de 45,000, quand les mères allaitent.

L'allaitement étranger, écrit Verdier Heurtin, eut aussi ses défenseurs; il fut mis, qui le croirait, en parallèle, et même beaucoup au-dessus du maternel, par des auteurs, éblouis sans doute par les biens passagers qu'il procure, quand ce dernier devient un mal.

C'est ainsi que les médecins Moschion, Vandermonde, Van-Helmont, Brouzet, Lascazés, refusèrent aux mères la faculté de nourrir.

On ne sera pas étonné des assertions du premier, quand on saura qu'il prétend qu'on accélère considérablement l'accouchement, en faisant avaler un œuf d'oie à la femme en travail, ou en lui appliquant sur la tête une couronne de raves, couvertes de fiente de pigeon.

Brouzet, rempli d'un vrai mérite, surprendra davantage quand il désire que les gouvernements interviennent pour défendre l'allaitement aux mères, et quand il prétend, par là, rendre à la patrie, et par femme, vingt années de stérilité; mais en attendant cette réforme, il laisse au moins à quelques-unes le droit de nourrir. Vandermonde ne le laisse à aucunes, parce qu'aucunes, selon lui, ne le peuvent sans danger pour les enfans, qui « *placés, dit-il, entre le lait de leur mère et celui d'une nourrice, sont au milieu de deux écueils également dangereux. Les citadines mènent une vie trop molle, trop oisive; les villageoises sont desséchées par le travail; les citadines usent de mets trop succulens, ceux des villageoises sont âcres et salés. Mais la raison générale qui doit empêcher les femmes de nourrir, selon lui, c'est la gourmandise à laquelle sont sujettes toutes celles qui allaitent.* » On ne s'attendait pas de trouver la gourmandise en cette affaire.

Lascazes de Campayre, marchant sur les traces de Vandermonde, et le copiant le plus souvent, nous représente l'usage de nourrir ses enfans, comme une habitude du bon vieux tems, aujourd'hui très dangereuse; et c'est même à ses tristes yeux un crime aux mères de vouloir remplir ce devoir.

« Duchesse, dit-il, baronne, comtesse, marquise, bourgeoise, marchande; toutes sont exposées aux effets d'une nourriture mal-saine, de boissons destructives, de l'inaction, d'un air clos, des passions; le lait des femmes de la campagne est aussi un poison lent et actif, que leurs enfans avalent à longs traits. La nourrice arrache de son sein tout ce qu'il y a de plus impur et de plus corrompu, pour le faire passer dans les humeurs saines de son enfant. » Il veut donc que celui-ci soit nourri avec le lait des animaux. Par ce moyen, ajoute-t-il, « la terre sera plus peuplée, les Etats mieux composés, les royaumes plus florissans, et la face de la nature renouvelée » (1).

Risum teneatis amici.

—

Extrait des *Instructions aux domestiques*, par Swift : *A la nourrice :*

S'il vous arrive de laisser tomber l'enfant et de l'estropier, ayez soin de ne pas l'avouer : et s'il meurt, tout est sauvé.

Faites en sorte d'être grosse aussitôt que possible, pendant que vous nourrissez, afin d'être prête pour une autre place lorsque l'enfant meurt ou est sevré.

—

Les maladies sont les *nourrices* du médecin.

—

La mémoire est la *nourrice* du génie.   (MARMONTEL.)

—

Les poëtes appellent les Muses leurs *nourrices*, assez mal à propos, ce nous semble, puisque les Muses passent pour êtres pucelles.

(LAROUSSE.)

—

La Révolution, qui était la *nourrice* de Napoléon, ne tarda pas à lui apparaître comme une ennemie; il ne cessa de la battre.

(CHATEAUBRIAND.)

—

Pensées tintamaresques. — La terre est la *nourrice* du genre humain tout entier et pourtant elle n'a qu'un globe.

—

— A quel signe peut-on reconnaître une bonne nourrice?
— Les bonnes nourrices — *rara avis* — sont celles dont les cheveux effectent une prédilection marquée pour la ligne courbe, car on dit que les femmes qui ont cette espèce de cheveux *ondulés*...

(1) LASCAZES. *Avis aux mères sur les dangers du maillot et du lait de femme.*

Un jeune ménage vient d'être obligé, trois fois de suite, de changer la nourrice de son dernier-né ; à la fin, le père disait :
— C'est à ne plus savoir à quel sein se vouer !

—

— Savez-vous comment on appelle l'allée des Champs-Élysées où, de trois à six heures se prélassent tant de nourrices et de bonnes d'enfants ? Non, n'est-ce pas.
— C'est la voie lactée.

—

L'ami Dumanet me prie de rectifier ainsi le distique inséré dans notre dernier numéro, et dont le second vers a été *forgéralisé* :

> Prodiguez vos seins blancs à vos chers nourrissons !
> À vos genoux, nounous, nous, nous nous nourrissons !

Voilà qui est fait. Es-tu content Dumanet?   (*Tam-Tam.*)

—

— Ah ! monsieur Tampin, vous devriez bien m'aider à me faire une position.
— Dis-moi, petite, ça t'irait-il... nourrice ?

—

Les meilleures nourrices doivent venir de *Saint-Servan.*

—

La rue préférée des bébés est la rue *Taitbout.*

—

Le comble de la stupéfaction pour une nourrice : Trouver son sein dans le calendrier.

—

Le comble de l'innocence : Un nouveau-né qui rougit en prenant pour la première fois le sein de sa nourrice.

—

C. — **Sur l'allaitement artificiel.** — Delpech n'admet l'allaitement artificiel que pratiqué au sein... de la famille.

Un ami consultait, un jour, Nathalis Guillot pour savoir s'il pouvait faire élever son enfant au biberon : « Le biberon a tué plus d'enfants, répondit l'illustre docteur, que la poudre à canon n'a tué d'adultes »

———

Cueilli dans un prospectus relatif à l'emploi d'un nouveau modèle, dont l'inventeur espère d'excellents résultats :

« ... Lorsque l'enfant a fini de téter, il faut le dévisser soigneusement et le mettre dans un endroit frais, par exemple sous une fontaine. »

———

A l'intérieur de tous les biberons à tube, en service dans les crèches, le docteur Fauvel a constaté la présence de colonies de microbes de la diarrhée infectieuse ou du choléra infantile. Il faut donc bannir absolument le biberon à tube. L'Académie de médecine l'a condamné formellement. Des instructions ministérielles en défendent l'usage. Il favorise la paresse des nourrices. Il est extrêmement dangereux pour les bébés. *Le tolérer, c'est favoriser l'infanticide!*   (Dr Brois.)

ADDENDA

I. — ANECDOTES HISTORIQUES

Grandeur d'âme de Corésus. — C'est surtout au charme

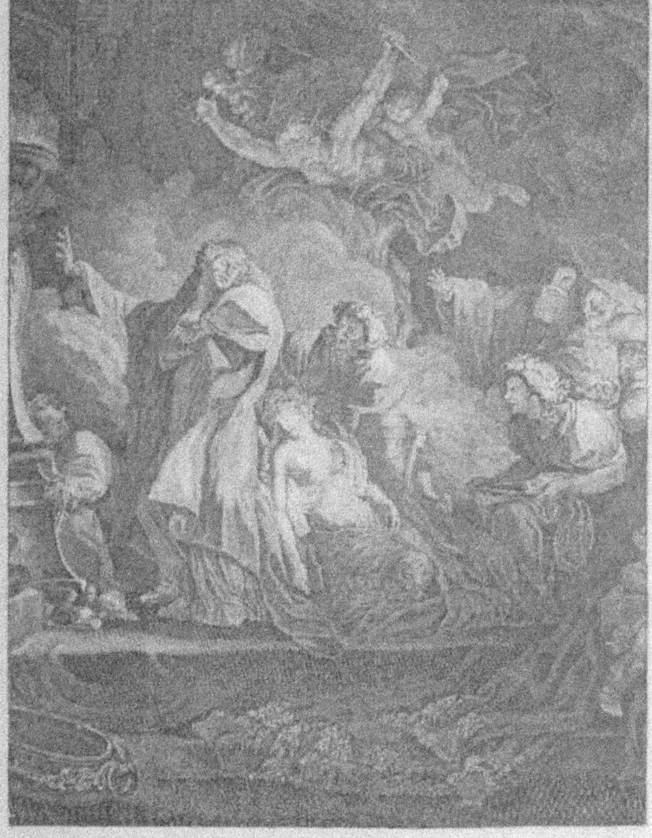

Fig. 139.

de leurs seins et au pouvoir de leur éloquence que Phryné dût

son acquittement et Calioré, la vie. Corésus, grand prêtre de
Bacchus, désespéré des refus de Calioré, pria le fils de Sémélé
de le venger d'un pareil dédain. Le Dieu envoya la peste ; l'Oracle,
consulté, répondit que, pour arrêter les ravages du fléau,
Calioré devait être immolée par les mains de Corésus. Mais les
charmes pectoraux de la victime vainquirent les fureurs du prêtre et il s'immola à sa place. Fragonard a magistralement traité
ce sujet peu exploité par les artistes (fig. 159).

Enfants illustres nourris par des animaux. — Aux
exemples cités (1), ajoutons celui de Daphnis, berger sicilien
qui fut nourri par une chèvre. « Jure-moi, lui dit Chloé, par
ton troupeau et par *la chèvre qui t'allaita*, que tu n'aban-
donneras jamais Chloé, tant qu'elle n'aimera autre que toi. »

Princesses nourrices (2). — Il s'agit non pas d'une princesse de sang royal, mais d'une princesse de la finance, la fille
du banquier américain Vanderbilt et l'épouse du duc de Marlborough, dont le nom a été porté aux quatre points cardinaux sur
l'aile de la chanson. Or, après une année d'un mariage qui, au
pays des dollars, a atteint les proportions d'un événement
national, la duchesse Consuelo de Marlborough a mis au monde un
fils qu'elle a entrepris de nourrir elle-même, comme une simple
bourgeoise ; il est vrai que quatre plantureuses nourrices sont
attachées à ce bébé milliardaire pour seconder la mère au besoin.

Prison pour les mois de nourrice. — Voici la copie du
décret de l'Assemblée nationale, du 2 septembre 1792, l'an
quatrième de la liberté, dont il est parlé page 44 (*Anecd. histor.
et relig.*):

Des citoyennes sollicitent la délivrance des prisonniers pères de
famille détenus pour mois de nourrice, et la prompte punition des
traîtres à la patrie.

Sur la première proposition, convertie en motion par un membre,
il est décrété que toutes personnes détenues pour frais de mois de

(1) Page 43. *Anecd. hist. et rel.*
(2) Page 39, *Ibid.*

nourrice, seront mises en liberté. Le ministre de l'intérieur est autorisé à satisfaire à ces créances sur les fonds mis à sa disposition.

Au nom de la Nation, le Conseil exécutif provisoire mande et ordonne à tous les Corps administratifs et Tribunaux, que les présentes ils fassent consigner dans leurs registres, lire, publier et afficher dans leurs départements et ressorts respectifs, et exécuter comme Loi.

En foi de quoi, nous avons signé ces présentes auxquelles nous avons fait apposer le sceau de l'État. A Paris, le onzième jour du mois de septembre mil sept cent quatre-vingt-douze, l'an quatrième de la liberté.

Signé : Danton, président du Conseil exécutif provisoire.

Le lait de mai en Bretagne. — Une vieille coutume armoricaine veut que tout Breton aille boire le *lait de mai* à la campagne, au moins deux fois pendant le mois. C'est une véritable réjouissance publique, surtout si le premier mai tombe un dimanche.

Les musiques des sociétés philharmoniques, dit Vincent Huet, traversent la ville dès l'aurore et en sortent par des routes différentes, invitant, par des fanfares enthousiastes et retentissantes, la foule à les suivre.

On fait ainsi une ou deux lieues et l'on s'arrête à telle ou telle ferme, dont le rustique maître, prévenu à l'avance, a déjà préparé une ample provision de crêpes sucrées et de laitage.

Et c'est alors une vraie bombance ! Assis sur l'herbe, tout le monde rit, crie, commande à la fois. Les servantes de la métairie sont sur les dents. On se précipite, on se bouscule pour être servi le premier. Plus d'une tasse de lait est renversée !... mais qu'est cela ?... Les servantes courent en chercher d'autres.

Bientôt, voici de nouveau la musique. Elle enivre, émoustille toute cette bande joyeuse. Des danses s'improvisent sous les arbres du bois ou du verger voisin. La moustache humide d'écume blanche, comme des chats gourmands, les jeunes gens enlacent les jeunes filles et les entraînent dans les spirales tournoyantes d'une valse vertigineuse.

Tout ce monde gai et plein d'entrain, semble une réunion de fous en liesse, ivres de grand air, de lait mousseux, de soleil, d'amour et de jeunesse.

Musée ethnique. — Mistral s'occupe, paraît-il, d'installer à Arles, un Musée des mœurs et coutumes méridionales, où figureront, entre autres attractions suggestives, le moule des seins des plus belles Arlésiennes, dépourvus de leur voile habituel, la *chapelle*. Cette exposition de gorges, des plus capiteuses, piquera vivement la curiosité des visiteurs qui « regorgeront » assurément ; et pour éviter les tentations tactiles involontaires, la direction fera bien de protéger par des globes de verre ces globes de chair artificiels : l'écriteau ordinaire : *Défense de toucher aux objets exposés*, ne suffirait pas.

Secte des mammillaires. — Note de Bayle, pour compléter les détails déjà donnés (1) sur cette secte.

Les Casuistes les plus relâchez, les Sanchez et les Escobars, condamnent l'attouchement des tetons ; ils conviennent que c'est une impureté et une branche de la luxure, l'un des sept péchez mortels. Mais si je ne me trompe, ils n'imposent pas au coupable une pénitence fort sévère ; et il y a plusieurs païs dans l'Europe où ils sont presque contraints de traiter cela comme les petites fautes que l'on appelle *quotidianæ incursiones*. On est si accoutumé à cette mauvaise pratique dans ces païs-là, et c'est un spectacle si ordinaire jusques au milieu des rues, à l'égard surtout du commun peuple, que les Casuistes mitigés se persuadent que cette habitude efface la moitié du crime, ils croient qu'on ne l'envisage point sous l'idée d'une liberté fort malhonnête, et que le scandale du spectateur est très petit. C'est pourquoi ils passent légèrement sur cet article de la confession. Je ne pense pas que jamais aucun rigoriste ait différé pour un tel sujet l'absolution de son pénitent, non pas même dans les climats où cette espèce de patinage est peu usitée, et passe pour une de ces libertés dont les personnes de l'autre sexe sont obligées de se fâcher tout de bon. Ainsi les anabaptistes sont les plus rigides de tous les moralistes chrétiens, puisqu'ils condamnent à l'excommunication celui qui touche le sein d'une maîtresse, qu'il veut épouser, et qu'ils rompent la communion ecclésiastique avec ceux qui ne veulent pas excommunier un tel galant.

Sur le décolletage des Malgaches. — Nous avons décrit (2)

(1) P. 57. *Anecd. hist. et relig.* — (2) P. 236. *Ibid.* — Lire, dans *Sensations d'Orient*, du Dr E. Laurent, l'épisode : « Un backsiche pour un sein nu. » — Autre détail ethnique : les Aïnos, du nord du Japon, considèrent l'ours comme un animal sacré, aussi leurs femmes s'empressent-elles d'allaiter un ourson jusqu'à ce qu'il soit bon à manger.

la toilette que la reine Ranavalo avait commandée à Paris,
chez Lemaire ; la robe était à peine ouverte. Or il paraît que,
depuis l'exil de leur souveraine, les corsages de ses sujettes
se sont fortement émancipés.

A l'église, chez les Pères, écrit Jean Carol (1), les jours de fête
carillonnés, ce sont de vrais matches d'élégance. La messe sert au
moins à ça. Aux dernières Pâques, trois femmes y sont venues décolletées. Passe pour les frisons, qui font fureur ; mais le décolletage !...
En vérité, en vérité, je vous le dis, le décolletage malgache est un
signe des temps, et, si j'appartenais à la Mission, je démissionnerais
bien vite. Hier encore, jusque dans ses heures d'abandon complet, la
femme houve cherchait à dérober aux convoitises du regard le plus
qu'elle pouvait de sa personne. Si elle se met à en montrer un peu,
elle est capable de ne pas s'arrêter : tout y passera. La civilisation
aura eu pour effet de la ramener, sinon à l'état, du moins au costume
sauvage.

Sur le corset. — La *Double clef des songes* assure que
rêver d'un corset promet un mariage prochain en pays éloigné.

Rêver d'un corsage blanc annonce la pâleur ; d'un corsage
de couleur, la perte des biens.

Ainsi soit-il.

.*.

D'après J. Carol, à Madagascar, la robe nationale est très
ajustée, elle moule le corps et rappelle la robe classique de
Béatrix, moins la fente sur le côté.

Ces dames sont en train de substituer à cet harmonieux fourreau
la jupe à plis et le corsage indépendant..... Le corset est encore in-
connu, il a fait seulement quelques apparitions à la cour et au ballet
de la Résidence ; mais on trouve moyen de se comprimer sottement
la taille avec d'affreuses ceintures dorées. A tous égards, une bonne
renommée vaudrait mieux (2).

Mots de la fin. — Du *Figaro* :

Toto qui ne tarit pas de questions saugrenues, est en extase, dans

(1) *Au pays rouge. Vingt mois en Imerina.* — (2) A la Martinique, les élégantes
en sont encore au corset simple, rasant les seins, qu'elles appellent *gorle.*

la cour du Muséum d'histoire naturelle, devant un squelette de
baleine :

— Avec quoi c'est fait, les baleines ? demande-t-il à sa bonne.

Celle-ci, sans hésiter :

— Pardine ! avec des vieux corsets !

.*.

Avant l'examen.

Une candidate au milieu d'un groupe d'étudiants en médecine,
exprime ses craintes sur les épreuves qu'elle va bientôt subir.

— Rassurez-vous, mademoiselle, lui dit galamment l'un d'eux,
vous êtes toujours certaine d'avoir deux boules blanches.

II. — ICONOGRAPHIE RELIGIEUSE (1)

De toutes les vierges allaitant l'enfant Jésus, celle d'Eustache Lesueur (fig. 160) est la plus audacieusement décolletée ;
c'est à croire que le « Raphaël Français », pour la représentation de la Mère de Dieu, s'est inspiré du galbe profane et luxuriant de la Fornarina, l'amie du Raphaël italien.

III. — CURIOSITÉS MÉDICALES

Remarque anatomique. — Dans le livre I de son *Anatomie*, Spigelius indique les « Signes extérieurs par lesquels on
peut juger de la grandeur de la vulve » :

On présume, le plus souvent, de la proportion de la vulve par celle
de la bouche ; mais j'ai observé par une longue expérience, que
toutes celles qui ont de grosses mamelles et le ventre large ont
aussi la vulve large. Tout au contraire, celles qui ont les mamelles
aplaties ou petites, qui ont aussi une petite bouche, le menton
pointu et les lèvres minces, ont la vulve étroite.

Lactation anormale invoquée par une criminelle. —
Dans les *Infirmités et Maladies des femmes*, « pris du latin de

(1) P. 169. *Anecd. hist. et relig.*

Jean Liébaut » (1609), nous relevons ce fait-divers qui montre quel parti, avec beaucoup d'aplomb, on peut tirer des anomalies physiologiques.

Brasavolus escrit qu'une femme avoit jetté son enfant, duquel elle avoit recentement enfanté, dans la rivière, lequel peu de temps après vint et se monstra sur l'eau. Le magistrat du lieu, ne pouvant,

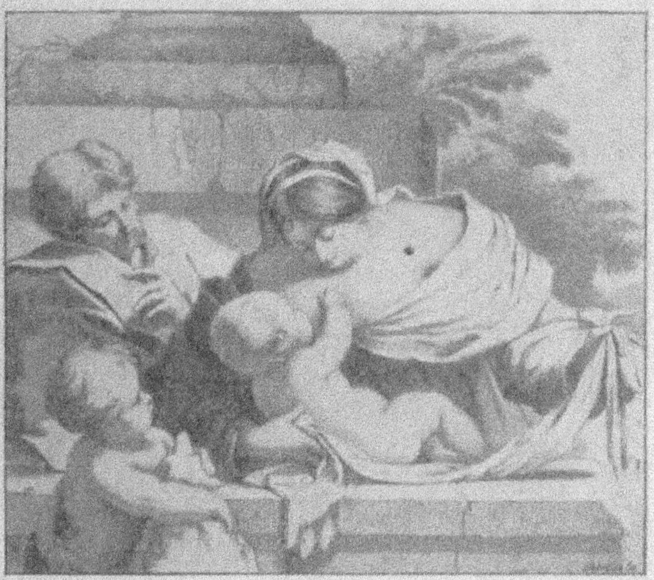

Fig. 185.

par ses soigneuses enquestes, sçavoir celle qui avoit commis cest acte cruel, commanda que l'on fist recherche de toutes les femmes qui auroyent du laict aux mammelles et qui ne pourroyent monstrer leur enfant vivant ou mort et ensevely. En fut trouvé une qui avoit enfanté et avoit les mammelles pleines et rebondies de laict. Accusée du faict, la rusée estant advertie de ceste expérience d'Hyppocrates, se defendoit et soustenoit que ses mammelles estoyent pleines de laict à raison que ses mois luy estoyent de long temps supprimez. Le fait fut communiqué aux médecins qui respondirent que, selon la

sentence d'Hyppocrates, ceste femme pouvoit avoir du laict sans avoir
conceu.

IV. — CURIOSITÉS ARTISTIQUES

Sujets symboliques et allégoriques. — Frontispice curieux d'un volume italien, du siècle dernier, sur la Géographie
(*Annali di Geogr. e Statis*, T. I), représentant la *Nature* mul-

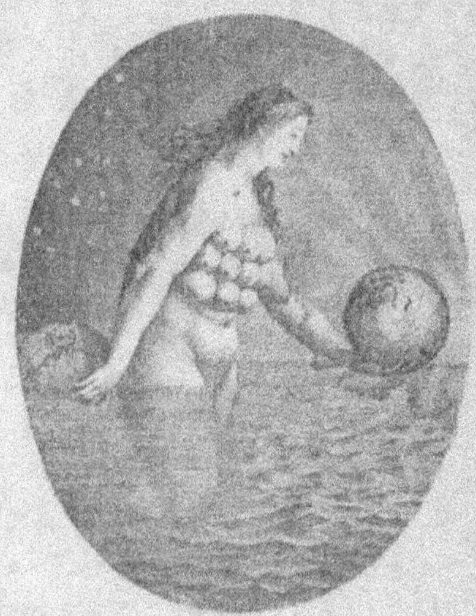

Fig. 161. (1).

timamée (fig. 161). Au-dessous, cette citation d'Ovide, *Métam.* :

.... Nec quod fuimusve, sumusve
Cras erimus.............................
(Nous ne serons demain ni ce que nous fûmes ni ce que nous sommes.)

**

Hector Lemaire a exécuté un magnifique bas-relief en terre

(1) Traduction de l'italien de la gravure : Grœberg imagina le sujet, C. Baratta
le dessina, A. Rogerone le grava à Gênes, rue nouvelle.

enité, *Maternité* (fig. 162), pour décorer le fond de la Crèche de la Charité. L'un des enfants s'endort sur le sein maternel, en le tenant de la main gauche, et l'autre cherche à découvrir la seconde mamelle.

Ce bas-relief a été offert par le docteur Constantin Paul

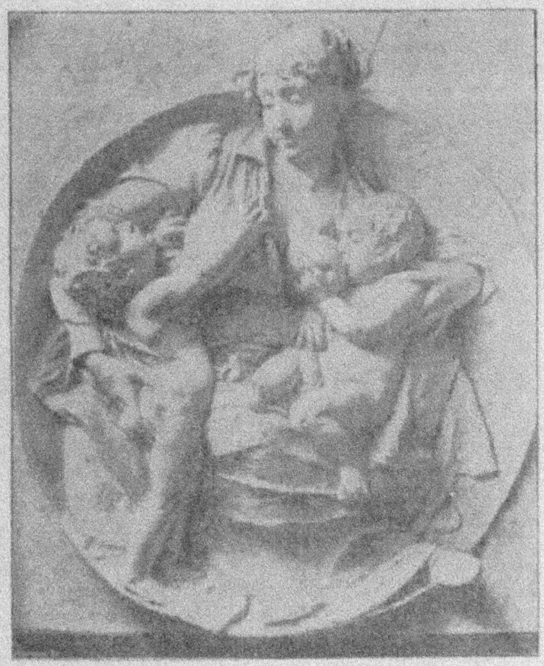

Fig. 162.

et son inauguration a eu lieu le 4 octobre 1893, accompagnée d'un discours de François Coppée. Mme Guéron, nourrice à cette époque, actuellement infirmière à la Crèche, a posé pour ce motif.

*

Ce volume était imprimé quand nous avons pu voir, dans le

nouvel amphithéâtre de Chimie de la Faculté des Sciences, de l'Université de Paris, une immense composition symbolique, à peine achevée, du peintre Besnard, la *Vie renaissant de la Mort*.

Au centre, un cadavre de femme est renversé parmi les germes des plantes. Un enfant tette avidement l'une de ses mamelles, tandis que de l'autre s'échappe un lait qui serpente au travers de la Nature et forme comme un fleuve de Vie. Autour de la bouche errent les papillons, compagnons de toute pourri-

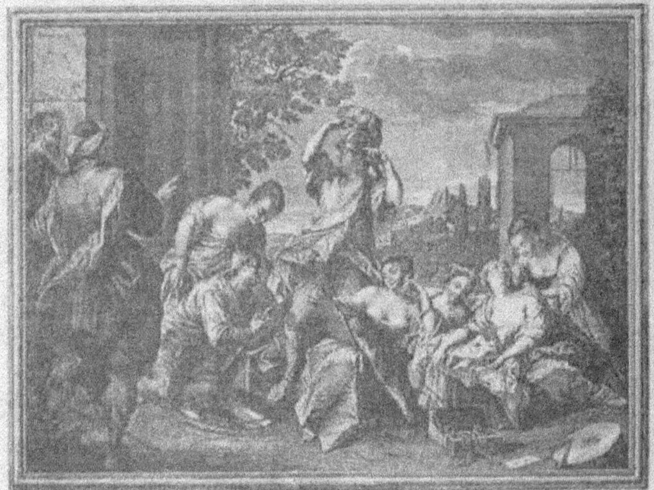

Fig. 165. — Achille reconnu.

ture et porteurs de germes. Le serpent, emblème des mystères de la génération terrestre, rampe auprès du cadavre. A droite, le couple humain, dominant la Nature, son futur domaine, descend vers le fleuve qui, remontant vers la gauche, charrie à travers des cataclysmes, les débris des plantes et des hommes et vient se perdre dans les entrailles de la Terre, au fond d'un gouffre de feu, véritable creuset d'où ressortira à nouveau la Vie. Ainsi sont symbolisées les forces de la Nature, l'eau et l'air, la terre, le feu, principes de la Chimie organique, qui ont créé la plante, l'animal et l'homme sous l'influence du Soleil (fig. 180).

Toutes ces scènes, sorties d'une imagination extraordinairement fertile en conceptions étranges, ont des couleurs et des reflets
inattendus. Nous nous sommes laissé dire que c'était une œuvre
de grande valeur ; en tout cas, elle est loin d'être banale.

Sujets légendaires et historiques — Nous avons fait
remarquer (1) la singularité que présentent deux tableaux de
Rubens sur le même épisode, *Ulysse retrouvant Achille*, en

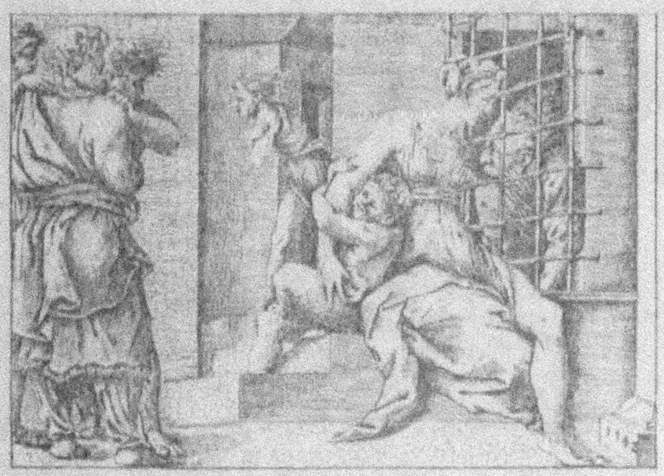

Fig. 164

habit de fille à la cour du roi Lycomède, où on le cachait pour
l'empêcher de partir à la guerre de Troie ; ils ne diffèrent
entre eux que par les robes de ses jeunes compagnes, les filles
du roi, outrageusement décolletées sur l'une (fig. 78) et hermétiquement fermées sur l'autre.

N. Vleughels a traité le même sujet (fig. 163), gravé par
L. Surugue, en 1718, et n'a pas eu le même scrupule : les corsages des princesses ne peuvent pas être plus écourtés.

(1) Page 118, où une erreur d'impression nous fait dire : « les gouvernantes
d'Achille » ; le lecteur a certainement rectifié et lu « a compagnes ».

.˙.

Parmi les nombreuses interprétations artistiques que l'épisode du grec Cimon, nourri par sa fille (1), a inspirées, aucune n'offre autant d'originalité qu'une gravure anonyme de 1542 (fig. 164), portant cette légende : *Quo non penetrat, aut quid non excogitat pietas ? Quæ in carcere servandi patris novem rationem invenit.* (Où ne pénètre pas et que n'imagine pas la piété filiale ? Elle a trouvé un nouveau moyen de sauver son père dans la prison.)

.˙.

La figure 165 représente Mademoiselle Coirin (2), guérie

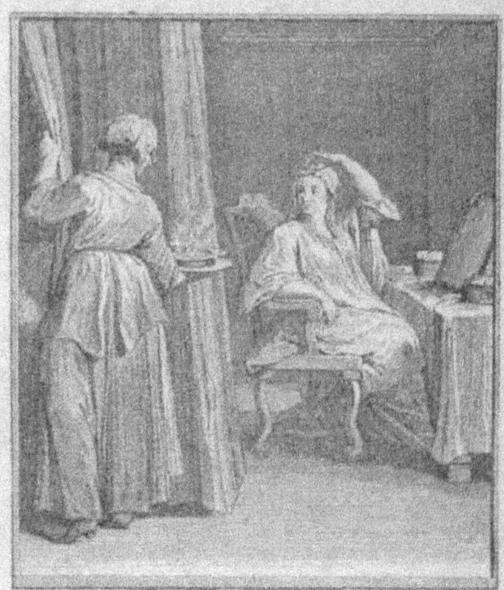

FIG. 165.

miraculeusement d'un cancer du sein par le tombeau du diacre Pâris. La convalescente est à sa toilette, tandis que sa servante, la croyant toujours alitée, se dirige vers son lit (3).

(1) *Anecd. hist.*, p. 55. — *Curios. méd.*, p. 57. — *Curios. art.*, p. 162.
(2) Fig. 43, p. 62.
(3) V. la légende de cette figure, note (1), p. 62.

* *

Toutes les nourrices des princes du sang ont eu les honneurs de la gravure : aux exemples précédemment cités (1), joignons celui de la *Nourrisse de M. le duc d'Anjou*, avec son quatrain de rigueur :

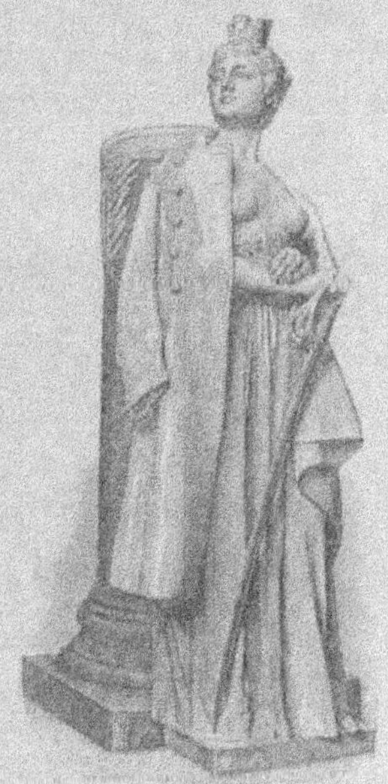

Fig. 166. — D'après l'*Illustration*.

Quelle obligation ne m'aura pas la France,
Quand j'auroy d'un bon lait nourri ce tendre enfant
Dont la seule naissance augmente l'espérance
Qu'elle a de voir les lys dans l'empire ottoman.

* *

On vient d'inaugurer à Millau (Aveyron) un monument du sculpteur Denis Puech, élevé à la mémoire des soldats morts pendant la guerre de 1870-71.

(1) V. les *Accouchements à la Cour*, p. 85, et *Curios. artist.*, p. 169.

Il se compose d'un piédestal quadrangulaire portant une colonne ronde avec une Renommée assise. A la base de cette colonne (fig. 166), une jeune femme debout, à la poitrine nue, symbolise le *Génie de la guerre*. Elle s'appuie sur un sabre de cavalerie. Une capote de soldat est jetée sur ses épaules découvertes.

Sujets fantaisistes. — Mme Vanier, l'éditeur de *Pauvre Pierrot*, et le possesseur de l'original, M. Henri Serpantié, nous

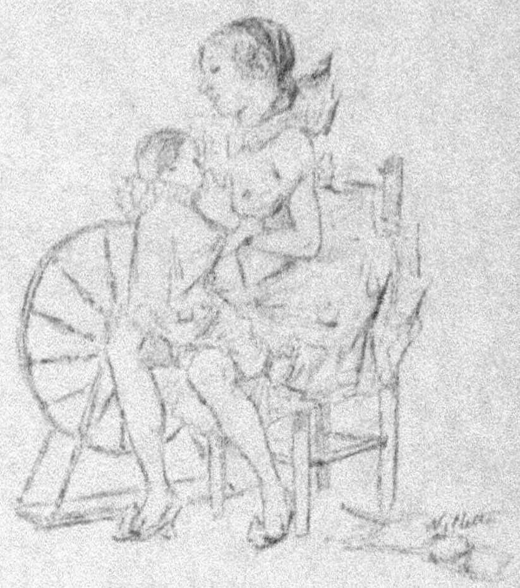

Fig. 167.

ont gracieusement autorisé à reproduire la fine et charmante vignette, l'*Allaitement de Pierrot* (fig. 167), exécutée par Willette, le Watteau de Montmartre.

**

La *Leçon aux étrangers ou l'Anglais à Paris* (fig. 168) est un document figuré qui dépeint la licence des mœurs dans les jardins publics, au commencement de ce siècle, et complète les renseignements fournis par d'autres estampes : la *Prome-*

nade à la plaine des Sablons, le *Sérail en boutique* (fig. 113),
la *Soirée de Coblentz*, etc. (1).

*

Une curieuse gravure de la même époque, le *Bain des grâces
et des maigres*, tirée de la *Caricature parisienne* (fig. 169), est
une exhibition de tétons, qui pèchent par excès de volume:

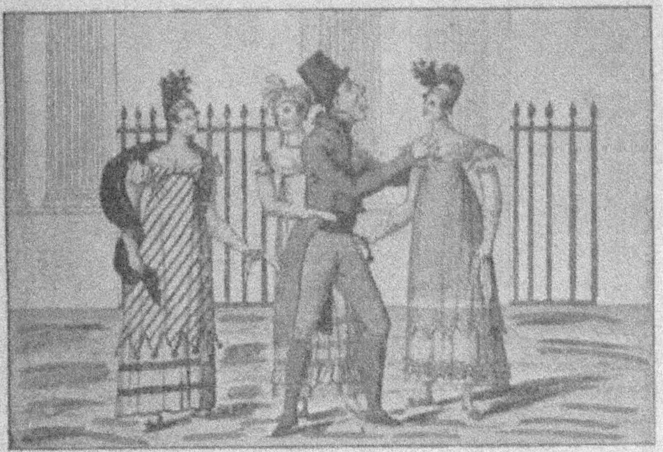

Fig. 168.

trop ou trop peu. Aucune de ces baigneuses ne connaît le juste
milieu.

*

Récente et spirituelle fantaisie de Gil Baer, du *Supplément*
(fig. 170). Titre : *Recettes utiles (Transformations)* et en légende : « Pour faire une gibelotte, prenez un chat, pour faire un
chat, prenez une femme. »

*

Un dessin inédit de Paterne Berrichon, pouvant servir de

(1) *Anecd. hist.*, fig. 127

frontispice à ses « petits poèmes », le *Vin maudit*, nous pré-

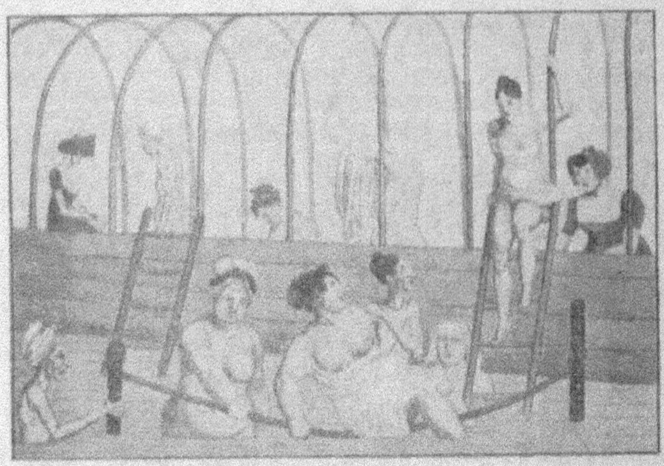

Fig. 169.

sente l'« Eternel féminin » sous l'aspect fatidique d'un Sphinx,
aux chairs provocantes (fig. 171).

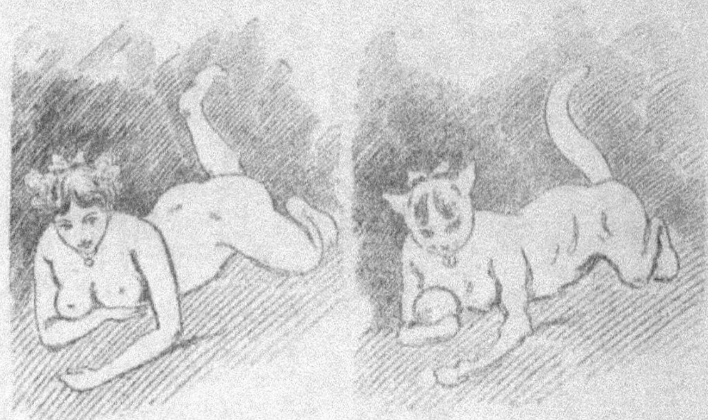

Fig. 170.

L'eau-forte de H. Monnier (fig. 172), autre poète dessinateur,

encadré des vers un tantinet obscurs, où il est question du vin et
du lait falsifiés.

La fig. 173 est le fac-similé des *Quatre mendiants*, dont
nous avons parlé page 181.

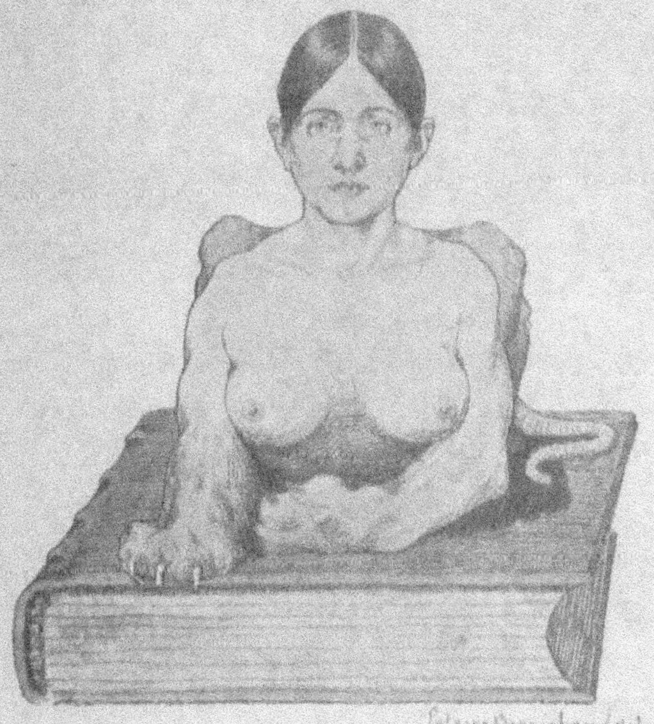

Fig. 174

Rappelons, parmi toutes les plaisanteries de « haute liesse »
sur la maigreur légendaire de Sarah Bernardt, la caricature
d'André Gill figurant la grande artiste par un fil, sans nœud,
qui relie une tête à une paire de bottines.

*
**

Nouveaux documents graphiques, relatifs au corsetage féminin sous Louis XIV, tirés de la collection du professionnel bien connu, M. Léoty : *Négligé de grande coquette* (fig. 174); la *Nourrice* (fig. 175) et le *Tailleur français* (fig. 176). Chacune

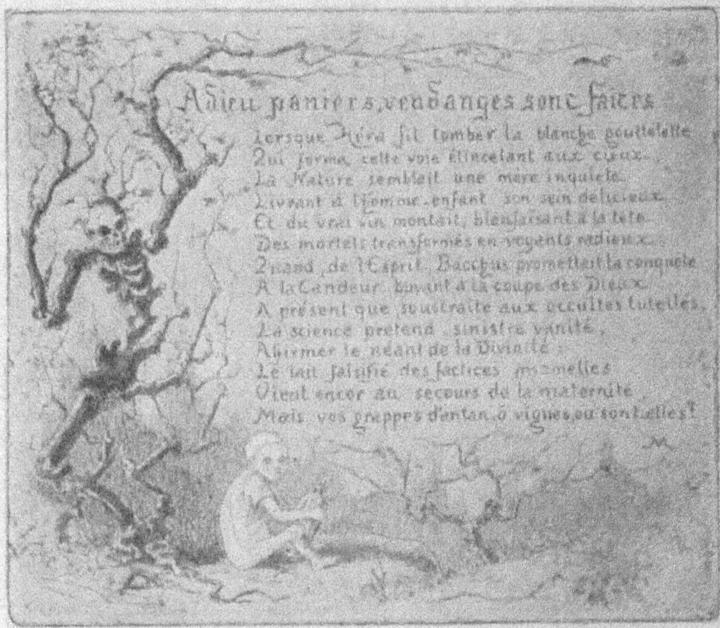

Fig. 172.

de ces gravures est accompagnée d'un boniment versifié; voici celui de la première :

> L'ajustement sied bien dans les jours de conquête,
> Mais avec un amant, on se met sans façon.
> Bien coiffée, il suffit. Le corset, le jupon,
> Sont des habits de teste à teste.

Le second n'est pas moins court-vêtu :

À voir promener par la ville
Cette nourrice sans corset,
Il n'est Blondin, si difficile
Qui ne voulust troubler son lait.

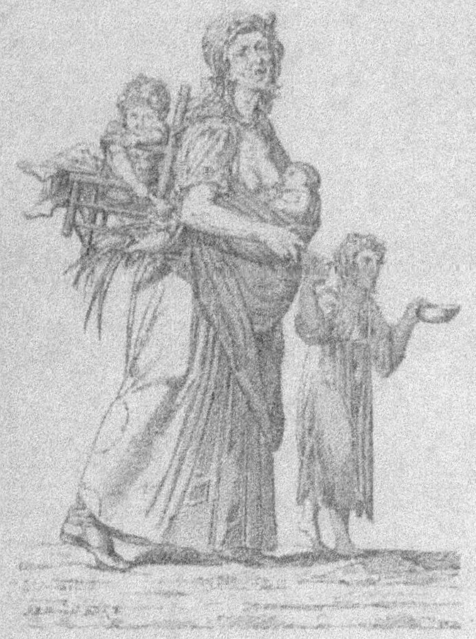

Fig. 175.

La dernière est tout à l'honneur de la discrétion des tailleurs de corps :

Il est honnête, il est discret,
Il cache adroitement un défaut de Nature,
Et d'une amoureuse adventure
Il sçait bien garder le secret.

Le crayon doublement léger, par le fond et la forme, de Vallet vient de traiter, dans une page de milieu de la *Vie parisienne*, en quelques dessins fort capiteux, une question féminine des plus graves : *Celles qui en portent... Celles qui n'en portent pas,*

il s'agit, bien entendu, du corset. Le dessinateur reproduit la dernière création — le dernier cri — de Léoty, la *chemeis-corset*
(fig. 177, 178), le plus galant des déshabillés, comprenant « une
longue jupe de linon, ou de soie plissée, avec volants et entre-
deux de dentelles, fixée sur un corselet Empire qu'un large
ruban enserre sous la gorge avec nœuds et longs pans ». De plus,

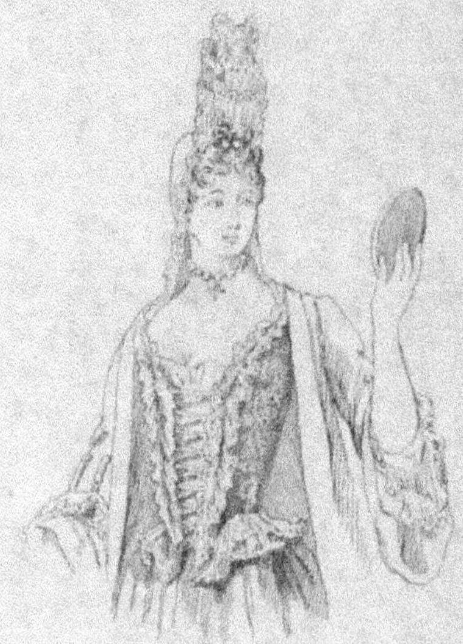

Fig. 171.

il offre, sur ses congénères, un avantage fort appréciable, à
l'occasion : attaché à la chemise... on ne risque pas de l'oublier.

V. — CURIOSITÉS LITTÉRAIRES

Prose. — Extrait de la profession de foi de la Revue « la
Pomme », par Léon Durocher (déc. 1888) :

...La pomme, c'est grâce à elle que nous buvons même le champagne
champenois, puisque le sculpteur Praxitèle a moulé le modèle de la

coupe sur le sein de la femme, dont Jéhovah, — d'après des textes
authentiques, — a moulé le modèle sur les contours arrondis, charnus
et potelés, sur la ligne sinueuse, serpentine, sur la courbe délicieuse-
ment appétissante et savoureuse de la pomme... J'affirme qu'Adam
pouvait aisément s'y tromper.

Ce qu'il y a de sûr, c'est que la religion de la pomme, religion très

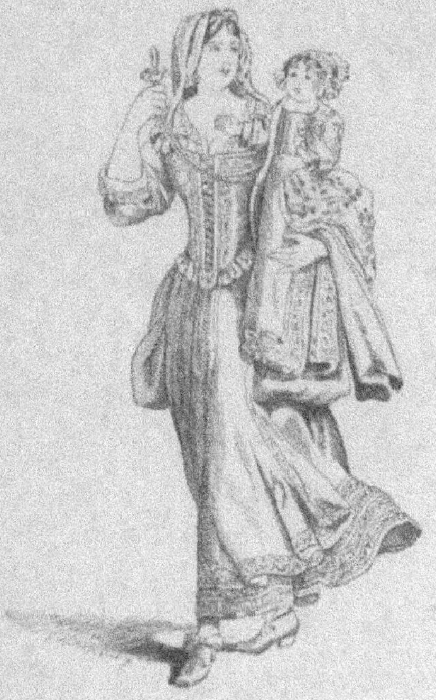

Fig. 175.

large et très persuasive, compte très peu de protestants, de dissi-
dents. Il y a peut-être des anti-catholiques : il y a beaucoup moins
d'anti-pommiers. Je ne sais guère qu'Alphonse Karr qui ait médit
de la pomme, en lui préférant la pêche... ça dépend des pêches. Et
puis Voltaire lui-même, le sceptique Voltaire renonçait à ses bou-
tades de libre-penseur impénitent pour confesser, aux genoux de
M⁰ᵉ Duchâtelet, son adhésion au culte idolâtre de la pomme, culte

sucé avec le lait, culte qu'il a servi dévotement sur plus d'un autel, et
dont il a condensé la doctrine dans ce madrigal émoustillé :

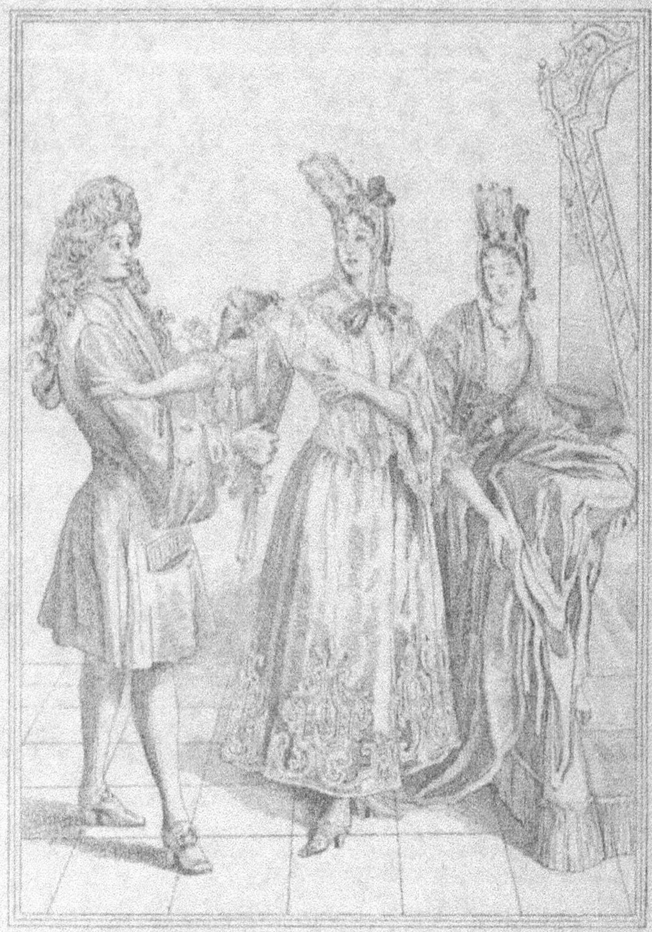

Fig. 176.

Un beau bouquet de roses et de lys
Est au milieu de deux pommes d'albâtre.

Pour être philosophe, on n'en est pas moins... ami de la pomme.

Maître Perrin-Dandin imagine, dans le *Courrier français* (1), une cause grasse roulant sur un abus de confiance par la vente d'un *Lait anti-mamillaire*.

Un certain professeur Forchester, de l'Académie de Philadelphie, s'était fait le raisonnement suivant :

« Des milliers de gens ont imaginé les pommades, les onguents,

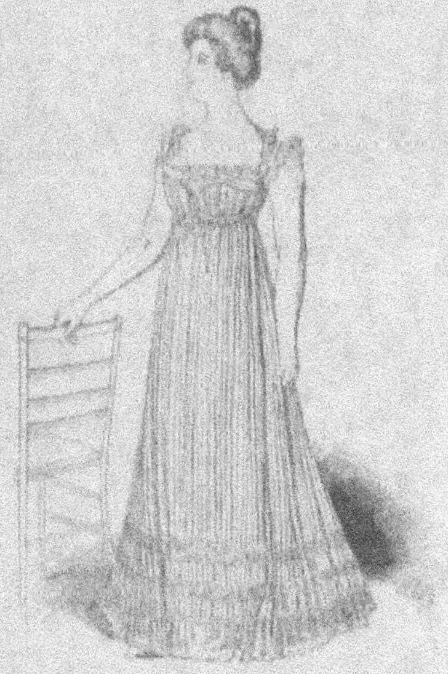

Fig. 177.

les liqueurs les plus mirifiques et les plus abracadabrantes pour amplifier ces corpuscules tant souhaités.

« Ils spéculent sur cette imbécile manie des hommes qui veulent pour leurs épouses ou leurs maîtresses des corsets amplement fournis, dans le seul but de satisfaire les regards des voisins et amis.

(1) 4 août 1889

« Donc de ce côté-là la place est prise, la concurrence est trop grande.

« Moi je ferai l'opposé.

« J'inventerai un lait anti-mamillaire.

« Et j'aurai un autre genre de clientèle.

« J'aurai toutes les religieuses : je ferai la place dans les couvents des deux-mondes... »

... Le professeur américain lança dans tous les couvents de l'univers

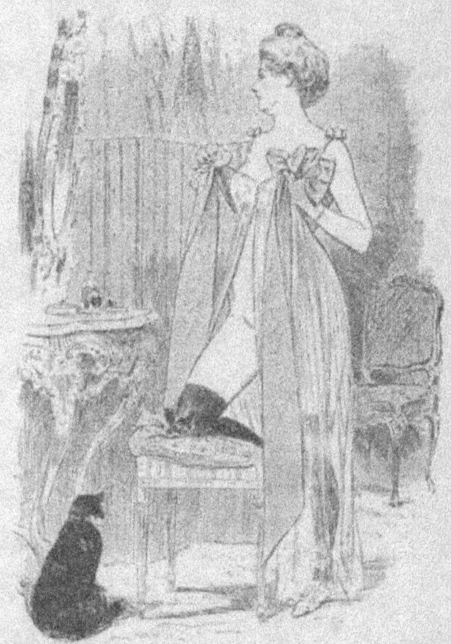

Fig. 173.

des ballots de prospectus annonçant : « Ce lait anti-mamillaire qui détruit, en quelques mois, toutes ces futilités mondaines contraires à la simplicité et à l'austérité nécessaires au service de Dieu. »

Et des milliers de bouteilles furent expédiées en quelques semaines.

L'affaire marchait à souhait.

Trois mois s'étaient écoulés.

Une sœur Gertrude, du couvent de Ventelarge, en Bretagne, honteuse des charmes dont la nature l'avait trop abondamment pourvue, avait, dès le premier jour, essayé l'intervention de Forchester.

Mais hélas! au lieu de diminuer, les seins maudits ne faisaient que s'accroître, luttant contre la prison infranchissable de la bure.

« Ce Forchester doit être un farceur », dit-elle.

Et elle fit analyser le fameux produit.

Le pharmacien, consulté, répondit que le lait anti-mamillaire, n'était que de l'eau pure, additionnée de teinture.

Sœur Gertrude porta plainte.

Et le docteur-professeur Forchester dut comparaître en police correctionnelle, pour avoir extorqué de l'argent en faisant naître des espérances chimériques...

Nous voici à l'audience.

Sœur Gertrude s'avance à la barre; c'est une forte fille bien en chair, dont les apparences luxuriantes justifient absolument l'emploi du lait anti-mamillaire.

M. LE PRÉSIDENT. — Depuis combien de temps avez-vous fait usage de la liqueur du professeur Forchester.

LE TÉMOIN. — Depuis trois mois environ.

M. LE PRÉSIDENT. — On ne le dirait pas... Et vous avez usé plusieurs flacons?

LE TÉMOIN. — J'en suis à mon cinquième flacon; chaque flacon dure environ trois semaines.

LE PRÉVENU. — Probablement que sœur Gertrude n'en mettait pas assez!

LE TÉMOIN. — Pas assez, monsieur le Président? Mais cette liqueur coûte 8 francs la bouteille; voilà 40 francs que je coûte à la communauté, rien que par l'emploi de ce lait anti-mamillaire. Et encore ça n'a servi à rien...

LE PRÉVENU. — Dites plutôt que vous avez une nature indomptable!... (On rit.)

Au fond de la salle, la sœur Gertrude, confuse et rougissante, se cache la figure avec les mains. Elle rougit encore bien plus quand l'avocat de Forchester dépose devant le tribunal des conclusions tendant à l'expertise de la *partie litigieuse*.

Le tribunal, repoussant les conclusions, condamne le professeur Forchester à 6 mois de prison pour escroquerie.

« Attendu, dit le jugement, que, d'après les prospectus envoyés, la sœur Gertrude avait le droit d'espérer que sa constitution trop

opulente se modifierait par l'emploi du liquide, dit*lait anti-mamillaire*.

« Que d'autre part, l'orchester savait très bien que cette liqueur,
composée exclusivement d'eau pure, ne pouvait avoir aucun effet, et
que, malgré cela, il vendait ses flacons à un prix exagéré, etc. »

Il y aura encore de beaux jours pour la gaîté française dans l'enceinte sacrée de la justice.

.

Les *P'tites Michu*, opérette de Vanloo et Duval, représentée
aux Bouffes Parisiens, avec succès, ont pour point de départ
une confusion involontaire d'enfants chez la nourrice. En 93, le
Comité révolutionnaire a décrété d'arrestation le marquis des Ifs.
On cherche à l'arrêter au moment où la marquise donne le jour
à une petite fille. La mère meurt de saisissement et le marquis
réussit à se sauver; mais, avant de partir, il fait remettre son
enfant à un brave paysan Michu, dont la femme vient aussi d'accoucher d'une fille.

Michu déclare à la Mairie deux enfants jumeaux et quand les
mauvais jours seront passés, le marquis reviendra chercher sa
fille. Mais, pour la nécessité de l'intrigue, le père nourricier,
chargé de baigner les enfants dans la même baignoire, ne sait
plus distinguer sa fille de celle du marquis quand il les remet à
sa femme. Au dénouement, l'identité de la petite marquise est
établie par sa ressemblance avec un portrait de sa mère.

.

Notes et Impressions — Sur le Corset. — Extrait du *Figaro* :

Le corset est cette très aimable prison où l'on enferme ce que
M. Bérenger ne saurait voir, et ce qui, sur ce point spécial tout au
moins, établit notre supériorité sur la race anglo-saxonne, car, ainsi
que le chantait notre grand Pierre Dupont,

Elles n'en ont pas, en Angleterre!...

En France, au contraire, on déteste, en toutes sortes de choses, la
platitude; aussi le corset y est-il plus qu'une mode, c'est une profes-

sion de foi. C'est, en même temps, une œuvre de nature par excellence, puisque, comme elle, il a horreur du vide!

… Les femmes qui ne portent pas de corset sont infiniment rares, car si les hommes ne sont pas de bois, les femmes non plus ne sont pas de marbre. Le dernier mot de la philosophie, à ce propos, est celui de M. Prudhomme à son jeune collégien de fils qu'il promenait dans les jardins du Carrousel.

Le potache, comme tout bon rhétoricien, restait en extase devant les jolies statues aux hanches si pures, aux fines gorges qui menaçent le ciel :

— Comme elles étaient faites, en ce temps-là ! s'exclamait-il.

Et le père, avec sagesse :

— Peuh !… mon fils, quand elles étaient en chair et en os, ces femmes-là, vois-tu, portaient un corset comme ta mère!…

ÉPITHÈTES COMPLÉMENTAIRES SUR LES SEINS. — *Élastiques.* — *Légers :*

> Seins *élastiques* et *légers,*
> Seins de la belle sans rivale,
> J'ai laissé dans votre intervalle
> L'oubli du deuil et des dangers.

(CATULLE MENDÈS.)

SYNONYMIE. — Seins développés : *Avoir un impérial chargé.*

(MONRÉAL et BLONDEAU.)

Versification. — Fragment de l'Épitre (1) adressée par Michel de L'Hospital à J. Morellus (2) et qui a pour titre : *De Matribus quæ filios suos ipsæ non alunt, nec apud se domi educari patiuntur.* (Des Mères qui ne nourrissent pas leurs fils et ne souffrent pas qu'ils soient élevés près d'elles à la maison.)

> « Nostræ deliciis matres in mollibus urbis
> « Eductæ, cordi quibus est sua forma, libenter
> « Si possint, utero partum gestare recusent.
> « Jam valle dimoto negant, albique liquoris
> « Undantes scatebras, injusta more noverca,
> « Restinguunt positos, pulcherrima dona Deorum,
> « Ne marie corpus, ne cutis venter arctur.

(1) P. 297.
(2) *Epistolarum,* Liber III.

« Ne sueta nimio, aut mollescant ubera tactu,
« Neu quum forté sedens noctem perduxerit unam
« Insomnem Genitrix, exsurgat pallida mané,
« Tanto sollicitas color et cutis, et decor illas
« Plus habet infantis pueri quàm vita salusque ;
« Quem, simul editus est, patriis extrudere tectis
« Haud dubitant, alioque procul mandare, parentum
« Adspectu atque oculis crudeli more carentem.
« Non sic amandatur equus, non verna catella,
« Quae semper dominae, quoquo vestigia torquet,
« It comes illiusve sinu festiva recumbit.
« Morte fere funesta domus fit tota, minorque
« Non hoc luctus erit, quam vel moriente marito. »
« Talia principia atque ortus fundamina nostri,
« Naturae non sponte, nec aequo nomine jacta,
« Multis deinde malis aditum causamque dedere,
« Ut parvi jam prima simul cum lacte bibamus
« Semina nequitiae, quae post se plurima fundunt,
« Hinc vel adulterio vetus inmutatur avorum
« Progenies, raeoque sinu fert ora parentis
« Filius ; aut si nulla toro est gravis illita labes,
« At melior natura, tamen cum lacte bonique
« Mutantur mores, clarisque parentibus orta
« Virgo fit ancillae similis, lasciva, procaxque,
« Ebria, saltatrix, et amans inhonesta virorum,
« Turpis, iners ; sevusque puer, scortator, avarus,
« Illarum similis, quarum prius ubera suxit.
« Et oalos miramur oriri sanguine nostro
« Degeneres, quibus immeritis materna premuntur
« Ubera, conductae sua dant arentia servae. »

« Nos mères, élevées dans les molles délices de la ville et
qui ont à cœur leur beauté, volontiers, si elles le pouvaient,
refuseraient de porter un enfant dans leur sein. Elles privent
d'aliments leurs rejetons et, injustes marâtres, suppriment les
flots ruisselants du lait, ce doux présent des Dieux, de peur que
leur corps ne maigrisse, que leur ventre ne soit sillonné de
rides, que leur sein, trop souvent sucé et pressé, ne se flétrisse
et que, par hasard, la mère ayant passé, assise, une nuit sans
sommeil, ne se lève au matin toute pâle. La fraîcheur de leur
teint et leur beauté leur importent plus que la vie et le salut de
l'enfant nouveau-né. Dès que celui-ci est venu au monde, elles
n'hésitent pas à le chasser du toit paternel, à l'envoyer au loin

près d'autrui, cruellement privé de l'aspect et des regards de ses parents. On ne relègue pas ainsi le poulain ou la petite chienne, née à la maison, qui toujours, partout où elle dirige ses pas, est la compagne de sa maîtresse, et se blottit joyeuse dans son sein. Par sa mort, certes, toute la maison serait en deuil et la douleur ne serait pas plus grande si le mari lui-même expirait. De tels commencements, une telle entrée dans la vie, malgré le vœu de la nature et en dépit de toute justice, sont la source et la cause de bien des maux, car tout jeunes nous buvons ainsi avec le lait les premiers germes du vice, qui plus tard se développent à foison. De là vient que, soit par l'adultère, se trouve changée l'antique descendance des aïeux, et que rarement le fils reproduise sur son visage les traits du père; ou bien, si nul outrage n'a été fait au lit conjugal, et que l'enfant soit bien doué, pourtant avec le lait change le bon naturel et que la jeune fille née d'illustres parents ressemblera à une servante, sera lascive, effrontée, ivrognesse, danseuse, impudemment amoureuse des hommes, infâme, fainéante; que le jeune garçon deviendra cruel, débauché, avare, semblable à celles dont il a sucé le sein. Et puis, avec étonnement, nous voyons sortir de notre sang des fils dégénérés, indûment privés du sein maternel et à qui des servantes à gages donnent leurs mamelles taries. »

.

Deguerle rappelle que Phryné gagna sa cause devant l'Aréopage, grâce au « langage muet » de ses seins :

> Vous connaissez ces deux formes jumelles,
> Qu'en demi globe, à l'ombre de ses ailes,
> L'Amour posé sur un trône pareil ;
> Pommes de neige où couvent étincelles ?
> La gaze y voit, loin de l'œil du soleil,
> Poindre à quinze ans la fraise au teint vermeil,
> Froide raison, à genoux devant elles !
> Que de procès, en maint sage conseil,
> N'ont point gagné ces avocats femelles ?
> Si plaideuse on en connut le talent,
> C'était la nôtre. » Ce dit la rusée,
> Quand elle vit sa rhétorique usée ?
> « Mettons en jeu mon dernier argument. »

Et la voilà qui garde un long silence...
Puis on la voit et sourire et rougir ;
Couleur de rose ! équivoque nuance !
Peins-tu la honte où peins-tu le plaisir ?
Sa main distraite a dérangé la gaze
Où se cachaient les lys d'un cou charmant.
Grâce au hasard d'un second mouvement,
L'aiguille d'or a glissé de sa base :
Adieu le voile au tissu transparent,
Fardeau léger dont se charge le vent !
Que d'attraits nuds ! un feu subit embrase
Et spectateurs et sénat en extase.
Que ne dit pas à l'œil qui s'y connaît,
D'un joli sein le langage muet ?
Bavards diserts, gens à brillante emphase,
Vous n'avez point le charme de sa phrase !
Pour une pomme on vit Pergame en feu ;
Au Paradis, Ève pour une pomme
Sonna l'alarme entre le diable et Dieu.
Grâce à Phryné, nos Rhadamante, en somme,
Pour une seule en apercevaient deux.
Bien qu'on soit juge, on n'en est pas moins homme ;
Et c'est pour voir enfin qu'on a des yeux.
Bref : en dépit et de Vesta la vierge,
Et du bon prêtre, et du pauvre Vulcain.
Phryné dicta le véto du scrutin.
Brûlé ne fût, pour cette fois, qu'un cierge :
Cierge en l'honneur du bienheureux *trio*
Mis hors de cour au milieu des *brava*.
Gens timorés diront : « l'Aréopage
En ce jour-là fit nargue à l'équité. »
Mais qui de nous aurait été plus sage ?
Il oublia les dieux pour leur image :
Est-on de marbre auprès de la beauté ?
Or maintenant, gentes Parisiennes,
A l'œil coquet, au teint frais et fleuri :
Galant essaim, amours d'une autre Athènes,
Mais qui jamais de Vesta n'avez ri,
Venez à moi ! Venez vierges pudiques,
Douces mamans, et vous femmes uniques,
Honneur d'un père, ou trésor d'un mari !
Je veux juger vos fredaines honnêtes...
Quels bras mignons ! Quel sein ! Pour m'émouvoir,
Chastes Vénus restez comme vous êtes :
Pas n'est besoin de jeter le mouchoir.

Un sonnet, d'un anonyme, a le même titre — *Auscultation* — que celui de Camuset (1), mais il n'en pas la finesse ni la délicatesse de touche.

Iris malade, un jour, fit venir le docteur :
　　　　— J'ai de forts battements de cœur
Qui font sous mon sein un grand tumulte...
　　　　— Permettez que je vous ausculte,

Répond le praticien, qui d'un doigt délicat
Fait choir rapidement la chemise en batiste
Et met à découvert un sein blanc plein d'éclat,
　　　　Divin, fait pour un œil d'artiste.

　　　　Le praticien distrait, hypnotisé,
　　　　Paf ! sur le mamelon rosé
Pose un baiser !... D'ici la pudeur se réveille !

— Qu'est-ce à dire ? — Eh ! répond vivement le docteur,
　　　　Je mouille le revers du cœur,
　　　　Afin d'y coller mon oreille.

*   *

Les *Litanies des Seins* (2), d'Armand Masson, n'ont rien de commun avec celles que l'Église chante en l'honneur des Saints.

A vous s'adressent nos prières,
Jeunes seins dont les lignes fières
Proéminent suffisamment
Pour affirmer leur opulence,
Sans tomber dans l'incontinence
D'un excessif débordement.

A vous, dont la rondeur sincère
Rend le concours peu nécessaire
Des cotons amplificateurs,
Et qui, sans peur et sans reproche,
Comme Bayard, bravez l'approche
De nos regards inquisiteurs.

(1) Page 208.
(2) Le monologue complet se trouve à la librairie Léon Vanier, 19, quai Saint-Michel.

Soyez fermes, mais sans rudesse ;
N'opposez à notre caresse
Ni férocité ni raideur ;
Sous la guimpe qui vous protège
Ayez la blancheur de la neige,
Mais n'en ayez pas la froideur.

Que vos deux collines jumelles
S'espacent pour laisser entre elles
Un intervalle où nos baisers
Puissent un peu reprendre haleine,
Au moment de quitter la plaine
Et d'affronter vos pics rosés.

. . . .

Seins bénis et béatifiques,
Fleuris de roses peu mystiques ;
Source de délectation
Où viennent s'abreuver nos fièvres,
Laissez-nous approcher nos lèvres
De vos coupes d'élection,

Portes du ciel ! Halte suprême
Où le voyageur, de lui-même,
S'arrête avant d'entrer au port !
Refuge du pécheur ! Asile
Où vient le pénitent débile
S'endurcir à pécher encor !

Oreillers jumeaux de chair blanche !
Autels où notre front se penche
Et dont on célèbre à genoux
Les glorieux et saints offices !
Seins cléments, soyez-nous propices !
Seins pleins de grâce, exaucez-nous !

*
**

Dans la crainte de manquer de place, nous avions éliminé de notre recueil quelques pièces sans relief, que nous pouvons reproduire ici.

D'abord la réponse faite par Guichard au *Beau Tetin*, de Clément Marot :

LES TÉTONS

Sur les tétons, Marot, je pense comme vous ;
C'est l'ornement, le trésor d'une belle.

A des tétons qui peut être risible?
L'œil ne peut voir rien de plus doux;
Bienheureuse la main qui les tient à son aise!
Et plus heureuse encor la bouche qui les baise!
Hélas! pourquoi gêner leur liberté?
Nul ajustement ne les pare
Comme l'entière nudité.
Ce qu'il faut d'embonpoint, leur élasticité,
L'intervalle qui les sépare,
Ce poli du satin, cette aimable rondeur,
Du bouton incarnat de la rose naissante.
Ce bouton surpassant la forme et la couleur,
Ce transparent tissu de neige éblouissante,
Et l'azur qui dessous se divise et serpente,
Tout est vu, pressé, dévoré.
Le beau tétin, par vous gentiment célébré,
Valait-il les tétons pour lesquels je soupire?
Mon cher Marot, eh quoi! ces tétons pleins d'appas
Ne vous font point revoler ici-bas,
J'en remettrois la gloire à votre lyre.

O de tous les tétons, tétons victorieux,
Chef-d'œuvre de l'amour, tétons... tétons des Dieux!
Foible mortel, renonce à chanter leur empire;
Tout l'Olympe assemblé n'y pourroit pas suffire;
Et, ce qui fait leur prix, ce qui fait mon bonheur,
Auprès de ces tétons, je sens... je sens un cœur.

***

Liquidons une série de madrigaux, compliments et autres
fadaises rimées.

Stances sentencieuses et prétentieuses de Bois-Robert (1615):

Beau sein, belle bouche d'yvoire,
Vivants objets de ma mémoire,
Chères délices de mes jours,
Qui dedans vos rondes espaces
Cachez la demeure des Grâces
Et la retraicte des Amours,

Gorge de lys, pommes d'albâtre
De qui mon œil est idolâtre,
Source des amoureux désirs,
Parfait assemblage de charmes,
Digne sujet de tant de larmes,

> De tant de vers et de soupirs :
> Objects d'éternelle allégresse,
>
> Petits messagers de jeunesse,
> Petits gémeaux ambitieux,
> Qui desja, pour vous trop cognoistre,
> Ne faisant encor que de naistre,
> Vous enflez d'orgueil à nos yeux.
>
> . . . .
>
> Plus heureux qui pour vous soupire ;
> Le mal qu'il se plaît d'endurer ;
> Mais, ô merveille que j'adore,
> Je tiens, bien plus heureux encore,
> Celuy qui vous fait soupirer.

*
* *

Fadeur qui termine les recommandations faites par La Motte à un peintre :

> Peins sa gorge... Mais non : arrête...
> Ici, ton art est surmonté.
> Ah ! quelques couleurs qu'il apprête,
> Tu n'en peux rendre la beauté.

*
* *

Piécette, en style hyperbolique, renfermant une pensée plus galante qu'ingénieuse :

> On a beau dire, Iris, pour louer votre teint,
>   Que sa blancheur est sans seconde ;
> Pour moi, qui ne dis rien de flatteur ni de feint,
> Je soutiens qu'il en est une plus grande au monde,
>   N'en déplaise à la vanité
>   De votre superbe visage :
> Vos tétons, belle Iris, en bonne vérité,
> Voudroient-ils en blancheur lui céder l'avantage ?

*
* *

Envoi de Saumaise, *avec un bouquet de jasmin* :

> Allez, doux jasmin où l'amour vous appelle,
> Et si vous approchez du beau sein de Philis,

> Dont la blancheur ternit celle des plus beaux lis,
> Avant que de mourir, dites à cette belle
> Que je croirais mon sort bien doux
> D'y pouvoir mourir avec vous.

M. de Rochebrune, se trouvant, un soir, dans le salon de la princesse de Vintimille, aperçut une jeune personne dont le corsage, de moiré blanc, était orné d'une rose artificielle. Le poète, émerveillé de la beauté de l'aimable enfant, s'approcha d'elle et lui dit :

> De la fleur qu'embellit ton sein,
> J'admire l'élégant ouvrage ;
> C'est bien de la fleur du matin,
> Lise, la plus parfaite image ;
> Et l'on dira, si par hasard
> On en reconnaît l'imposture :
> Voici le chef-d'œuvre de l'art
> Près de celui de la nature.   A. R.

Souhait du *Poète sans fard*, brodé sur un thème analogue :

> Hélas ! trop cruelle Sylvie,
> Permettez au moins que l'envie
> Le beau sort de certaines fleurs
> Dont vous vous parez avec grâce,
> Et dont votre beau teint efface
> Toutes les plus vives couleurs.
> Oui ; je voudrais être la rose
> Que vous placez sur votre sein ...
> D'une telle métamorphose,
> Quel est, direz-vous, le dessein ?
> Le voici : par vos mains cueillie,
> Mon destin seroit des plus doux ;
> Je n'aurois qu'un seul jour de vie,
> Mais je ne vivrais que pour vous.

Le Brun répond *A une dame qui s'était plainte que l'auteur avait regardé sa gorge* :

Loin de me condamner, loüez ma retenue,
De m'être contenté seulement de la vue ?
          Je n'ai senti qu'un plaisir imparfait ;
Mes mains dont j'arrêtai l'audace téméraire,
Voulaient suivre mes yeux, c'eût été vous déplaire.
          Et que n'eussent-elles point fait,
          Si je les avais laissé faire ?
Cessez de m'accuser d'un si doux attentat ;
Je suis trop redevable, insensible Sylvie,
          À ces deux sources de la vie,
Si je les aimais moins, je serais un ingrat.

.·.

Les vers de Cotin, *Sur une belle gorge*, ne manquent pas d'élégance :

          Dans l'entretien délicieux
De la charmante Iris dont je suis idolâtre,
          Va, pose, Amour, sur ses beaux yeux,
Le voile qu'elle a mis sur sa gorge d'albâtre.

Quand le printemps a banni la froidure,
          On ne voit point de si beaux lis
          Aux jardins les plus embellis
Par les soins curieux qu'apporte la nature.

Depuis que de mon cœur je fis l'heureuse perte,
          J'ai visité bien des climats,
En dépit des chaleurs, en dépit des frimas ;
Et si je n'ai point fait de telle découverte.

          Pour voir un objet sans pareil,
Il ne faut point courir sur tant de mers profondes,
          Ni voir l'un et l'autre soleil,
          Il faut voir ces deux petits mondes.

Pour rendre de mon sort tout l'univers jaloux,
Il suffit qu'à mes yeux leur blancheur on étale ;
L'Aurore n'offrit rien à l'amoureux Céphale,
          De si charmant et de si doux.

Ah ! si, sans leur déplaire, on osait les toucher,
Et si deux belles mains n'y mettaient point d'obstacle,
          Sauraient-ils point, par un miracle,
          Amollir un cœur de rocher ?

> Dans l'entretien délicieux
> De la divine Iris, dont je suis idolâtre;
> Amour, en ma faveur, viens mettre sur ses yeux
> Le voile qu'elle a mis sur sa gorge d'albâtre.

*
* *

Aux pièces déjà publiées (1) sur la *Puce de Mademoiselle Des Roches*, ajoutons :

LA PUCE D'ODET TOURNEBUSE
Advocat en la Cour du Parlement

> Puce, tu as cet avantage
> Que l'homme ne sçauroit avoir,
> De jouyr de ce beau corsage
> Et le regarder un an soir;
> Puis, lorsque de plus elle sommeille
> Estendue dedans son lit,
> La pinçodant un bien petit,
> Tout doucement tu la réveille.
>
> Sous le silence de la nuit,
> Lorsque reposent toutes choses
> Et que l'on entend aucun bruit,
> Tu tastes ses lis et ses roses,
> Puis, te coulant d'un pas larron
> Sur sa poitrine et sur ses cuisses,
> En yvrée de ces délices,
> Tu t'endors dedans son giron.

—

LA PUCE DE PIERRE SOULFOUR

> Puce, tu t'es bien abusée
> De te prendre à un tel morceau;
> Où penses-tu estre posée,
> Volant sur ce tertre jumeau?
>
> Tu ressemble à ce taon champestre
> Qui droit dessus la peau vola,
> Pour y cuider son bec repaistre,
> Du taureau que Myron tailla.

(1) P. 290.

L'airain pur, et non la chair vive,
Luy repoussa son petit soc ;
O Puce ! la blancheur naïve
Que tu picotes, c'est un roc.

Un roc de marbre que la Muse
A basti loin de Cytheron
D'autre artifice et plus grand'ruse
Que n'est le taureau de Myron.

———

LA CONTRE-PUCE DE RAPIN

. . . .

On conte, que de guet à pent
Peu à peu glissant et rampant
Du bas où tu fais la retraite
Tu t'estois perchée en un lieu
Duquel prince ni demi-dieu
N'approche la main indiscrete.

Entre deux tertres arrondis
Tu accrochois tes pieds hardis
Au fond d'une campagne belle,
Et après mille petits sauts
Et mille cauteleux assauts,
Tu osois poindre une pucelle.

Ainsi que dans un large estang,
A plain gosier tu beus son sang,
Et pour reste de ton audace,
Comme les taons venimeux font,
Tu fis encor d'un pourpre rond
Marqueter et rougir la place.

Pour une telle cruauté,
Puce, tu avois mérité
Qu'entre deux presses cristallines
On te fit le ventre crever,
Qui s'estoit osé abreuver
De belles liqueurs nectarines.

L'assassinat qualifié,
Par deux tesmoins vérifié,
Te convainquoit d'estre coulpable ;
Mais ceux qui te devoient punir
Les premiers osent maintenir
Que ton fait estoit excusable.

> Hé ! sangsue du corps humain,
> Les deux premiers doigts de la main
> Comme sergens le devoient prendre,
> De salive un peut préparez,
> Et les deux pouces accrez
> Par beau milieu le devoient fendre.

*
* *

Évariste Parny a composé sur *Le Sein* une historiette fortement saupoudrée de poivre rouge, condiment ordinaire des
pays chands qui virent naître notre poète érotique (1).

> Justine reçoit son ami
> Dans un cabinet solitaire.
> Sans doute il sera téméraire ?
> Oui, mais seulement à demi :
> On jouit alors qu'on diffère.
> Il voit, il compte mille appas,
> Et Justine était sans alarmes ;
> Son ignorance ne sait pas
> A quoi serviront tant de charmes.
> Il soupire et lui tend les bras ;
> Elle y vole avec confiance ;
> Simple encore et sans prévoyance,
> Elle est aussi sans embarras.
> Modérant l'ardeur qui le presse,
> Valsin dévoile avec lenteur
> Un sein dont l'aimable jeunesse
> Venait d'achever la rondeur.
> Sur des lis il y voit la rose ;
> Il en suit le léger contour ;
> Sa bouche avide s'y repose ;
> Il l'échauffe de son amour ;
> Et tout-à-coup sa main folâtre
> Enveloppe un globe charmant,
> Dont jamais les yeux d'un amant
> N'avaient même entrevu l'albâtre ;
> C'est ainsi qu'à la volupté
> Valsin préparait la beauté
> Qui par lui se laissait conduire ;
> Il savait prendre un long détour.
> Heureux qui s'instruit en amour
> Et plus heureux qui peut instruire !

(1) Né à l'île Bourbon.

Après ce morceau relevé, le lyrisme du *Corset de Zéline*, par Sylvain Blot (1818), nous paraîtra bien insipide :

L'aimable aurore, à travers le feuillage,
Dardait ses feux ; je suivais à pas lents,
Werther en main, le sentier du village ;
Le dieu qui veille à guider les amants,
M'a fait entrer sous le toit de fougère
Où dort Zéline, aux côtés de sa mère.
Tout près de moi, dans les bras du repos,
Ma douce amie au sommeil est livrée.
Si je pouvais, écartant les rideaux,
Unir ma bouche à sa bouche adorée.
Soyons discret... Mais que vois-je à mes pieds ?
Des vêtements ! des chiffons oubliés !
Partout la grâce y folâtre, y badine ;
Ce sont les siens. Des yeux !... ceux de l'amour,
Sous ce chapeau souriaient l'autre jour.
Voilà son port, sa volupté divine ;
Voilà ses nœuds que j'ai maudits cent fois,
De qui l'obstacle en tous lieux me chagrine.
Quel est, plus loin, cet ondoyant carquois ?
Ciel ! un corset... le corset de Zéline !
À son aspect, hors de lui, tout mon cœur
A tressailli ; j'ai rêvé le bonheur !
Fortuné lin, ô toi que ma bergère
Enlace autour de sa taille légère ;
Toi qui, sans faste, heureux de l'arrondir
Sur les confins des états du plaisir,
Vas tout à l'heure emprisonner encore
Les tendres fruits que mon délire adore,
Ma main parcourt tes plis mystérieux ;
J'ai tout conçu ; là, dans ces deux calices,
Globes voilés aux regards curieux,
Ont palpité deux trônes de délices,
Trônes d'amour, par l'amour inventés,
Muets jadis, maintenant agités,
Que le désir, dans un moment d'attente,
Soulève au gré de la gaze mouvante.
Et cette empreinte où la rose a dormi ;
Et ces liens, tous brisés à demi
Brisés !... par qui ? si c'était de tendresse ;
Si les soupirs de ma jeune maîtresse ;
Corset charmant, dis à mes sens émus,
Que ces lacets pour moi se sont rompus !

Voilà l'instant où Zéline s'éveille :
Pour rassembler les plaisirs de la veille,
Volez à l'emploi que l'a fixé l'amour !
D'un sein de neige enferme le contour !
Doux vêtement ! par ta jalouse adresse,
Mon cœur conspire à l'exiler sans cesse,
Mais des rivaux il craint surtout les yeux ;
Ah ! cache-leur ton dépôt précieux !...
Je suis fidèle et ma Zéline m'aime ;...
Tout mon orgueil est une flamme extrême ;
De mes baisers porte-lui la douceur,
Pour son amant, devient amant toi-même.
Et s'il se peut, désarme sa rigueur,
Volez aussi parer ma souveraine,
Muets des champs, que je viens de cueillir ;
Je vous attache autour d'une baleine
Qui, bien souvent, a fléchi de plaisir ,
Jusqu'à son cœur puissiez-vous parvenir !
Odorez-vous, respirez son haleine,
C'est un nectar dont les dieux sont jaloux,
De vos parfums c'est l'ombre le plus doux ;
Vous, êtes fleur, mais elle est votre reine,
Qu'amour vous garde, ô mes champêtres dons !
Protégez-moi, frais trésors des vallons !
Protége-moi, bienheureux solitaire,
Mignon corset, sois vigilant Argus,
Veille toujours, veille sur ma Vénus !
Force à la fin mes transports à se taire ;
Hélas ! j'implore en secret ta pitié ;
Sers tour à tour ma crainte et mon envie ;
Ce soir, demain, tous les jours de la vie
Laisse-moi voir ce qui t'est confié,
Entr'ouvre-toi... ne ferme qu'à moitié.

****

Complétons la tendre invocation de Maurice Donnay, *A la Gorge*, que nous avons eu le tort d'écarter (1).

> La chemise qui te voilait,
> Laisse enfin du rôle impudique
> Que la pudeur lui conseillait,
> A l'heure suave et fatidique.

(1) P. 192.

S'est couchée à tes pieds d'enfant.
Alors ta gorge de Faunesse
M'est apparue, et triomphant,
J'ai vu les splendeurs de jeunesse

Que la chemise recélait ;
J'ai vu sur ta poitrine nue
Deux jumeaux, deux frères de lait,
Enfants d'une belle venue.

Modernes, mais non décadents,
Gonflant leur rigidité ronde,
Sans l'aide des corsets prudents
Sachant se tenir dans le monde.

Marbre, satin, roc velouté,
Ils résolvaient ce grand problème :
La douceur dans la fermeté,
Qualité rare et suprême !

Dans l'amour du Bien et du Beau,
Baisant leur pente charnéenne,
Du haut de ce double Nébo
Une Terre chananéenne

A déroulé devant mes yeux
Ses campagnes riches et grasses
Et je vous adresse un joyeux
Cantique d'actions de grâces.

Hauteurs néigeuses où se fond
L'ennui des steppes et des plaines,
Trésors somptueux qui me font
Comme aux innocents les mains pleines ;

Et lorsque sur ta gorge en feu
Ma soif d'aimer se désaltère,
Je songe, en remerciant Dieu,
Qu'ils n'en ont pas en Angleterre !

*
* *

Des « Petits poèmes » (1) de Paterne Berrichon, nous extrayons les *Mamelles de la Vache*, où l'on rencontre les inversions démodées, les expressions inattendues et les vers heurtés du maniérisme décadent, déliquescent, symboliste et verlainien.

(1) Vanier, édit.

Sous l'exact jersey bleu qu'ample sa gorge crève,
Toute elle m'apparaît, avec sa majesté
Grasse, comme un royal fruit d'amour dont mon rêve
Morbide exprime et suce un sûr jus de santé ;

Et comme un lac de chair lorsque sur son lit, grève
De toile fleurant bon, s'épand le flot lacté
De ses molles lourdeurs qu'un vent de volupté
Gonfle et fait déferler ardemment et sans trêve !

Aussi, quand près de moi, atones, rythmant son pas,
Passent phénoménaux ses fluctuants appas,
Mon masque se rougit d'une pudeur intense ;

Et de la nuque aux pieds, m'érode le tourment
Sanguin d'un fol prurit qui noie en sa tentance
L'anémique Voulu de mon affinement.

*
**

Après ce chaos de néologismes, de phraséologie parasitaire, la transition sera moins brusque pour aborder le style relâché, aux incorrections audacieuses, de la « pouahsie » des cafés-concerts.

La Gorge de Rosine, de A. Bugnot, faisait les délices des bourgeois du Second Empire :

Air : *Un homme pour faire un tableau.*

Est-il rien de plus séducteur
Que son sein rondelet et ferme ?
C'est la neige pour la couleur,
C'est un satin pour l'épiderme ;
Sa forme excite le désir,
On n'en voit moins qu'on n'en devine,
Car la pudeur sait embellir
La belle gorge de Rosine.

Avec elle il n'est rien de faux,
Tout est donné par la nature ;
Son beau corps n'a pas de défauts,
Ses charmes sont sans imposture.
Femmes, qui devez vos appas
Au coton, à la crinoline.

> Certes, vous enviez tout bas
> La belle gorge de Rosine.
>
> Toujours modeste en mes désirs,
> Et suivant la route commune,
> J'ai préféré de doux plaisirs
> Aux dons brillants de la fortune.
> J'ai, pour assurer mon bonheur,
> Santé, travail, humeur badine,
> Et je possède, avec le cœur,
> La belle gorge de Rosine.
>
> La mort est, dit-on, un réveil
> Qui de la vie éteint le rêve ;
> Je sens, pour moi, de ce sommeil
> Que le cours, déjà long, s'achève.
> Puissé-je, avant de m'éveiller
> A l'appel de la voix divine,
> Avoir, pour dernier oreiller,
> La belle gorge de Rosine.

***

Le dévergondage des chansons sous la Troisième République semble prouver une fois de plus que ce qui ne saurait être parlé on le chante. Écoutez d'abord la *Ronde des tétons*, de Paul Rey :

> En rond dansent les tétons,
>   Avec leurs boutons.
> A nos lèvres affamées,
> Pleins d'un furieux piment,
> S'offrent, tendus fièrement,
> Les tétons des bien aimées,
> En rond dansent les tétons,
>   Que tous nous vantons.
>
> Globes, poires, calebasses,
> Fermes (nous fuyons les mous
> Qui s'affalent en remous),
> Que les tétons ont de grâces !
> En rond dansent les tétons,
>   Que tous nous tâtons.
>
> Enfant, éphèbe, vieil homme,
> Par les ans, toujours pour eux,

Nous sommes les amoureux
Insatiables, en somme.
En rond dansent les tétons,
Que tous nous goûtons.

....

.

Même observation pour la *Ronde des Nichons* (1), chanson-
nette-valse de Briollet et Mortreuil, dont voici le second complet :

Au mois d'juillet sur les plag's de la Manche
Ils vienn'nt reprendre un peu de fermeté,
A l'heur' du bain, quand les dam's font la planche,
Les vagu's les berc'nt et les font balloter.
Ces gros nichons qui s'en vont à la nage
Vous font l'effet de ballons submergés,
Y a pas d'danger qu'les gross's dam's fass'nt naufrage
Car çà leur sert de vessi's pour nager.

Le couplet suivant se termine par ce détail ethnique :

Mais si l'on va sur la côte Malgache
Où le beau sex' marche déshabillé
Y a pas d'corsets, ni d'chemis's qui les cachent
Leurs deux nichons leur serv'nt de tablier.

.

Eugène Lemercier, dans sa chanson des *Nichons* (2), trans-
forme les seins volumineux en armes défensives.

Que dites-vous ? bien des dames sont plates ?
A ce sujet, loin des propos blessants ;
Car, s'il en est qui sont comme des lattes,
On ne doit pas médire des absents.
Pour compenser, il en existe, en somme,
Offrant aux yeux de si gros balluchons,
Qu'elles pourraient vous étourdir un homme
En lui flanquant un coup de leurs nichons.   } bis.

.

A la liste des chansons sur les nounous, ajoutons la *Nourrice*

(1) Édit. 40, faub. St-Denis.
(2) Tirée de la *Fée en chansons*, (Oudet, édit., 83, faubourg Saint-Denis.)

à Paris, de Maader et Dupuy ; la *Nounou des Pioupious*, chanson-marche de Colonge ; les *Nourrices de Boquillon*, de Villemer et Delormel et les *Nounous d'Auvergne*, parodie des fameux « *Pioupious d'Auvergne* », de Paul Bourgès. Nous nous garderons bien de détacher le moindre morceau de ces pièces qui, comme la Révolution, ne peuvent être appréciées qu'en « bloc » et accompagnées de la musique, laquelle fait corps avec les paroles » au grand profit des deux », observe Victorien Sardou.

*
* *

Du « Nanan » pour finir. Un maître en obstétrique, le docteur Ferdinand Loviot, qui manie avec une égale habileté le forceps et la lyre, cherche à régénérer la chanson en lui transfusant du sang nouveau. Pourquoi, en effet, négliger cette forme de la poésie — expression si franche de la tendresse et de la joie — plus que les autres manifestations de la muse. Notre confrère et ami a bien voulu tirer de son portefeuille, pour servir de clou d'or à notre anthologie, une de ses chansons nettement lyriques qui, espérons-le du moins, serviront de modèle aux paroliers de l'avenir (1). La facture de son vers est précise, imagée, quelque peu archaïque et villonienne, fleurant la bonne compagnie, avec une pointe d'érotisme sain et sans péril, ne blessant ni la morale ni le goût des raffinés.

*

CHANSON PAÏENNE

Refrain :

Assez de lys, de reines blanches ;
Des seins, des hanches !

Assez de vos femmes fantômes
« Trop longues pour plus d'idéal »
Si loin des dames dont Brantôme
S'est fait le chroniqueur féal.
Ou des bergeronnettes sages,
Dont le chef s'orne et le corsage
Des seuls présents de floréal.

(1) L'Académie vient de supprimer le prix Montariol, de 10,000 francs, destiné à récompenser tous les deux ans la meilleure chanson. Jusqu'ici, ce prix n'a pas été décerné, les envois des candidats — au nombre de 500 environ — ayant été jugés absolument médiocres.

Assez de vos néo-mystiques,
Vagues, voilés, songeant à quoi ?
Tellement de pauvre plastique
Que l'Amour en demeure coi
Et faute d'un relief sensible
Sur le côté qu'il prend pour cible,
Laisse ses flèches au carquois ;

Assez de vos brumeuses d'âmes,
Sans cuisses, croupe ni tétins,
— Chez qui ne brille plus la flamme
Combien vive du sang latin,
Des saintes Thérèse laïques,
Frêles, froides, pharisaïques,
Fausses vierges, fausses catins ;

Que si le vain désir nous grève
Du parfait, de l'essentiel,
De déités, d'êtres de rêve
Peuplons les campagnes du ciel ;
Mais en ce terrestre domaine,
Offrons-nous, des filles amènes,
Le régal plus substantiel ;

Fidèles à l'antique norme
Et nous adonnant, sans séjour,
Au culte hautain de la forme,
Confrontons les beautés d'un jour
Avec la beauté non mortelle
Dont le ciseau de Praxitèle
A tracé les divins contours ;

Ne permettons pas qu'on diffame,
En voulant l'idéaliser,
Le corps glorieux de la femme,
Rose, laiteux, fauve, irisé,
« Poly, sonef, » tendre et robuste,
Le seul objet vraiment auguste,
Temple de l'Art et du Baiser !

Femmes-fleurs et femmes-phalènes,
Sous vos linceuls sombres ou clairs,
Qu'êtes-vous auprès d'une Hélène
Dans le pur éclat de sa chair ;
Avec tous les feux de Golconde,
Extasiez-vous mieux le monde,
Que Vénus yssant de la mer !

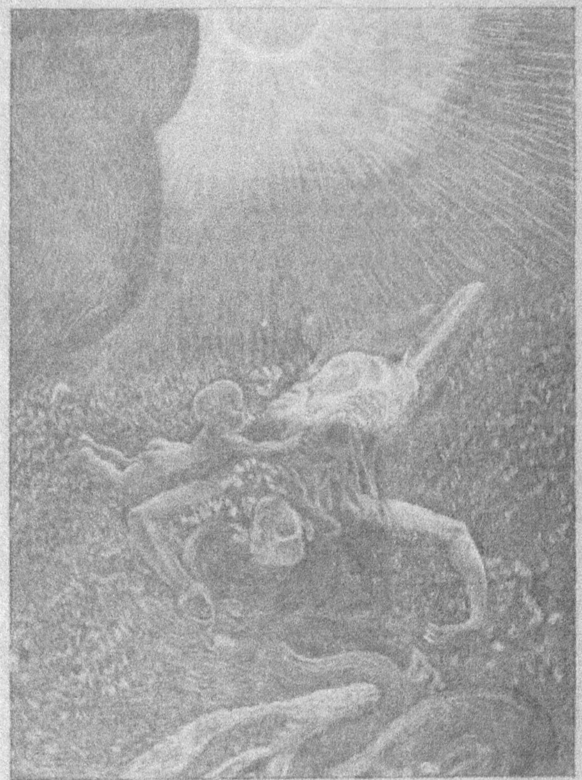

FIG. 189. — Groupe principal du tableau de Besnard.

POST-SCRIPTUM. — Pouvons-nous mieux terminer qu'en citant les trop aimables strophes, inspirées à notre confrère P. Nagour, de l'*Indépendance médicale*, par le premier volume de ces *Tablettes*?

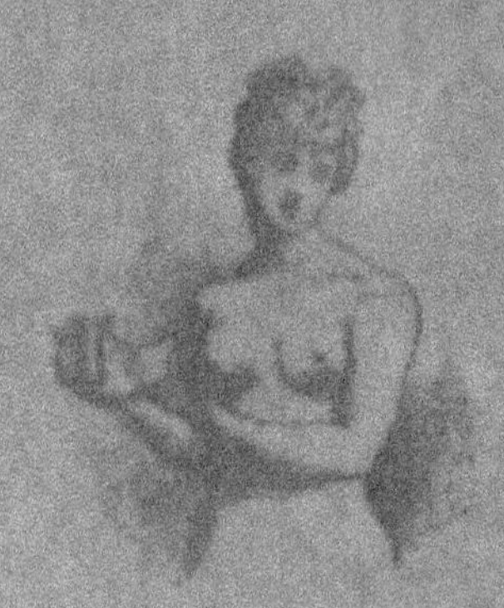

IMPRIMERIE LEMALE ET Cie, HAVRE

9 782329 231594